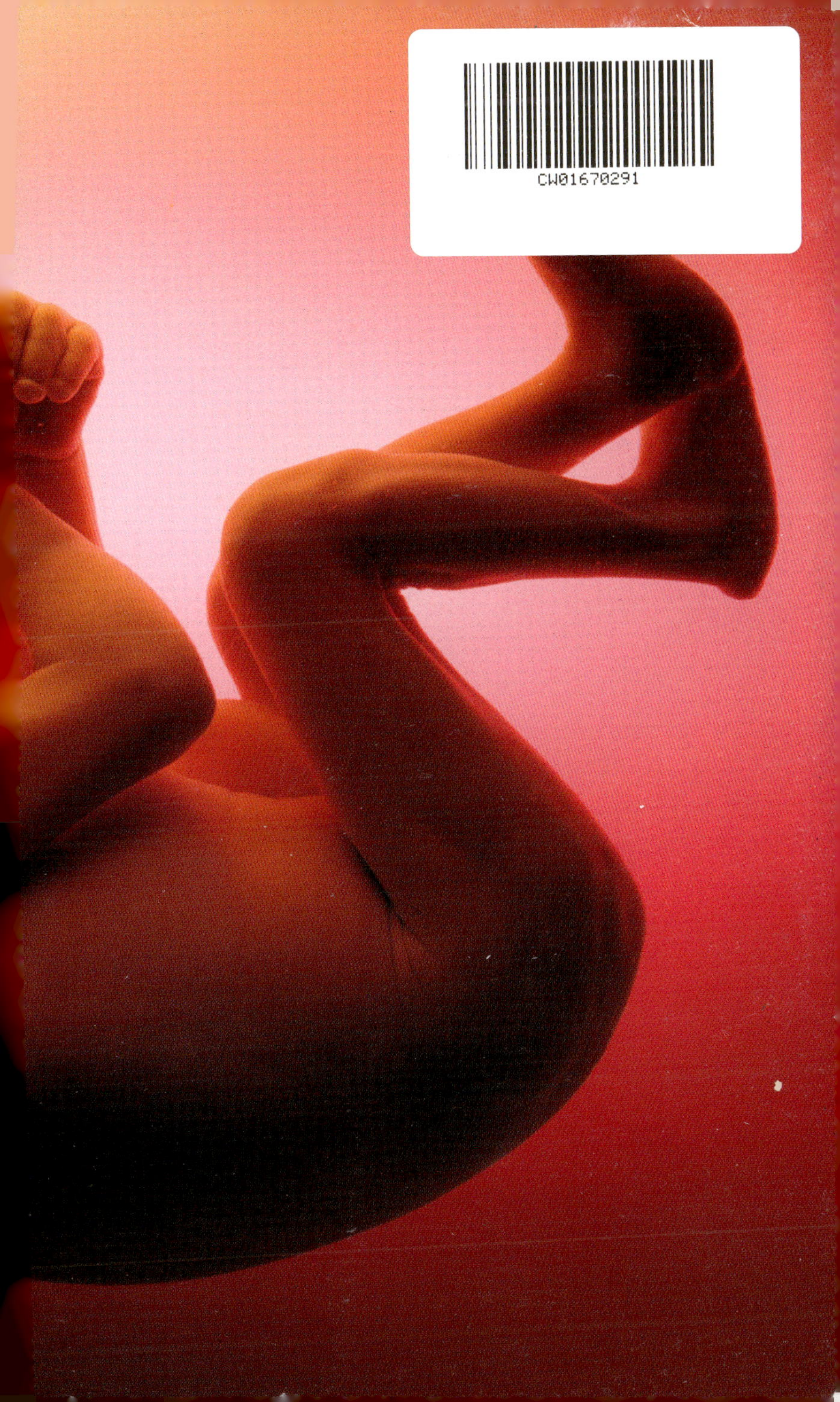

OSCAR
SAGGI

Di Piero Angela e Alberto Angela negli Oscar

La straordinaria avventura di una vita che nasce
La straordinaria storia della vita sulla Terra
La straordinaria storia dell'uomo
Viaggio nel cosmo

Di Piero Angela negli Oscar

A cosa serve la politica?
Alfa & Beta
Da zero a tre anni
I misteri del sonno
La sfida del secolo (con Lorenzo Pinna)
Premi & punizioni
Ti amerò per sempre
Tredici miliardi di anni
Viaggio dentro la mente
Viaggio nel mondo del paranormale
Viaggio nella scienza

Di Alberto Angela negli Oscar

Amore e sesso nell'antica Roma
Impero
Una giornata nell'antica Roma

Piero Angela e Alberto Angela

LA STRAORDINARIA AVVENTURA DI UNA VITA CHE NASCE

Nove mesi nel ventre materno

Illustrazioni di Valter Fogato

I Libri di Paolo Caruso

I edizione Ingrandimenti novembre 1996
I edizione Oscar bestsellers maggio 1998
I edizione Oscar Scienza marzo 2003
II edizione Oscar bestsellers febbraio 2005
I edizione Oscar Saggi marzo 2017

ISBN 978-88-04-67162-6

Questo volume è stato stampato
presso ELCOGRAF S.p.A.
Stabilimento - Cles (TN)
Stampato in Italia. Printed in Italy

Anno 2017 - Ristampa 26 27 28

librimondadori.it
anobii.com

La straordinaria avventura
di una vita che nasce

Prefazione

Questo libro racconta una straordinaria avventura: quella di una semplice cellula fecondata, una cellula così piccola da essere invisibile a occhio nudo, che moltiplicandosi in miliardi di altre cellule riesce a diventare, in soli nove mesi, un Homo sapiens.

È la nostra storia. Tutti noi, infatti, partendo da una minuscola sferula di qualche centesimo di millimetro, ci siamo «autocostruiti», diventando individui capaci di vedere, pensare, risolvere problemi, lottare, amare, o anche inventare macchine e comporre musiche.

Tale impresa, che ha del prodigioso, avviene nel buio del ventre materno. È dentro questo piccolo universo subacqueo che le cellule cominciano a differenziarsi e a collocarsi ognuna al posto giusto, nel momento giusto. Una specie di scultura che si plasma da sola e che pian piano dà origine a un essere ogni volta unico.

Questi nove mesi sono il riassunto dell'evoluzione della vita sulla Terra: partendo da una cellula che vive in assenza di ossigeno, l'embrione attraversa vari stadi di complessità, con «accenni» alle varie tappe evolutive, fino ad approdare al modello finale dell'essere umano, dotato di un cervello strabiliante.

È una storia nascosta, che si dipana nel mondo invisibile dell'utero, e che nessun uomo ha mai potuto osservare. Oggi la ricerca ci permette di penetrare nell'universo segreto dell'embrione in sviluppo e di capire che cosa veramente vi succede.

Il libro è la cronaca di questa crescita, raccontata in base alle scoperte che stanno avvenendo nei laboratori di tutto il mondo.

Ma è anche la storia dei nove mesi visti dalla parte della madre. Al «piano di sopra», infatti, la madre vive questo evento in parallelo: e oggi si riesce meglio a comprendere il perché di tanti avvenimenti che si producono in gravidanza. Il corpo della madre, infatti, in quei nove mesi si trasforma per creare l'habitat giusto, mentre fiumi di ormoni si riversano nei suoi vasi sanguigni per stimolare adattamenti di ogni tipo: nasce la placenta, il seno si predispone all'allattamento, il cuore pompa quasi il 50% in più di sangue e anche il comportamento subisce l'influenza di questa tempesta di cambiamenti.

Tutto converge poi nel grande evento finale: la nascita. Nel giro di qualche minuto questo nuovo essere passerà dalla vita subacquea a quella terrestre, dal buio pesto alla luce abbagliante, dal caldo costante della vita interna alla varietà delle temperature esterne; mentre la madre compirà quel prodigioso exploit fisico che è il parto.

Il libro racconta quindi gli eventi di questi due «livelli» che continuamente si intrecciano e si influenzano a vicenda. E cerca di rispondere anche a tutte le domande che una futura madre si pone:

– che cosa succede durante i nove mesi
– come cambia il corpo
– come portare avanti nel modo migliore la gravidanza (nutrizione, peso corporeo, esercizio fisico, lavoro, farmaci...)
– quali problemi possono sorgere e come affrontarli
– come prepararsi al parto
– come affrontare il travaglio
– i vari tipi di parto
– l'allattamento
– il ritorno a casa
– i primi mesi e lo sviluppo del bambino
– il ruolo del padre (con un apposito capitolo a lui dedicato)
– come pianificare una gravidanza
– i problemi della fertilità.

La ricerca nei campi più diversi permette oggi di rispondere a queste e ad altre domande che riguardano la salute della madre e lo sviluppo del piccolo. E capire, per esempio, che cosa regola l'ereditarietà, le somiglianze tra genitori e figli, l'intelligenza, e anche qual è il ruolo della madre nello sviluppo mentale del bambino.

Una piccola avvertenza: per comodità di scrittura ci siamo riferiti al «bambino», al «piccolo», al «neonato» con il genere maschile, come è nell'uso. Abbiamo avuto la tentazione di usare sempre le due dizioni, maschile e femminile, ma questo avrebbe complicato le cose. Comunque è evidente che ci riferiamo sempre a una persona, qualunque sia il suo sesso.

Del resto, come spiegheremo anche nel libro, il modello di base è proprio quello femminile. Nel primo periodo dello sviluppo embrionale non c'è differenza: il maschio diventa tale perché a un certo punto entrano in azione degli ormoni (previsti dal suo cromosoma Y) che «deviano» il modello femminile verso la mascolinità...

Qui di seguito indichiamo le principali fonti cui abbiamo fatto riferimento: nella realizzazione di questo libro, infatti, abbiamo cercato di esporre in modo divulgativo le esperienze di medici, biologi, ricercatori, e le conoscenze acquisite e pubblicate in anni di ricerca in tutto il mondo. A loro va quindi la nostra (e credo anche la vostra) riconoscenza per tutto quello che hanno fatto, e anche per la massa di scoperte e informazioni che hanno reso disponibili.

Buona lettura.

Ringraziamenti e principali fonti bibliografiche

Ringraziamo per la loro disponibilità, per i lunghi colloqui e per il materiale fornito in occasione della realizzazione di questo libro il Prof. Carlo Cannella, ordinario di Scienze dell'Alimentazione all'Università La Sapienza di Roma, il Prof. Giovanni Battista Cassano, direttore dell'Istituto di Psichiatria dell'Università di Pisa, il Prof. Bruno Dallapiccola, ordinario di Genetica Medica, Università di Roma Tor Vergata, il Prof. Fabrizio Menchini Fabris, presidente della Società Italiana di Andrologia, il Prof. Pietro Motta, direttore dell'Istituto di Anatomia, Università di Roma La Sapienza, il Prof. Alberto Oliverio, direttore dell'Istituto di Psicobiologia del CNR di Roma, il Prof. Giorgio Pardi, direttore della Clinica Ostetrica e Ginecologica dell'ISBM, Università di Milano, il Prof. Carlo Romanini, direttore della Clinica Ostetrica e Ginecologica, Università di Roma Tor Vergata e il Dott. Peter W. Nathanielsz, direttore del Laboratorio di Ricerca sulla Gravidanza della Cornell University di Ithaca, New York (autore del libro *Un tempo per nascere*, Bollati Boringhieri editore).

La nostra gratitudine va ugualmente per le interviste e la documentazione fornita agli esperti dell'Istituto Nazionale Americano per la Salute e lo Sviluppo umano del Bambino (NICHD) che abbiamo incontrato a Bethesda, Maryland: E. Marie Bristol, A. Tyl Hewitt, Steven L. Klein, Norman A. Krasnegor, Ralph M. Nitkin, Linda Wright.

Siamo molto grati al Dott. Enrico Ferrazzi della Clinica Ostetrica e Ginecologica dell'ISBM, Università di Milano, per la collaborazione scientifica prestata nella realizzazione del libro.

Naturalmente eventuali errori e omissioni sono solo nostri.

Nella vasta letteratura sull'argomento uscita in questi anni in tutto il mondo, non sempre alcune interpretazioni e certi dati concordano. Noi abbiamo spesso fatto riferimento a una aggiornata pubblicazione curata dall'American College of Obstetricians and Gynaecologists: *Planning for Pregnancy, Birth and Beyond*, una preziosa fonte per molti degli aspetti connessi alla gravidanza.

Tra le molte altre fonti da noi consultate, in particolare per quel che riguarda gli aspetti medici della gravidanza, segnaliamo ai lettori interessati il ponderoso volume pubblicato dalla Mayo Clinic, negli Stati Uniti – *Complete book of Pregnancy and Baby's First Year* – , un'opera molto accurata, realizzata con la collaborazione di oltre una cinquantina di medici, ostetrici e pediatri. Per chi ha una preparazione più specifica, segnaliamo invece la raccolta di studi di biologi, embriologi, neurologi nel numero speciale 190 di «Science et Vie».

Tra il materiale fornitoci dal NICHD ci sono state molto utili le pubblicazioni curate dall'Istituto sull'allattamento al seno, la sindrome di Down, la morte in culla e l'autismo.

Per gli aspetti nutrizionali invece abbiamo fatto riferimento al più recente rapporto dell'International Life Science Institute (ILSI) *Present Knowledge in Nutrition*, ILSI Press 1996.

Un ringraziamento particolare va a Ronnie Siskin per il suo efficace aiuto nella ricerca. E a Barbara Ferranti per la collaborazione alla stesura del dattiloscritto.

Desideriamo infine ringraziare tutte le madri «in attesa» e non, che ci hanno fornito le loro esperienze, sensazioni e riflessioni su questo straordinario evento della nascita di una nuova vita.

Parte I

DALLA CELLULA ALL'HOMO SAPIENS

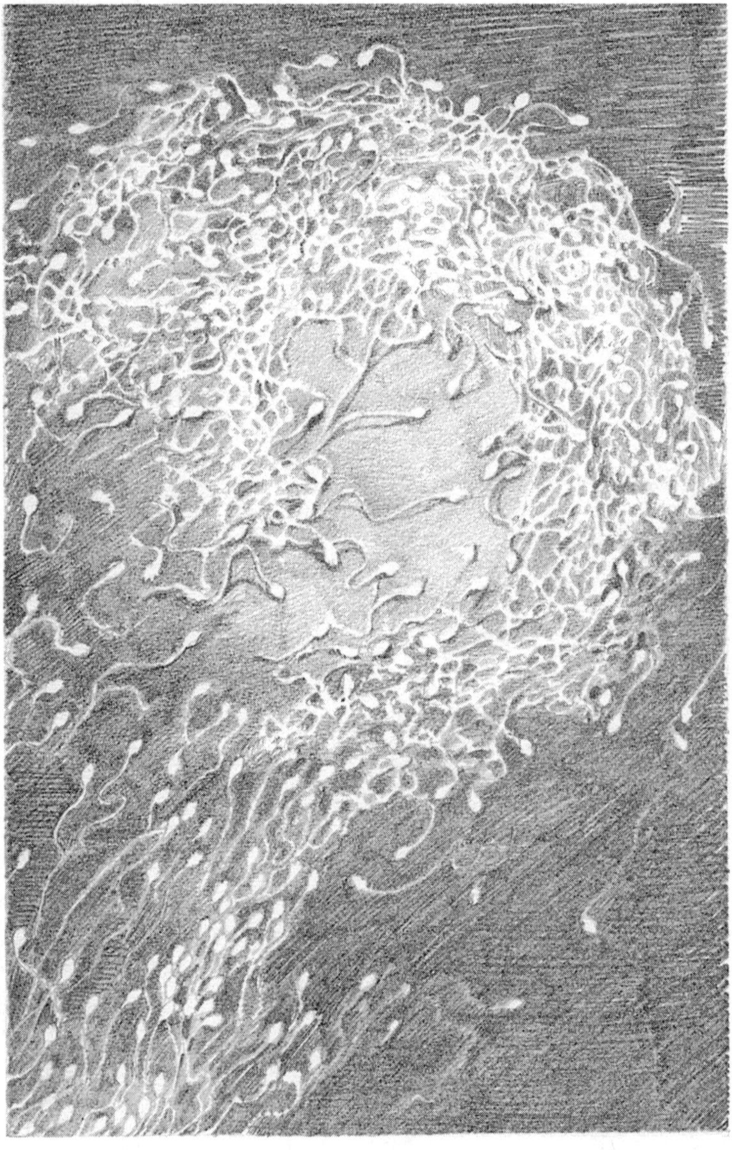

I
La fecondazione

Cinque telecamere nei punti cruciali

Quella che seguirà è, per così dire, una cronaca diretta della fecondazione. Immagineremo cioè di seguire attraverso microscopiche telecamere situate in punti strategici, tutto il processo che porta alla nascita di un nuovo essere.

Sarà anche un'occasione per vedere quali e quanti ostacoli ognuno di noi abbia dovuto superare in questa primissima fase della vita, scavalcando milioni di concorrenti e facendo affidamento sulle proprie forze (ma anche su una certa dose di fortuna) per riuscire a portare a compimento un'impresa difficilissima.

Per questo le nostre telecamere saranno posizionate:

- nell'ovaia;
- nei tubuli seminiferi, dove nascono gli spermatozoi;
- nella vagina;
- nell'utero, per seguire la lunga marcia verso la fecondazione;
- nella tuba ovarica, dove avverrà infine l'incontro fatidico.

È una storia che si è ripetuta miliardi di volte, da quando esiste la specie umana. Una storia sempre uguale ma sempre diversa, perché ogni volta variano le situazioni e i protagonisti.

L'affollamento degli spermatozoi superstiti intorno all'ovulo. È rimarchevole la grande differenza di dimensioni tra l'ovulo e gli spermatozoi.

Postazione n. 1: l'ovaia

Qui siamo in uno dei punti più preziosi del corpo femminile: l'ovaia. Ci troviamo in fondo alla tuba di destra (a sinistra vi è un'altra ovaia uguale). Il paesaggio è quello di una liscia superficie, dove sta nascendo una piccola protuberanza. Sembra quasi una minuscola collina che si gonfia al rallentatore, sotto la pressione di una lenta tumefazione interna. È il gonfiore che accompagna la maturazione di un ovulo.

Nella donna, generalmente ogni 28 giorni, una delle due ovaie spinge fuori un uovo per perpetuare il rito della riproduzione. L'alternanza tra le due ovaie non è una regola sempre rispettata: a volte, mediamente 1 volta su 80, può esservi una doppia ovulazione, che può dare origine a due gemelli eterozigoti, cioè gemelli non uguali; 1 volta su 6500 vengono invece emessi tre ovuli, dando origine così a tre gemelli. All'interno delle due ovaie sono contenute (sin dall'età fetale!) moltissime uova (200 mila - 300 mila), tra cui quelle che una donna emetterà (circa 500 volte) nell'arco della sua vita.

L'ovulo che sta ora maturando all'interno del suo follicolo è stato «svegliato» da un flusso di ormoni intervenuto 36 ore fa, sotto il controllo del cervello. Questa scarica di ormoni ha fatto allentare i contatti che l'ovulo ha all'interno del suo follicolo con le numerosissime cellulette nutrici che lo circondano. Ora sta crescendo e anche le cellulette si stanno moltiplicando. Dei fluidi nutritivi continuano ad arrivare in zona. E tutto questo preme sotto la superficie, creando un crescente gonfiore.

Ogni mese 10-12 follicoli cominciano a maturare, ma uno solo «vincerà la gara» e porterà in superficie l'ovulo per la fecondazione.

È interessante vedere come già in questa primissima fase si possa parlare di selezione naturale: in questa gara infatti vince quello che viene chiamato il «follicolo dominante», che per affermarsi mette in opera una serie di strategie chimiche, nervose, ambientali che impediscono agli altri concorrenti di emergere. Solo questo «vincitore», quindi, sarà in grado di ovulare, tutti gli altri sono destinati a fallire, a morire.

È solo la prima delle grandi selezioni che si succederanno prima che l'ovulo fecondato si impianti finalmente nell'utero. In questa prima fase ve ne saranno infatti altre due, ancor più drammatiche: quella degli spermatozoi (solo uno sopravvivera sui 200 milioni di concorrenti) e quella della traversata della tuba, dove l'ovulo fecondato avrà più del 50% di probabilità di morire.

Prorompe l'ovulo

Ecco prorompere in superficie l'ovulo: il follicolo dentro il quale si trovava è letteralmente esploso, dopo esser diventato sempre più turgido. Un preciso segnale ormonale ha provocato l'espulsione dell'ovulo, che appare ricoperto ora solo dalle sue piccole cellule nutrici. Fra le tante uova presenti nell'ovaia, questa ha avuto la fortuna di trovarsi nella posizione giusta, al momento giusto, rispondendo meglio delle altre ai segnali del cervello, più precisamente a quelli provenienti dall'ipotalamo e dall'ipofisi – questo spiega perché lo stress psicologico possa alterare il sistema. È questo circuito ormonale, tra il cervello e le ovaie, che durante la pubertà mette in moto per la prima volta il «ciclo».

Ma c'è di più. L'ovaia, ora stimolata dalla scarica di ormoni, risponde a sua volta producendo ciclicamente ormoni sessuali (progesterone ed estrogeni). Questi ormoni entrano in circolo e assolvono due compiti molto importanti: agiscono sulle pareti della tuba, là dove l'ovulo dovrà effettuare la sua difficile traversata, e preparano il terreno nelle mucose dell'utero, dove l'ovulo fecondato dovrà impiantarsi.

Va detto, in proposito, che è proprio interferendo in questo complesso meccanismo ormonale che agisce la pillola anticoncezionale. Modificando il ciclo infatti impedisce all'uovo di maturare, o di uscir fuori, o di installarsi nell'utero. Invece la cosiddetta «pillola del giorno dopo» è un concentrato ormonale che distrugge l'uovo fecondato nella tuba, oppure nell'utero, impedendone l'annidamento. È un'«aspirina che uccide», senza che la donna si renda conto di quanto succede: un aborto precoce e silenzioso, che può essere praticato però solo in questa primissima fase.

L'ovulo intanto ha già cominciato il suo viaggio, «rotolando» lentamente sulla superficie assieme a una colata di liquido colloso, che lo accompagna in questa prima fase. La fuoriuscita è avvenuta in meno di un minuto e sulla collinetta rigonfia appare ora un piccolo cratere che già comincia a sgonfiarsi. Ciò che rimane del follicolo dopo la rottura della sua membrana verrà rapidamente cicatrizzato e si trasformerà in soli 2 o 3 giorni in una grossa ghiandola (il corpo luteo). È la ghiandola destinata a produrre, appunto, l'ormone sessuale (il progesterone), che entrerà in circolo nel corpo della madre creando una situazione favorevole alla gravidanza. In particolare permetterà all'uovo fecondato di trovare nell'utero una mucosa pronta a riceverlo.

Nel caso l'ovulo non dovesse invece incontrare spermatozoi e non venisse fecondato, questa ghiandola, in mancanza di segnali provenienti dall'embrione, si fermerà. E tutto il «nido» predisposto nell'utero (la mucosa) cadrà dopo 2 settimane, insieme al sangue che era già pronto sulle pareti per portare nutrimento. Sarà la cosiddetta «mestruazione».

Sospinto da dita collose

Un altro minuto è ora passato dall'«eruzione». L'uovo è rotolato ai piedi della collinetta, ancora ricoperto dalle sue cellule nutrici. È questo un momento estremamente delicato: sta infatti per essere catturato dai movimenti delle fimbrie ed essere sospinto nella tuba. Le fimbrie sono i tentacoli frastagliati e allungati alla estremità della tuba. Sembrano quasi delle dita, dotate di una notevole mobilità e ricoperte da un muco colloso. Queste dita sono pelose in quanto provviste di numerose ciglia vibratili, in continuo movimento, che generano dei piccoli vortici nel fluido della tuba. Pochi minuti dopo l'ovulazione, esse catturano delicatamente l'uovo e lo accompagnano verso il luogo del suo «sposalizio» con lo spermatozoo. Qui i 23 cromosomi dell'uno e dell'altro si uniranno per formare una cellula con 46 cromosomi: la cellula fecondata. Il luogo preposto per le nozze sarà la zona più allargata della tuba: la cosiddetta «ampolla».

Le cose possono anche andare in modo diverso. Può succedere, per esempio, che qualche spermatozoo particolarmente intraprendente arrivi fin qui, ai piedi della collinetta, e fecondi l'ovulo prima che venga catturato dalle fimbrie.

In tal caso può verificarsi una gravidanza extrauterina, vale a dire un embrione che si impianta nella zona dell'ovaia, oppure nella tuba, o magari nel peritoneo di un'ansa intestinale. Ne segue inevitabilmente un aborto spontaneo (nel caso dell'impianto nella tuba si ha nel 2° mese una rottura con emorragia interna). Le cause più frequenti di tutto ciò sono infezioni non curate (quelle che provocano i famosi doloretti cronici alle ovaie).

Questi tipi di gravidanze extrauterine spiegano perché qualcuno sia giunto persino a ipotizzare una gravidanza maschile (ma in tal caso un individuo dovrebbe prima venir «femminilizzato» con la somministrazione di ormoni). Infatti un embrione teoricamente potrebbe essere impiantato (con l'embryo transfer) in un tessuto molto vascolarizzato (cioè ben irrorato di sangue): per esempio un rene o un'ansa intestinale. Ciò permetterebbe forse lo sviluppo (ma per quanto tempo?) di un feto...

Ma spostiamoci ora verso l'altra postazione delle nostre immaginarie telecamere: quella situata nell'apparato genitale maschile, nella zona in cui si stanno formando gli spermatozoi.

Postazione n. 2: gli spermatozoi

Da questa postazione possiamo osservare molto bene gli spermatozoi in formazione nei testicoli. Vediamo molti piccolissimi tubuli affiancati, che hanno al loro interno dei «ciuffi» di spermatozoi immaturi: essi posseggono ancora 46 cromosomi, anziché 23. Poi, man mano che migrano verso il centro dei tubuli, subiscono una serie di trasformazioni: sdoppiandosi, dimezzano i loro cromosomi (da 46 a 23), per assumere infine il caratteristico aspetto che conosciamo.

È in questa fase che ogni spermatozoo si differenzia da un altro, a seconda dei geni che si ritroverà nel suo corredo dimezzato: uno spermatozoo può infatti essere diverso in almeno 8 milioni di modi, come del resto anche un ovulo, e sarà questa straordinaria lotteria della diversità a dar luogo alla varietà dei figli. È sempre in questa fase che alcuni spermatozoi si troveranno casualmente a essere portatori del cromosoma Y (che genererà un maschio); e all'incirca altrettanti saranno invece portatori del cromosoma X (che genererà una femmina). Il sesso

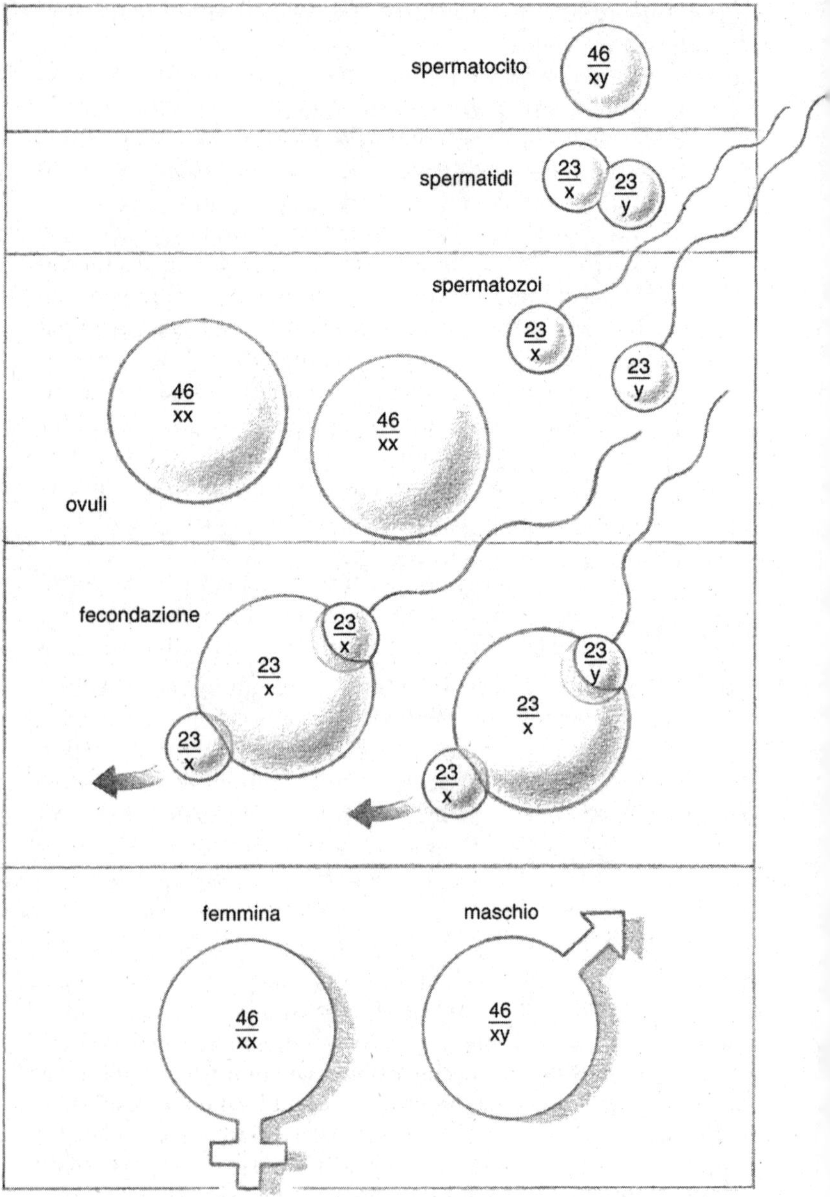
spermatocito
46 xy
spermatidi
23 x
23 y
spermatozoi
23 x
23 y
46 xx
46 xx
ovuli
fecondazione
23 x
23 x
23 x
23 y
23 x
23 x
femmina
46 xx
maschio
46 xy

del nascituro dipenderà da quale dei due penetrerà per primo nell'uovo femminile.

Visti da vicino, questi spermatozoi appaiono molto piccoli. In confronto all'ovulo sono dei nani. La proporzione è quella di un uomo vicino a una villa di due piani. Una villa con tutte le porte e le finestre chiuse, in cui bisogna trovare il modo di penetrare.

Gli spermatozoi furono visti per la prima volta solo nel 1679, quando uno studente olandese mostrò al microscopio al suo professore degli strani animaletti che si muovevano nello sperma. Fu una grande notizia: alla successiva dimostrazione assistette il re Carlo II «con applauso». Furono chiamati *animalcula spermatica*. Gli spermatozoi, lo sappiamo, sono numerosissimi. Un uomo in piena efficienza ne produce circa 120 milioni al giorno! All'interno del tubulo seminifero non riusciamo nemmeno a contarli, tanto sono stretti e affollati: e di questi tubuli ce ne sono circa mille, con una lunghezza complessiva (se fossero srotolati) di oltre un chilometro...

L'uomo genera spermatozoi per tutta la vita (anche se, con il passare degli anni, meno abbondantemente), mentre la donna dopo la menopausa non produce più uova. Questa diversità fa sì che a 80 anni un uomo possa essere ancora in grado di procreare, mentre una donna di 60 anni non può più farlo.

Ma spostiamoci ora verso l'altra telecamera della postazione n. 2. Qui vediamo l'ingresso che conduce a un lungo tunnel, l'epidìdimo, che gli spermatozoi dovranno attraversare. È un po'

Partendo da cellule contenenti 46 cromosomi (spermatociti) per suddivisione si passa a cellule con soli 23 cromosomi (spermatidi). Maturando si arricchiscono di una coda e diventano spermatozoi. Quando lo spermatozoo vincente penetra nell'ovulo femminile (che ancora contiene 46 cromosomi) provoca la suddivisione e l'espulsione di metà dei suoi cromosomi. Si arriva così all'ovulo fecondato di 46 cromosomi (23+23). Se lo spermatozoo vincente sarà portatore di un cromosoma X, nascerà una femmina, se sarà un Y, un maschio.

come transitare in quelle macchine per il lavaggio delle auto, passando attraverso gli spazzoloni. Le pareti dell'epidìdimo hanno, con gli spermatozoi, uno scambio chimico che ne permette la maturazione.

La produzione di spermatozoi, come dicevamo, è a getto continuo. A ogni «lancio» ne escono circa 200 milioni. Il loro numero deve essere così elevato perché la strada verso l'ovulo sarà durissima da percorrere e la maggior parte dei concorrenti cadrà prima di raggiungere il traguardo.

Postazione n. 3: la vagina

Ma eccoci arrivati al momento del «lancio». Sulle pareti della vagina vengono proiettati i 200 milioni di spermatozoi, avvolti nel loro liquido protettivo seminale (ma vedremo nell'ultimo capitolo dedicato all'infertilità che il loro numero è diminuito negli ultimi decenni).

Di colpo essi si trovano in un ambiente nuovo, ostile, disseminati su vasti spazi. I movimenti dell'orgasmo della coppia li distribuiscono infatti in varie zone della vagina. Gli spermatozoi si muovono, guizzano agitando la loro coda. In realtà non tutti sono adatti all'impresa che debbono compiere. Alcuni sono meno mobili, o addirittura handicappati (per esempio con due teste o due code). Ma gli altri cominciano ben presto la risalita, lunga e difficile, verso l'utero e la tuba: un viaggio pieno di pericoli, che può durare 12 o 24 ore.

Qui nella vagina si verifica la prima ecatombe. Un muco ostile, acido, elimina già dalle prime ore la maggior parte dei concorrenti (sicuramente quelli meno dotati), anche se durante la fase dell'ovulazione gli ormoni rendono più fluida la zona, e gli spermatozoi possono attraversare più facilmente questa barriera, incolonnandosi.

Vista al microscopio la superficie della vagina appare come un sistema di montagne e profonde vallate da superare per poter avanzare.

Gli spermatozoi si comportano un po' come quelle truppe d'assalto che arrivano a ondate continue: i primi cadono, ma intanto aprono la strada agli altri, permettendo loro di passare.

Recenti ricerche hanno mostrato che il desiderio sessuale (la carica emotiva) può avere un ruolo importante nella fecondazione, sia da parte dell'uomo che da parte della donna. Da parte dell'uomo il «lancio» può essere tanto più generoso quanto più la coppia è rimasta separata nel tempo. In certi casi si è arrivati a contare 700 milioni di spermatozoi. È evidente che, quanto più grande è il loro numero, tanto maggiori saranno le probabilità della fecondazione.

Ma è soprattutto da parte della donna che un rapporto appassionato può fare la differenza. Infatti, solitamente, dopo un rapporto, un terzo degli spermatozoi viene espulso. A volte vengono espulsi quasi tutti. Ciò dipende anche dalla posizione in cui si trova la vagina (perché le leggi di gravità di Newton valgono ovunque e in tutte le circostanze, anche in quelle più intime). È per questa ragione che i medici consigliano alle coppie che hanno difficoltà nel procreare, per aumentare le probabilità di risalita degli spermatozoi, di assumere un'inclinazione particolare.

Ma un rapporto appassionato può creare una situazione sorprendentemente favorevole alla risalita: si è scoperto infatti che l'orgasmo femminile produce forti contrazioni nella vagina e nell'utero. E che queste contrazioni facilitano la marcia degli spermatozoi. Addirittura certe immagini girate con micro-telecamere all'interno della vagina durante l'orgasmo, hanno mostrato che il collo dell'utero, contraendosi, si abbassa ripetutamente e viene quasi a «intingere» i suoi tessuti nello sperma...

Gli autori della ricerca ritengono che, se una donna ha rapporti con due uomini diversi, è l'uomo che le provoca l'orgasmo ad avere le maggiori probabilità di fecondarla. In altre parole la possibilità (o il rischio) di rimanere incinta è maggiore in un rapporto appassionato che in uno di routine.

Postazione n. 4: l'utero

Spostiamoci ora più in alto. Superata la strozzatura della cervice, nell'utero si apre un'ampia cavità. All'interno si vede un numero di spermatozoi ormai estremamente ridotto: soltanto

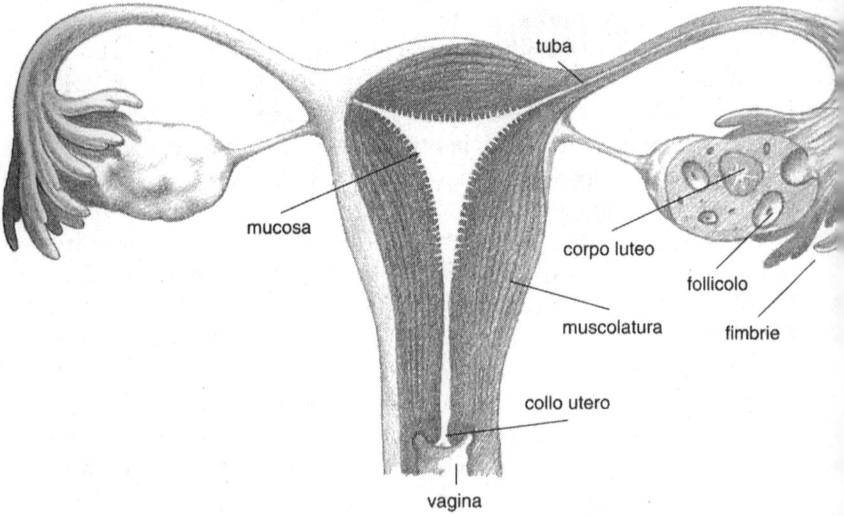

Quest'immagine riproduce l'utero, le ovaie e le tube. Sulla parte destra si vede, in sezione, l'interno dell'ovaia. Dopo l'ovulazione il follicolo si trasformerà in una ghiandola (il corpo luteo): se vi sarà fecondazione questa ghiandola produrrà ormoni per facilitare l'impianto dell'ovulo fecondato nell'utero.

1 su 1000 è riuscito ad arrivare sino a qui. Gli altri o sono morti, o hanno sbagliato strada, o continuano a vagare sotto, nella vagina.

Ma attenzione: questi ritardatari non sono inutili. Sembra infatti che svolgano un importante ruolo di retroguardia, per sbarrare la strada ad altri spermatozoi estranei (quelli di un altro uomo) introdotti in un eventuale ulteriore rapporto.

Secondo certe ricerche questo ruolo può durare vari giorni, ed essere «riattivato» da un nuovo orgasmo femminile, comunque procurato. Qui nell'utero la superficie è ricca di ghiandole, si vedono i pozzetti di secrezione. Gli spermatozoi che sono riusciti ad arrivare fin qui vengono ulteriormente modificati dalle sostanze chimiche che incontrano. Essi infatti non sono ancora capaci di fecondare, perché rivestiti da un sottile mantello protettivo composto da elementi zuccherini. Strisciando sulla mucosa dell'utero perdono via via il loro mantello. In tal modo, probabilmente, vengono capacitati, cioè resi attivi.

Il gruppo continua ad assottigliarsi, molti non ce la fanno a proseguire, i «caduti nell'assalto» non si contano. Lungo la parete dell'utero si vedono degli spermatozoi morti e dei leucociti che si preparano a divorarli. I leucociti fanno parte delle difese del nostro organismo e ripuliscono il corpo di tutto ciò che entra di estraneo. E gli spermatozoi sono degli estranei.

Ma gli spermatozoi mostrano anche delle capacità insospettate. Nel 1994, realizzando delle ecografie endo-vaginali, si è visto che sotto l'azione degli ormoni la mucosa uterina è percorsa da delicate «onde» che vanno dal collo dell'utero alle tube: ebbene, su queste onde gli spermatozoi più energici fanno il «surf», avanzando più agevolmente.

Malgrado l'ecatombe, la risalita quindi continua e le pattuglie d'avanguardia sono arrivate ora in prossimità della tuba. O meglio, delle tube: perché ve ne sono due, una a destra e l'altra a sinistra. Quale strada prendere?

Qui l'errore di svolta sarà fatale: perché una sola tuba (in questo caso quella di destra) contiene la «sposa» in attesa, cioè l'ovulo da fecondare. Chi è arrivato fin qui, superando mille fatiche e pericoli, e sbaglia strada, avrà perso tutto. A meno che, come succede una volta ogni tanto, l'ovulazione avvenga contemporaneamente nelle due ovaie: in tal caso potrà esserci un ovulo in attesa anche dall'altra parte.

Postazione n. 5: la tuba

Qui nella tuba (l'ovidotto), il paesaggio cambia ancora: vi sono molte cellule ciliate, come grandi ciuffi d'erba lungo il percorso. Gli spermatozoi continuano a strofinarsi contro queste ciglia per perdere il loro mantello protettivo. Le ciglia, man mano, diventano sempre più folte e ondeggiano grazie a stimoli ormonali. Quest'onda aiuta gli spermatozoi ad avanzare, unitamente ai movimenti della tuba e ai vortici del liquido nel quale navigano. Servendosi soltanto della loro coda non riuscirebbero a coprire in così breve tempo un tragitto tanto lungo: sarebbe per noi una distanza equivalente a circa 15-20 chilometri fatti a nuoto tra le alghe.

Questa grande fatica naturalmente deve essere ben sincronizzata con la maturazione dell'ovulo, altrimenti tutto sarà stato inutile...

In realtà, nell'arco dei 28 giorni, la natura offre a questi spermatozoi un certo margine di sicurezza. È vero che l'ovulo sopravvive solo 24 ore dal momento dell'ovulazione, e che se non viene fecondato morirà. Ma è anche vero che in questa zona della tuba, gli spermatozoi possono sopravvivere fino a 5 giorni, in attesa della «sposa»: e ciò consente una certa flessibilità nel sincronismo dell'incontro.

La natura ha probabilmente tenuto conto di tutto ciò, rendendo gli spermatozoi «maschi» (portatori del cromosoma Y) un po' più veloci, e gli spermatozoi «femmine» (portatori del cromosoma X) un po' più resistenti, in modo da aumentare le probabilità di questo incontro.

Avviene come per i lanci spaziali: c'è una «finestra» utile, per centrare l'obiettivo: prima è troppo presto, dopo è troppo tardi. Considerando che gli spermatozoi impiegano 12-24 ore nel viaggio, per «fare centro» è necessario che partano non nel momento preciso dell'ovulazione, ma poco prima, vista la breve vita dell'ovulo.

Nel nostro caso il sincronismo è stato perfetto, e l'ultima pattuglia superstite di spermatozoi sta avvicinandosi all'ovulo per la selezione finale, quella decisiva.

Postazione n. 6: l'ampolla della tuba

Ed ecco il momento magico della fecondazione. Gli spermatozoi sopravvissuti alla lunga marcia sono soltanto qualche centinaio, dei 200 milioni che erano all'inizio.

È la finalissima. Solo uno riuscirà a penetrare all'interno dell'ovulo, magari sfruttando un passaggio già aperto da altri. In quest'ultima fase, infatti, gli spermatozoi liberano degli enzimi contenuti nei loro cappucci e si aprono dei varchi, grazie a reazioni chimiche, nel fitto delle cellule protettrici.

Qui sono ancor più evidenti le sproporzioni tra l'ovulo e gli spermatozoi. L'ovulo sembra un elefante, circondato e assalito da centinaia di topolini che agitano le loro code, con la testa tuffata nella corona delle piccole cellule.

Il primo spermatozoo che riuscirà ad attraversare la membrana dell'ovulo, la cosiddetta zona pellucida, ne provocherà un irrigidimento che impedirà l'ingresso agli altri spermatozoi. È una corsa in cui non serve arrivare secondi. Non ci sono medaglie d'argento. Conta solo vincere. Questo è l'ultimo atto, quello che porterà alla fecondazione.

L'ovulo, intanto, sotto l'azione degli enzimi degli assalitori, ha perso molte delle sue cellule protettrici, ma ne è ancora ben avvolto.

Ed ecco che nella parte superiore uno spermatozoo è riuscito finalmente a coronare i suoi sforzi: la sua testa è penetrata all'interno! La fecondazione è avvenuta.

Sulla superficie dell'ovulo gli altri spermatozoi si affannano inutilmente, ormai battuti e destinati a morire. Il vincitore sacrificherà gran parte della sua coda, che rimarrà fuori dalla membrana e si staccherà, ormai inutile, dopo aver «remato» per tanto tempo. È infatti nella testa che è racchiuso il tesoro più prezioso: quei 23 cromosomi, formati dal DNA, che tra poco andranno a unirsi a quelli contenuti nel nucleo dell'ovulo, daranno origine a quello che è il primo mattone per la costruzione di un nuovo Homo sapiens.

La cosa importante, e meno nota, è che lo spermatozoo vincente non solo provoca una chiusura della membrana, ma stimola anche una suddivisione del nucleo interno dell'ovulo, il quale a questo punto espelle metà dei suoi 46 cromosomi.

In tal modo, grazie a questo straordinario orologio biologico, i conti tornano: i due «pro-nuclei» (23 cromosomi dello spermatozoo e 23 dell'ovulo) si fondono dando luogo a un unico nucleo, dotato appunto di 46 cromosomi.

Non sempre questa delicata operazione riesce. In certe rare occasioni due spermatozoi ce la fanno a penetrare contemporaneamente nell'ovulo: in tal caso si forma un embrione abnorme con 69 cromosomi (23+23+23). L'aborto spontaneo è inevitabile.

In altri casi (1 su 1000) si ha un embrione con tutti cromosomi paterni. Non è chiaro se è uno spermatozoo che si è duplicato (23+23) espellendo i cromosomi femminili, o se è uno spermatozoo anomalo con 46 cromosomi che è penetrato nel nucleo. Anche qui l'aborto è inevitabile. (A proposito: questa specie di clonazione spontanea non riuscita sta forse a indicare che la clonazione vera e propria, cioè il tentativo di replicare la copia esatta di un uomo, non è di facile realizzazione).

Altre volte, 1 volta su 10 mila, si verifica anche l'avvio di una clonazione femminile, quella che viene chiamata una «partenogenesi»: in altre parole, l'uovo femminile, per ragioni ancora ignote, comincia a replicarsi da solo, con i suoi 46 cromosomi tutti materni, per dar nascita a una copia esatta della madre. Ma anche qui tutto finisce male.

La pericolosa marcia verso l'utero

Intanto il nostro ovulo fecondato sta per cominciare il suo difficile cammino per raggiungere l'utero e impiantarsi nella sua mucosa.

La prima parte dell'operazione è perfettamente riuscita, ma i giochi sono fatti solo per quanto riguarda la fecondazione, perché i 12 centimetri di strada che separano l'ovulo dall'utero sono più rischiosi dell'attraversamento a piedi di una giungla di notte. Infatti, ben il 50% degli ovuli fecondati (secondo alcuni addirittura il 70%), morirà lungo il percorso. In altre parole almeno la metà delle gravidanze, appena iniziate, finisce in aborti spontanei. Aborti di cui la donna non si accorge, poiché si tratta di cellule microscopiche, neppure visibili a occhio nudo, che verranno riassorbite dal corpo senza lasciare traccia.

Vedremo tra poco quali possono essere le cause di questi incidenti di percorso, a riprova di quante cose debbano andare per il verso giusto affinché una gravidanza vada in porto.

Del resto, tutto quello che abbiamo visto in questo capitolo indica chiaramente che già a livello di fecondazione, in ogni fase e momento, tutti i sistemi debbano funzionare alla perfezione: basta che in un solo punto qualcosa non giri a dovere perché l'insieme venga compromesso.

Continuiamo quindi il nostro viaggio a fianco dell'ovulo fecondato, per osservarlo mentre affronta una delle prove più difficili della sua esistenza: la traversata della tuba.

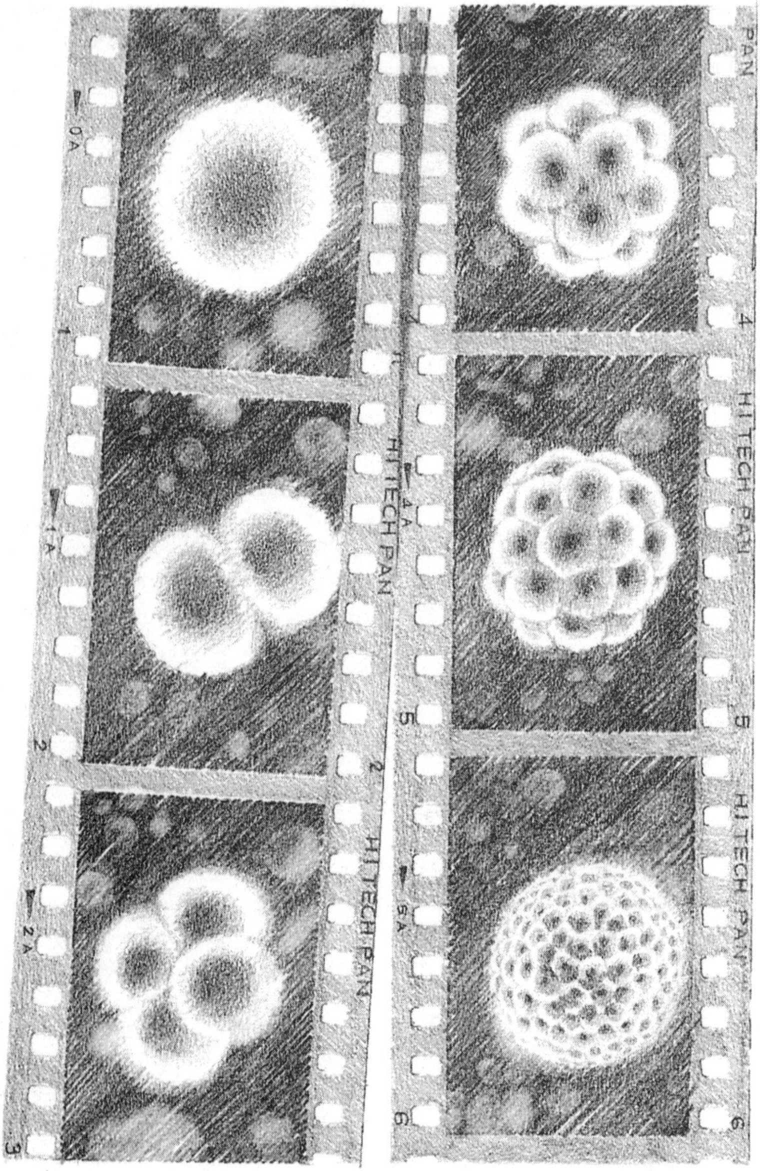
HI TECH PAN
HI TECH PAN
HI TECH PAN
HI TECH PAN
PAN

II
L'inizio di una nuova vita

Più rischiosa di una roulette russa

La traversata della tuba è il primo vero viaggio che ognuno di noi ha effettuato in vita sua, senza ovviamente poterne conservare il ricordo.

Un viaggio di tre giorni, «in solitaria» all'interno di un ambiente difficile e spesso ostile. Le probabilità di uscirne vivi sono le stesse che si hanno giocandosi la vita a testa o croce: 1 probabilità su 2. Molte meno che nella roulette russa.

Perché la natura, dopo tante difficoltà superate per la fecondazione, mette di nuovo a così dura prova l'ovulo fecondato, anziché facilitare in ogni modo la salvaguardia di questo prezioso patrimonio?

Forse perché c'è un biglietto d'ingresso da pagare, per entrare nella vita, e solo chi supera selezioni molto severe può essere considerato adatto a entrare in pista (per poi riprodursi a sua volta, e mantenere così sana e stabile la specie). La prima selezione è avvenuta sui singoli partecipanti (ovulo e spermatozoo): ora bisogna vedere se questa loro unione funziona altrettanto bene, se la combinazione casuale dei cromosomi risulta azzeccata. E vincente. E i 12 lunghissimi centimetri della tuba da attraversare sono un buon banco di prova per questo collaudo.

Evoluzione dell'ovulo fecondato nelle prime fasi. Da notare il rimpicciolimento delle cellule che si verifica nel corso delle varie suddivisioni: una necessità di efficienza.

La cellula fecondata fa a ritroso il percorso che lo spermatozoo aveva compiuto nell'ultima parte. È un lungo tunnel, come abbiamo visto, con le pareti ricoperte da cellule ciliate, che si muovono seguendo le contrazioni della tuba. L'intera zona è eccitata, sotto l'influsso degli ormoni prodotti dall'ovaia, ormoni che arrivano fin qui attraverso la circolazione sanguigna. I tessuti, contraendosi ritmicamente, creano piccole spinte, che permettono all'ovulo di avanzare.

In questa traversata sono preziosissime le minuscole cellule protettive che ancora avvolgono il grande ovulo: in questa prima fase se ne contano circa 15 mila. Esse «negoziano» il passaggio nella tuba, dialogando con le popolazioni di cellule locali: secernono in continuazione ormoni e altre sostanze chimiche, per evitare reazioni indesiderate (in particolare reazioni di rigetto, dal momento che l'ovulo fecondato, a questo punto, è un corpo estraneo). Probabilmente è già l'ovulo a controllare questo scambio chimico.

Fra i vari rischi di questa traversata vi sono gli «avvallamenti» (le pieghe della tuba) in cui si rischia di rimanere intrappolati, e gli ostacoli (le cicatrici di precedenti infezioni) che impediscono di avanzare. Se l'ovulo si attaccasse alla parete in questa zona, come dicevamo prima, c'è il pericolo di una gravidanza extrauterina che sicuramente si interromperebbe nelle prime settimane, ma che potrebbe far addirittura scoppiare la tuba.

Nasce la morula

Ma il nostro ovulo sta avanzando bene e comincia a suddividersi. Il primo sdoppiamento in due cellule avviene a 12 ore dalla fecondazione. Dopo altre 12 ore ne subentrerà un secondo, poi un terzo e così via.

L'ovulo, attraverso queste suddivisioni, mostra il suo trucco per diminuire il volume delle sue cellule. Come abbiamo visto, nel momento della fecondazione è una cellula enorme rispetto agli spermatozoi (un elefante, rispetto a dei topolini). Ora, suddividendosi, cambia dimensioni. Così come una torta si divide in 2, 4, 8, per dar origine a tante fette senza aumentare di volume, analogamente l'ovulo si divide in 2 cellule, poi in 4, 8, 16 e più, fino a dar origine a una morula (dalla sua somiglianza con il frutto della mora), in cui ogni cellula ha la grandezza di 15 micron (15 millesimi di millimetro), cioè circa 3 volte la testa di uno spermatozoo. Questa morula si dividerà in 32 o 64 cellule prima che avvenga l'impianto nell'utero.

Per strada, intanto, l'ovulo perde man mano il suo involucro protettivo. Le cellule nutrici che lo avvolgono, si riducono, dopo 30 ore, da 15 mila a 8-9 mila. Dopo 40 ore ne rimangono soltanto 2500. E a 72 ore, in prossimità del traguardo, cioè nella strettoia che porta alla cavità dell'utero, ne sopravviveranno solo poche centinaia.

Ora il viaggio sta per concludersi. La morula entra finalmente nell'utero, dove tutto è pronto per accoglierla.

La «cosa» da un altro mondo

L'utero, in previsione di questo arrivo, ha subito una serie di trasformazioni. La sua membrana di rivestimento interno (l'endometrio) è turgida, le cellule sono aumentate di volume e si sono moltiplicate. La mucosa dell'utero, ripiegandosi, ha formato pieghe e avvallamenti per facilitare l'impianto della morula, preparando così un terreno ricco di nutrimento; il sangue circola in abbondanza, per fornire tutte le sostanze di cui la morula avrà bisogno.

C'è, a questo punto, da fare una considerazione di grande interesse. La «cosa» che sta arrivando è una forma di vita veramente primordiale, qualcosa di molto diverso da noi. In questa prima fase è semplicemente un aggregato di cellule senza alcun abbozzo di organi o di sistemi interni, e naturalmente senza alcun sistema circolatorio. Secondo alcuni si tratta di una chiara «rievocazione» della nascita della vita sulla Terra che avvenne miliardi di anni fa a partire da singole cellule, evolutesi poi in sistemi pluricellulari.

Vedremo in un prossimo capitolo che le successive tappe dello sviluppo dell'embrione sembrano anch'esse rievocare tempi antichissimi della storia della vita sulla Terra: sembrano cioè rappresentare una vera e propria «ricapitolazione» delle varie fasi evolutive (con la fase del pesce, quella del rettile, quella del mammifero). È come se ai vari stadi operassero dei geni antichissimi, che noi tutti ci portiamo dentro, e che si attivano solo in questa prima parte dello sviluppo, in un contesto particolarmente adatto.

Le prime trasformazioni

Ma ecco la morula arrivare nell'utero e prendere contatto con le pareti: a questo punto stanno per avvenire cose molto importanti, sia all'interno che all'esterno di questo minuscolo grappolo di cellule. All'interno comincia a formarsi una piccola cavità piena di liquido, mentre le cellule centrali aumentano di volume e formano una specie di bottone, che diventerà l'embrione vero e proprio.

All'esterno, invece, le cellule periferiche cominciano a costituire un involucro, che contribuirà a creare la placenta (cioè l'organo di comunicazione tra il feto e la madre). Tutto ora si evolve molto rapidamente. La morula in trasformazione cambia persino nome nel vocabolario dei biologi (viene chiamata ora blastocisti, per diventare embrione, in attesa di essere promossa a feto).

Quando prende contatto con le pareti dell'utero e s'impianta nella mucosa, questa «cosa» sviluppa in poco tempo delle propaggini, simili alle radici di un albero, che si ramificano nel terreno fertile. Ma non si accontenta di ancorarsi: penetra in profondità nella mucosa, come uno speleologo che si apre la strada all'interno di un pozzo e poi richiude il tombino sopra di sé. Nel giro di pochi giorni infatti è completamente seppellita nella parete uterina.

Una delle prime cose che questo speleologo deve fare è evitare di essere distrutto dal disastro della mestruazione, prevista tra pochi giorni. Deve quindi inviare dei segnali al campo base (tecnicamente alla ghiandola del corpo luteo, dove è avvenuta la lacerazione dell'ovulazione) per comunicare che è arrivato a destinazione e che la gravidanza può cominciare. Lo comunica producendo un ormone che stimola il corpo luteo a continuare la sua secrezione ormonale.

La ricerca delle «falde» di sangue

La penetrazione intanto continua in profondità con una serie di propaggini che si aprono la strada grazie a degli enzimi. Colonne di cellule avanzano incontrando ghiandole e vasi. È come la ricerca affannosa di una falda acquifera, ma qui si cerca sangue: il sangue materno.

A un certo punto c'è l'assalto finale: le pareti dei vasi sanguigni vengono attaccate e distrutte, con la fuoriuscita di sangue che, colando, forma delle piccole pozze. Il sangue però non si coagula, e viene in contatto con le propaggini, che finiranno per trasformarsi in vasi sanguigni digitiformi (cioè nei villi coriali), che si immergeranno in queste pozze. Il sangue materno che cola nelle pozze rifluisce poi nel sistema circolatorio della madre, e si rigenera in continuazione fornendo così ossigeno fresco e nutrimento.

In questo modo i due sistemi circolatori (quello dell'embrione e quello della madre) non entrano mai direttamente in contatto, non si mescolano, pur essendo adiacenti. È come se la madre versasse il suo sangue dentro a recipienti esterni e li lasciasse a disposizione dell'embrione, che viene a intingervi i capillari attraverso la placenta.

Naturalmente si tratta di una struttura assai complessa, che si svilupperà nel corso di varie settimane. Quando sarà completata, il feto non solo assorbirà nutrimento attraverso il sistema arterioso, ma eliminerà anche i propri scarti attraverso il sistema venoso della madre, in particolare con lo scambio ossigeno-anidride carbonica. Avremo occasione di riparlarne.

È quindi importante che il futuro feto, lo speleologo, lavori bene nella prima fase, per impiantare bene sin dall'inizio un'importantissima «rete». Diciamo rete, perché a un certo punto gli speleologi diventano parecchi, e lavorano contemporaneamente su più fronti, per costruire le basi di quella straordinaria struttura che permetterà tutto lo sviluppo nel corso dei successivi nove mesi: la placenta.

I gemelli

Tutto quello che abbiamo visto sinora riguarda una gravidanza normale, quella che porta alla nascita di un singolo individuo. Ma eccezionalmente, 1 volta su 80 può dar la nascita a due o più individui: i gemelli. Le medie variano a seconda delle popolazioni (quelle africane sono più predisposte, quelle asiatiche meno).

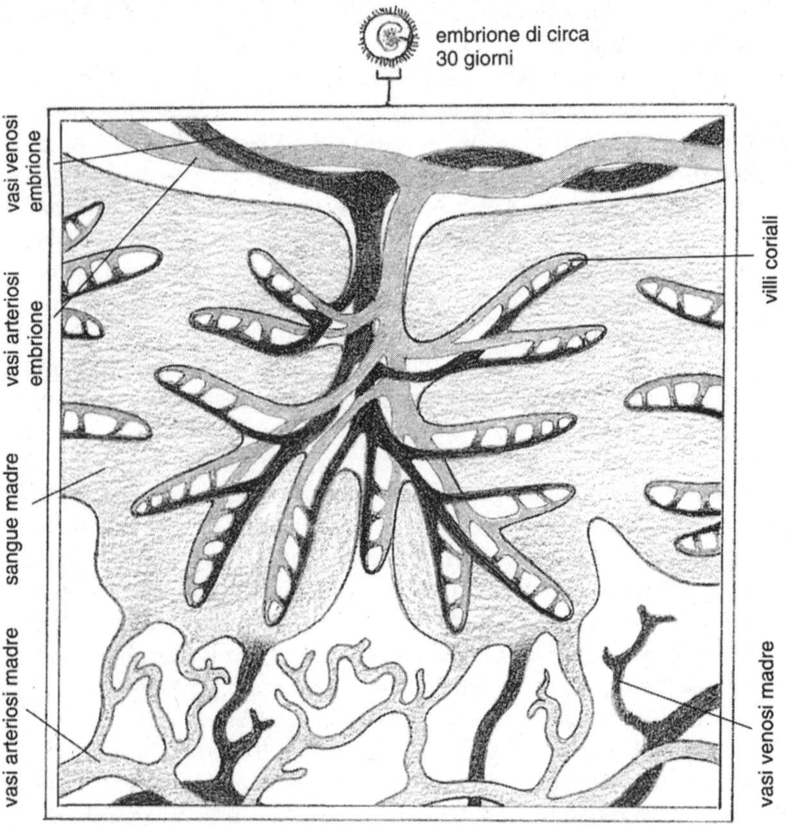

Schema semplificato delle propaggini che l'embrione prolunga per entrare in contatto con il sangue della madre. Le circolazioni sanguigne della madre e dell'embrione rimangono separate: ma, attraverso i suoi villi, l'embrione entra in contatto con piccole pozze di sangue materno.

Come è ben noto, i gemelli possono essere identici o diversi (monozigoti o dizigoti). È meno noto che oltre a queste due categorie principali esistono, per così dire, delle sottocategorie: i gemelli dizigoti possono essere di 2 tipi, quelli monozigoti addirittura di 3. Cominciamo con i gemelli non identici.

Nel capitolo precedente accennavamo al fatto che a volte le ovaie possono rilasciare più di un uovo. Se le uova emesse sono due, esse possono essere fecondate separatamente da due diversi spermatozoi.

Di fatto si tratta di due gravidanze diverse, ospitate dallo stesso utero. Sono due fratelli che nascono contemporaneamente, anziché con gravidanze successive. Per questo i gemelli dizigoti possono essere di sesso diverso e magari non assomigliarsi per niente; così come può avvenire tra due normali fratelli.

La sottocategoria dipende da come i due ovuli fecondati si impiantano nell'utero: a volte ognuno si installa in un punto diverso, con una propria placenta ben separata. In altri casi (più frequentemente) si impiantano nello stesso punto, e le loro placente formeranno una stessa massa. Dal punto di vista funzionale, però, le loro circolazioni sanguigne rimarranno ovviamente sempre ben separate, perché si tratta di individui diversi.

Negli ultimi tempi la somministrazione di farmaci per la fertilità delle donne ha spesso provocato la produzione di più uova. Per questa ragione le gravidanze multiple sono oggi diventate più comuni.

Per quanto riguarda i «veri» gemelli, i gemelli monozigoti, quelli che si assomigliano come due gocce d'acqua, essi si formano a partire dallo stesso ovulo fecondato. Abbiamo visto che l'ovulo, quando attraversa la tuba, comincia a suddividersi: ebbene, può succedere che queste prime cellule non rimangano insieme e si sviluppino separatamente, dando così origine a copie identiche di uno stesso individuo.

Questa separazione può prodursi in tre momenti diversi: 1) quando nell'ovulo fecondato avviene la prima suddivisione in 2 sole cellule; 2) più tardi, nei primi stadi della morula; 3) più tardi ancora, quando si è al primo stadio della formazione dell'embrione, quello del cosiddetto «disco embrionale».

Nel primo caso i due gemelli si impiantano separatamente, ognuno con la propria placenta. Nel secondo caso hanno una sola placenta in comune, ma si sviluppano in due sacchi amniotici separati. Nel terzo caso hanno non soltanto la placenta in comune, ma si sviluppano anche nello stesso sacco amniotico (a volte la separazione non avviene in modo completo, e i gemelli rimangono uniti in certe parti del corpo: nascono così i gemelli siamesi).

Queste gravidanze multiple, ovviamente, sono un po' più complicate di quelle semplici. Ma le tecniche mediche consentono oggi di affrontarle nel migliore dei modi.

Torniamo ora alla nostra piccola «cosa» che si sta sviluppando nell'utero materno. Il processo di autocostruzione è appena cominciato. È la meraviglia delle meraviglie vedere come ciò avviene. A chi ha la curiosità di addentrarsi un po' più in questo strano mondo dedichiamo il prossimo capitolo (che sarà forse un po' tecnico, anche se cercheremo di renderlo comprensibile: chi si dovesse annoiare potrà comunque passare direttamente a quello successivo). Molte cose rimangono un mistero, ma altre si cominciano a capire. Vediamo.

Un'immagine simbolica: la lunga molecola del DNA, che sta alla base di ogni forma vivente, e quindi anche dell'essere umano. Le nuove generazioni saranno sempre più in grado, a loro volta, di dirigere e modificare la costruzione del DNA, come in un gioco di montaggio, attraverso le manipolazioni genetiche.

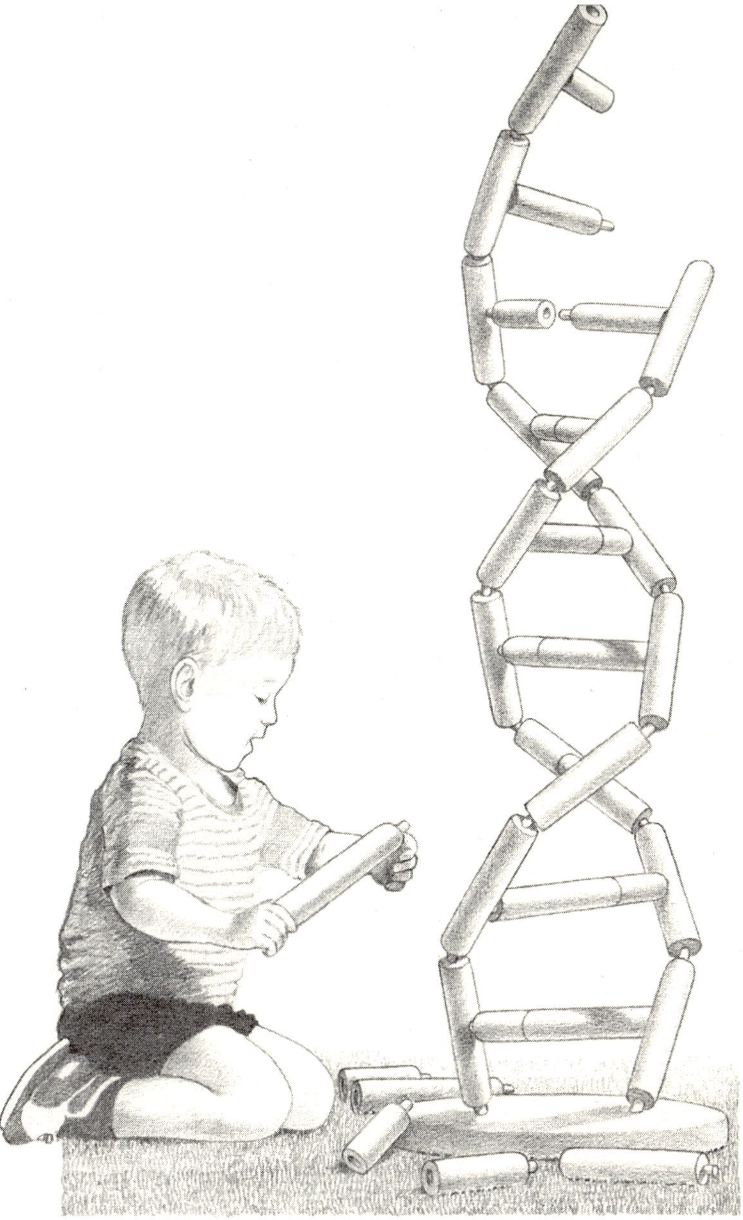

III
I misteri della crescita

Una crescita frenetica

L'abbozzo di embrione, dopo essersi abbarbicato alla membrana uterina, si sta trasformando rapidamente. Questo aggregato cellulare è ora in crescita esplosiva. Le cellule, che erano qualche centinaio al momento dell'impianto, stanno ora riproducendosi a grande velocità (il ciclo di riproduzione in questa fase avviene nell'arco di appena un'ora); sono sempre più numerose e cominciano pian piano a differenziarsi. È uno spettacolo impressionante: abbiamo già detto che, se potessimo accelerarlo (come si fa per la nascita dei fiori) e proiettarlo su uno schermo gigante, avremmo l'impressione di una scultura che si autocostruisce, secondo un progetto ben preciso.

Cosa guida una simile crescita? In questo capitolo cercheremo di seguire passo passo le trasformazioni che avvengono nell'embrione, e di comprendere quale è l'orologio interno che le regola.

Intanto ci si può porre una prima domanda (banale ma non troppo): perché le cellule man mano che ingrossano si dividono? La risposta: perché è necessario che rimangano piccole.

È la formula più efficiente per crescere, poiché in questo modo l'ossigeno può raggiungere rapidamente e senza difficoltà tutte le parti interne della cellula. È una vecchia regola della biologia: il rapporto volume/superficie deve essere sempre ottimale.

Ma in questo caso c'è anche un'altra ragione, molto più importante: per ottenere un organismo vivente è necessario che le cellule si differenzino. Se non ci fosse divisione e differenziazione cellulare, si avrebbe una sola immensa cellula, grande come una mongolfiera, ma incapace di fare alcunché. È la differenziazione che consente di fornire al futuro individuo dei tessuti adatti per camminare (ossa, muscoli, tendini), per metabolizzare (stomaco, intestino, fegato), per percepire (sistema nervoso), per difendersi (sistema immunitario), per riprodursi (ovuli e spermatozoi), eccetera. Il tutto in un blocco ben «compattato».

Questa capacità di generare cellule molto diverse (e soprattutto bene organizzate in un insieme coerente) è emersa molto lentamente, nel corso di un'evoluzione di miliardi di anni. Le prime cellule, quelle primordiali, non sapevano fare tutto questo: si limitavano a stampare copie di se stesse. Copie sciolte, per così dire: incapaci persino di aggregarsi. La nascita di sistemi pluricellulari è stata infatti una lenta conquista (iniziata con cellule che si aggregavano in primitive colonie, e che pian piano cominciarono ad avere alcune semplici specializzazioni, come le cellule delle spugne).

Qui nell'embrione le cellule non si separano ovviamente più: quando si moltiplicano rimangono attaccate tra loro, grazie a molecole adesive, una specie di colla che le tiene insieme. Questo permette al grappolo di crescere tenendo sempre uniti i suoi acini.

Acini che diventeranno sempre più numerosi, addirittura milioni di miliardi, ma che, soprattutto, pian piano si disporranno e si specializzeranno nei modi più diversi, seguendo una sequenza ben precisa, che è il frutto di tentativi casuali (gli uni riusciti, gli altri falliti) durati miliardi di anni. Chi sbagliava veniva eliminato. È un po' quello che avviene in quei giochi televisivi in cui il candidato vince se riesce a pronunciare di seguito una sequenza di parole giuste, incominciando ogni volta da capo quando sbaglia.

Ma cos'è che crea nell'embrione questa crescita organizzata di cellule differenziate? Questa sequenza di parole giuste che si mettono tutte in fila secondo un ordine che consente di vincere?

Naturalmente le cose non sono affatto chiare, ma ci sono due aspetti che emergono dalle ricerche: uno è la cosiddetta «comunicazione tra cellule», l'altro è il ruolo dei geni. In realtà si tratta di due aspetti molto legati tra loro, ma che per comodità tratteremo separatamente.

La comunicazione cellulare

Cominciamo a vedere la comunicazione tra le cellule: a vedere cioè come il *contesto* in cui una cellula si trova, possa influenzare il suo sviluppo e la sua specializzazione.

È un po' quello che avviene nelle società umane: l'ambiente in cui viviamo e le persone con le quali siamo in contatto influenzano la nostra crescita e le nostre specializzazioni. Ciò era ancor più evidente in passato, in società più vicine al modello naturale: chi nasceva in campagna diventava contadino, chi nasceva lungo le coste pescatore, chi nasceva in montagna montanaro.

C'erano poi diversi fattori di crescita: chi nasceva in una famiglia aristocratica cresceva più colto, in una famiglia contadina più resistente nel portare i pesi e così via. Non solo, ma la specializzazione degli individui era (ed è tutt'oggi) continuamente influenzata dal contesto sociale. In un villaggio un individuo era indotto (oppure no) a fare il fornaio, il fabbro o il muratore a seconda delle richieste dell'ambiente, attraverso stimoli di vario tipo: stimoli di attivazione o di inibizione, di sviluppo o di stop, o magari di migrazione.

Nello sviluppo cellulare dell'embrione questo contesto, questo contatto con l'ambiente, è in pratica costituito da una miriade di molecole che circolano tra cellule; sono queste molecole (prodotte dalle cellule stesse) a funzionare come messaggeri chimici, stimolando o inibendo certi sviluppi delle cellule vicine.

Si è visto, per esempio, che se si fanno crescere in laboratorio 100 cellule in fila, certe proprietà individuali diminuiscono man mano che esse si allontanano dal punto di riferimento, mentre aumenta l'influenza di altre cellule incontrate per strada. In altre parole, ogni cellula è condizionata dalla posizione in cui si trova: viene influenzata dalle cellule vicine (e a sua volta le influenza). Si è provato per esempio a uccidere, con un raggio laser, una cellula in accrescimento: e si è visto che la sua scomparsa modificava lo sviluppo delle altre cellule con le quali era in contatto. È quella che viene chiamata appunto la comunicazione cellulare.

Alcune molecole-messaggere sono anche fattori di crescita. Di questi fattori ne sono stati trovati già parecchi (il primo, scoperto molti anni fa da Rita Levi Montalcini era collegato alla crescita delle cellule nervose del sistema neurovegetativo). Nello sviluppo del sistema nervoso, queste molecole possono costituire addirittura dei veri e propri «sentieri» chimici che permettono alle fibre nervose di dirigersi verso la loro corretta destinazione, proprio come se fossero fili d'Arianna.

Una stupefacente metamorfosi

A guardare questo processo di reciproca induzione, attivazione, repressione, inibizione, eccetera, c'è da rimanerne affascinati.

Si può vedere per esempio, alla 4ª settimana, la futura retina dell'occhio che, crescendo in cima a due fili (i nervi ottici in formazione), arriva in superficie e «induce» la pelle ad affossarsi come una tazza per formare le cavità oculari, e poi a foggiare il cristallino, il quale a sua volta induce i tessuti adiacenti a fabbricare una membrana trasparente, la cornea, e così via. Sembra quasi di assistere a quelle trasformazioni che vediamo a volte in televisione in cui un volto si tramuta lentamente in un altro, o da una lastra metallica nasce un'automobile (immagini realizzate dal computer con il programma Morphing).

Tutti gli organi si formano in questo modo: per esempio un diverticolo (un'ernia) nella zona laringotracheale forma prima la trachea, poi si ramifica per formare i due polmoni (e per ramificazioni successive, sempre più piccole, gli alveoli polmonari). Una piccola sacca situata sul pavimento della bocca si trasforma nella tiroide, che poi «migra» per collocarsi al posto giusto. E così il cervello nasce a partire dall'estremità del tubo neurale, un po' come quella tigre della pubblicità che nasce dalla scatola di un olio lubrificante.

La velocità e i ritmi di queste trasformazioni sono diversi, ma è durante il primo periodo della gravidanza che avviene quasi tutto. E ciò spiega perché sia tanto sensibile questo primo periodo a tutte le «perturbazioni» che possono intervenire (sostanze tossiche, infezioni, radiazioni, farmaci...), con conseguenze a volte molto gravi. Una piccola spinta nella direzione sbagliata, una zeppa lungo il percorso, un lieve squilibrio biochimico, possono compromettere questa delicatissima crescita, che procede come un equilibrista sul filo, e che solo entro certi limiti riesce a compensare gli sbilanciamenti.

Ma l'influenza reciproca tra le cellule non basta a spiegare tutte queste trasformazioni. Da anni i biologi cercano il regista occulto, l'architetto di questa crescita. Cercano cioè di individuare i geni che regolano lo sviluppo.

Questo è il secondo aspetto interessante di cui parlavamo prima: cioè il ruolo che hanno appunto i geni in questa crescita.

Come mai delle cellule che all'inizio sono tutte uguali diventano poi tutte diverse? Cosa succede al loro interno, e chi coordina questi cambiamenti?

Un menù centrale con tante specialità

Per cominciare, sarebbe forse bene ricordare un meccanismo importante del DNA, con l'aiuto di una metafora. Supponiamo che due coniugi abbiano un bel ristorante, con un menù molto ricco, che comprende ogni tipo di cibo. I loro figli, a un certo punto, si mettono in proprio, e si specializzano. Uno apre un ristorante dove si cucina soprattutto pesce, un altro una rosticceria, un altro apre una pasticceria. I nipoti, a loro volta, si differenziano ancor più: uno apre una pizzeria, un altro ancora apre un salone da tè, un altro una gelateria e così via.

Nelle cellule avviene qualcosa di analogo. Inizialmente sono totipotenti, cioè possono fare tutto, possono produrre qualunque tipo di cellula, perché nel loro codice genetico (il menù iniziale) hanno potenzialmente tutte le specializzazioni. Poi man mano che si differenziano, non riescono più a tornare indietro (così come un pasticcere non può più servire arrosti).

La cosa interessante, però, è che il DNA (il codice genetico) continua a rimanere completo nel nucleo, anche quando le cellule si sono ormai specializzate. Il DNA di ogni cellula, infatti, contiene sempre tutte le istruzioni, tutte le ricette iniziali. Ma solo una parte dei geni a quel punto è attiva, l'altra parte è disattivata. Come se la maggior parte delle ricette fosse chiusa in tanti cassetti separati, e solo alcuni cassetti fossero apribili.

In altre parole, soltanto i geni contenuti nei cassetti apribili funzionano, producendo le relative proteine. E queste proteine conferiscono appunto alla cellula una certa funzione (e un certo aspetto).

Quindi, oltre all'influenza dell'ambiente e delle altre cellule, deve esistere qualcosa che regola l'apertura e la chiusura di questi cassetti, qualcosa che li fa attivare al momento giusto e nel posto giusto, rispondendo a stimoli non solo esterni, ma anche interni. Che cosa?

I geni-architetti

Recentemente sono stati scoperti dei geni molto particolari, soprannominati appunto «geni-architetti», che regolano l'azione di altri geni. Il loro ruolo sarebbe in sostanza quello di attivarli, di accenderli al momento giusto, secondo un programma ben preciso. In altre parole, man mano che l'embrione si sviluppa, i geni, all'interno di ogni cellula, riceverebbero da questi geni-architetti dei segnali per entrare in azione, in accordo con l'ambiente esterno. I famosi cassettini verrebbero così aperti (e aperti solo in certi momenti e in certi punti della crescita) per esprimere le proteine previste dal programma di sviluppo. Queste proteine produrrebbero poi un effetto «a cascata» per l'attivazione di altri geni, determinando così una rete genetica capace di operare in modo coordinato, come in una partita a scacchi.

Tutti i nove mesi sarebbero regolati da questo meccanismo, come se le cellule possedessero al loro interno un orologio che scatta al momento giusto, tenendo conto delle influenze chimiche prodotte dalle cellule che le circondano (cioè dal luogo in cui si trovano).

Queste ricerche sono state effettuate non sull'uomo ma sul «glorioso» moscerino della frutta, la drosofila, che tanti contributi ha dato agli studi di genetica (adottato perché è poco costoso e si riproduce rapidamente). Nella drosofila sono stati appunto scoperti dei geni-architetti, che si attivano solo a un certo punto dello sviluppo embrionale. Si sono scoperti, in particolare, geni che determinano l'orientamento degli assi del corpo, la segmentazione dell'addome, il «design» delle ali o delle zampe.

Si è capito che avevano queste funzioni strategiche perché provando a danneggiare o a disattivare quei geni si provocavano modifiche mostruose nelle zampe, nelle ali o in altre parti del corpo della drosofila. Geni molto simili sono poi stati trovati in tutte le specie animali, uomo compreso. Tali geni, per esempio, svolgono un ruolo determinante nello sviluppo degli arti, o sono attivi nella regione cerebrale solo per un limitato periodo dello sviluppo. Per estrapolazione si sono messi finora in evidenza nell'uomo alcune decine di questi geni, sulle centinaia probabilmente coinvolti nella morfogenesi umana.

Grazie alle mappe genetiche che fornirà il Progetto Genoma (il grande progetto internazionale in corso che intende identificare e localizzare con precisione i circa 100 mila geni umani), c'è ora la concreta possibilità di localizzare i geni-architetti che intervengono nei nove mesi dello sviluppo umano, senza più passare per un intermediario animale.

Giochi di prestigio biologici

Tutto questo spiega come avvengano certi «giochi di prestigio» biologici che sono stati fatti in passato nell'intento di capire quale possa essere l'influenza reciproca tra genetica e ambiente. E si tratta di giochi stupefacenti.

Per esempio, se da un embrione di anfibio si preleva un frammento di tessuto che dovrebbe normalmente svilupparsi in un occhio, e lo si trapianta nella regione caudale di un altro embrione, non diventerà più un occhio, ma (sotto l'influenza dell'ambiente circostante) diventerà un condotto renale, o un altro organo della zona. Quindi queste cellule, prese all'inizio, si adattano; così come un bambino italiano di 3 anni, se fosse adottato da una famiglia cinese, dimenticherebbe la lingua madre che stava imparando e, da adulto, parlerebbe solo cinese.

A uno stadio più avanzato, però, questa estrema adattabilità diminuisce: prevale la specializzazione ormai in corso, e il tessuto trapiantato svilupperà comunque un abbozzo di occhio, con un cristallino, in qualsiasi zona venga posto. Anche su una coscia! Così come se noi a 30 anni andassimo ad abitare in Cina, rimarremmo in tutto e per tutto italiani, pur cercando di inserirci, con molte difficoltà, nel nuovo ambiente linguistico.

Altri esperimenti hanno mostrato che questi trapianti si possono fare con molti altri tipi di organi: per esempio con degli arti. Nello sviluppo c'è una fase in cui, prendendo un tessuto destinato a formare un arto inferiore e trapiantandolo su un altro corpo, si otterrà un terzo arto... Nervi, ossa e muscoli cresceranno anche in funzione di questo terzo arto, e si avrà un animale con tre zampe. L'esperimento è stato fatto con polli e rane.

Un'altra conferma di questo meccanismo la si è vista sperimentando trapianti di ali di pulcino. Se dall'embrione di un pulcino preleviamo un gruppo di cellule destinate a formare un'ala (cellule della cosiddetta «zona progressiva») e le trasferiamo su un'ala già ben formata di un altro embrione, si formerà una seconda ala all'estremità. Se invece facciamo il contrario (trapiantiamo cioè cellule della zona progressiva di un'ala già ben formata sulla zona progressiva di un'ala ancora indifferenziata di un altro embrione), non si produrrà questo effetto.

Insomma, lo sviluppo nell'embrione sembra seguire regole abbastanza precise, basate su sequenze progressive di attivazione. Questo sviluppo è condizionato dal tempo e dallo spazio. Cioè dalla posizione in cui si trovano le cellule e dal momento della loro crescita.

Saperne di più, potrebbe permettere di capire come funzionano questi sistemi di attivazione, e forse consentirebbe, un giorno, di entrare nella «stanza dei bottoni». Per fare cosa?

La rigenerazione di un arto

Be', qualcuno si starà chiedendo: se un embrione umano, durante la gravidanza, è capace di costruire un rene partendo da poche cellule iniziali collocate nel punto giusto, non sarebbe possibile rigenerare un rene malato, imitando questo meccanismo? Esistono studi, in proposito. Per esempio, nei reni ci sono alcune cellule, anche in età adulta, che forse potrebbero tornare a dividersi, in certe condizioni. Si stanno cercando queste con-

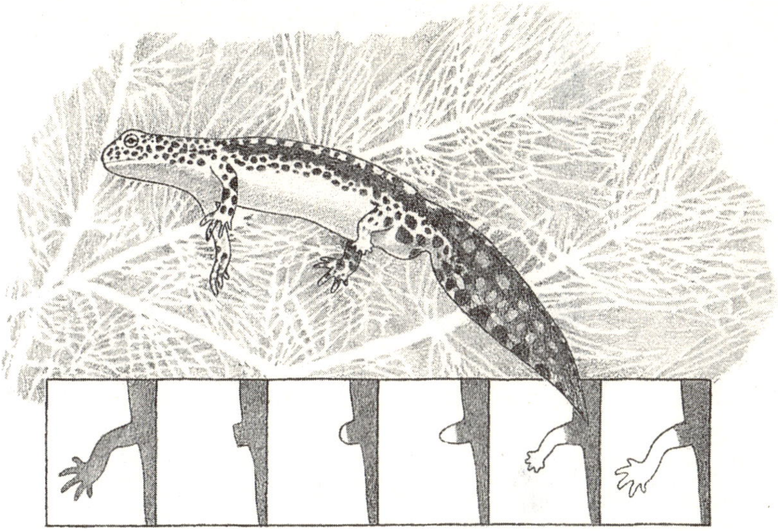

Un sorprendente esempio di rigenerazione. Se a un tritone viene amputato un arto, nel giro di breve tempo si forma un bocciolo (blastema) che poi si sviluppa ed evolve in un arto completo.

dizioni. Ma è evidente che siamo molto, molto lontani da una tale prospettiva.

In alcuni animali ci sono esempi di «rigenerazione» ben noti: come quello della lucertola, in grado di rigenerare la propria coda. O quello (forse meno noto) del tritone, in grado di rigenerare una zampa nel giro di una settimana, con la ricrescita di ossa, muscoli, arterie, eccetera. Per non parlare delle planarie, vermi d'acqua dolce, che se tagliati in due parti, ogni metà sviluppa nuovamente la parte mancante (la coda o la testa). Se la si taglia addirittura in cento pezzi, rinasceranno cento planarie intere, così come avveniva con le famose scope dell'*Apprendista Stregone* di Walt Disney. Recentemente, con stimolazioni elettriche, si è cercato di riattivare la crescita di un arto in un topo, rimettendo in moto i geni dormienti. E qualche risultato, anche se modesto, lo si è ottenuto.

La comprensione dei meccanismi che agiscono nei nove mesi dello sviluppo (e in particolare nel periodo embrionale) potrebbe procurarci risultati di grande importanza. Del resto già oggi i trapianti di cellule embrionali stanno aprendo strade del tutto nuove nelle terapie mediche.

Ma come si organizza esattamente questa costruzione dell'essere umano? Seguendo quali piani architettonici?

Per capire meglio tutto questo, bisogna penetrare all'interno dello sviluppo cellulare nella primissima fase, quando dentro la morula avviene una trasformazione molto importante.

IV
L'individuo prende forma

Tre magici foglietti

All'inizio la morula, lo abbiamo visto, è soltanto un grappolo indifferenziato di cellule. Quando, dopo un avventuroso viaggio nella tuba durato 2 o 3 giorni, arriva finalmente nell'utero, la morula è composta da 2 o 3 dozzine di cellule.

Ma all'interno di questo aggregato cellulare comincia a un certo punto il magico processo di differenziazione. Tutto parte da una sola piccola cellula, che si appiattisce formando un disco. Questo primo evento innesca un nuovo tipo di crescita: le cellule non si dispongono più a grappolo, ma cominciano a formare prima 2, poi 3 strati distinti. I biologi li chiamano foglietti, perché si tratta proprio di finissimi strati cellulari sovrapposti (siamo sempre a livello microscopico).

Questi tre foglietti sono già la base di tutto l'individuo: contengono infatti in sé il futuro sviluppo di tutti gli organi. Il primo strato (ectoderma, cioè quello esterno) fabbricherà le parti più esterne di un individuo, come la pelle, i peli, le unghie, ma anche gli organi di senso, e la rete nervosa.

Il secondo strato (mesoderma, cioè quello mediano) organizzerà la geometria del corpo e fornirà anche l'impalcatura di supporto, come ossa, muscoli, tessuti connettivi (e anche il sangue e l'apparato urogenitale).

Il terzo strato (endoderma, cioè quello interno) produrrà gli organi interni per l'alimentazione e la respirazione (stomaco, fegato, intestino, polmoni...).

Uno schema semplice, ma molto razionale: un piano di lavo-

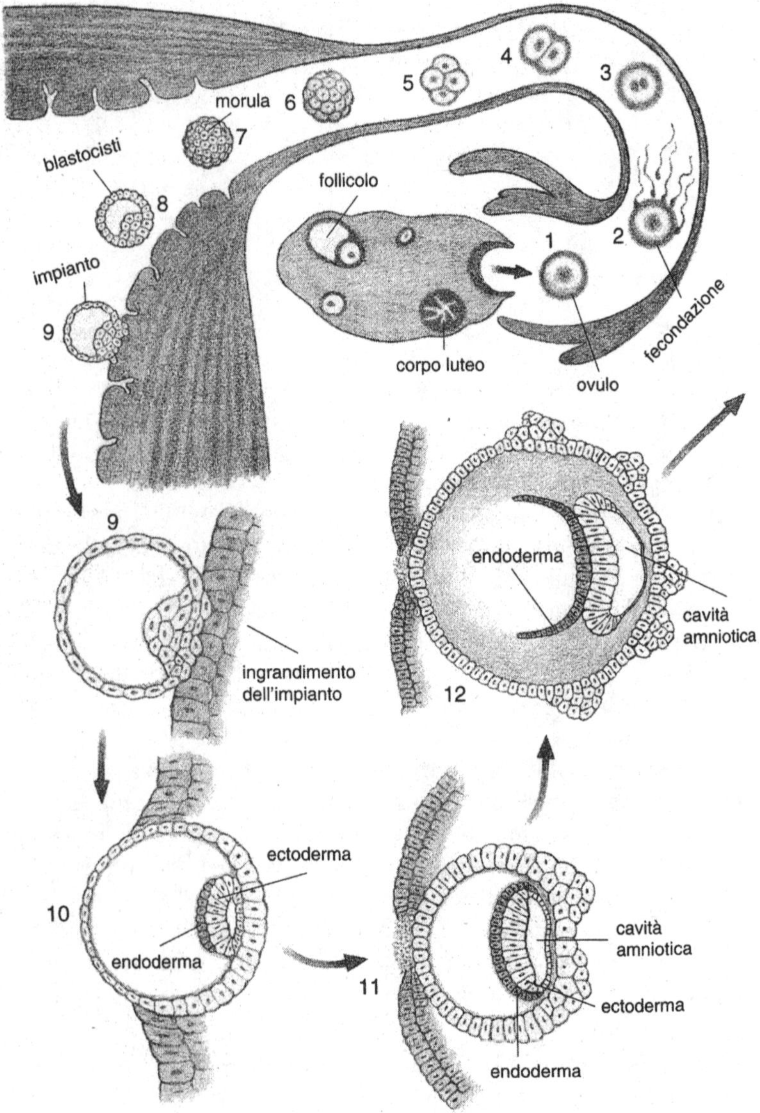

4
5
3
morula
6
7
blastocisti
follicolo
8
1
2
impianto
9
fecondazione
corpo luteo
ovulo
9
endoderma
cavità
amniotica
ingrandimento
dell'impianto
12
ectoderma
10
endoderma
cavità
amniotica
11
ectoderma
endoderma

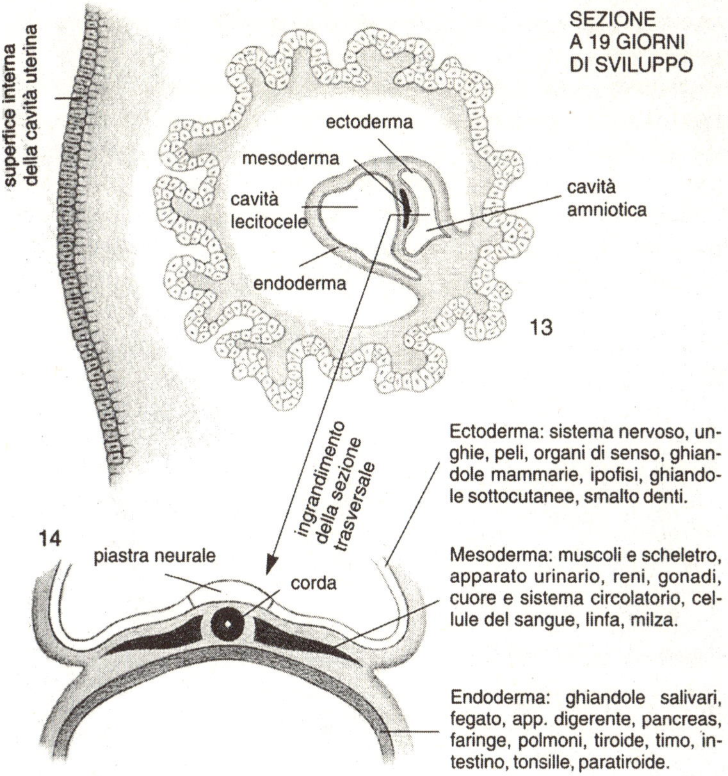

L'ovulo (1) una volta sospinto dalle fimbrie nella tuba, incontra gli spermatozoi (2). Comincia a suddividersi (3, 4, 5, 6, 7) e a trasformarsi, creando una cavità interna (8). Si chiama a quel punto blastocisti e si impianta nell'utero (8, 9). Comincia qui la parte decisiva dell'evoluzione: si formano dapprima due strati di cellule, chiamati endoderma ed ectoderma (10); questo abbozzo di embrione sprofonda completamente nella mucosa uterina e prolunga le sue propaggini alla ricerca del sangue materno (11). I due strati di cellule intanto cominciano ad assumere una particolare configurazione (12).
Si aggiunge poco dopo un nuovo strato, il mesoderma (13), e al 19° giorno, facendo una sezione trasversale (14) si possono osservare i tre foglietti in evoluzione. Essi daranno origine a vari tipi di organi e di sistemi, secondo un criterio ben progettato. (Da *Beaumont e Cassier*, semplificato.)

ro che suddivide le varie competenze, così come potrebbe fare il progettista di una fabbrica, o il manager di un'azienda.

Naturalmente, anche qui, non bisogna fare pasticci, altrimenti la costruzione va di traverso. E la prova la si è avuta sperimentando dei trapianti e delle manipolazioni di laboratorio, per esempio osservando cosa succedeva cambiando la posizione degli strati.

Si è provato per esempio a intervenire su embrioni di pollo. In un pollo, normalmente, le piume del corpo e le squame delle zampe sono prodotte dal primo strato, su istruzioni del secondo: ma invertendo la posizione del primo strato col secondo si può ottenere un risultato sconcertante, cioè un pollo «alla rovescia»: con le squame sul corpo e le piume sulle zampe!...

E «girando» uno strato dalla parte opposta cosa succede? Ebbene, cambiando (a un certo stadio) l'orientamento del primo strato si può avere un pollo... con tutte le penne orientate al contrario.

È come manipolare i programmi di un computer: l'*out put* risulterà modificato di conseguenza.

Nasce la «piscina privata»

Intanto la bolla di liquido, che si era formata all'interno della morula al momento dell'impianto nell'utero, si ingrandisce per lasciar spazio all'embrione che cresce.

In pochi giorni l'embrione formerà la sua piccola «piscina privata» (un ricordo della nostra origine acquatica, miliardi di anni fa), cioè l'abbozzo della cavità amniotica, le famose «acque» che verranno perse al momento del parto.

In questo periodo l'embrione assume anche una sua precisa configurazione spaziale: nella linea mediana appare una lunga colonna di cellule, il cosiddetto «asse longitudinale cefalocaudale», cioè l'asse che stabilisce dove sarà la testa e dove sarà il fondo della schiena (vale a dire l'alto e il basso), e al tempo stesso quale sarà il lato sinistro e quale il destro. Questa colonna di cellule, la notocorda, è la linea divisoria che darà origine alla simmetria del corpo, con uno sviluppo speculare degli arti e degli organi (tranne quelli dell'apparato digerente). In pratica, è l'abbozzo della futura colonna vertebrale.

È da questa notocorda che partiranno gli stimoli biochimici

per la differenziazione delle cellule adiacenti, in particolare quelle destinate a formare il midollo spinale. I biologi hanno anche osservato che la costruzione del corpo seguirà una sequenza (un gradiente) dall'alto verso il basso: cioè partiranno prima gli sviluppi nella parte alta. Per esempio le braccia cominceranno a svilupparsi una settimana prima delle gambe...

I foglietti si trasformano

Siamo ora al 14° giorno, ed è in questa fase che si stabilisce convenzionalmente il passaggio dall'embrione al feto (ma i biologi ritengono piuttosto che si passi qui dal pre-embrione all'embrione, e che il feto vero e proprio emerga al 3° mese). Al di là di queste differenze di terminologia, si tratta ovviamente sempre dello stesso processo che continua: ma a partire dal 14° giorno dalla fecondazione avvengono alcuni importanti fenomeni che, dopo un periodo di preparazione cellulare, segnano l'inizio della creazione della «scultura». Uno di questi fenomeni l'abbiamo appena indicato, è il formarsi della cavità amniotica e della notocorda. L'altro, non meno importante, è l'inizio della trasformazione dei foglietti.

Tra il 15° e il 30° giorno, infatti, questi foglietti si modificano profondamente, con un processo che ricorda proprio quelle trasformazioni d'immagine di cui parlavamo prima a proposito dei programmi Morphing. Il foglietto superiore e quello inferiore si piegano: è come se abbassassero le «ali» (quello inferiore in modo più accentuato) racchiudendo così all'interno lo strato mediano.

Ma il foglietto superiore compie anche un'altra trasformazione stupefacente: la parte centrale si affossa, creando una specie di canaletto che poi si richiude completamente formando un tubo, il tubo neurale. È il primo abbozzo del sistema nervoso, il tronco da cui poi si formeranno il cervello e la rete dei nervi.

I geni-architetti sono ora attivamente all'opera, e se nessuno li disturberà compiranno uno straordinario lavoro. Sopra il tubo neurale si è intanto formata (sempre a partire dal foglietto superiore) un'altra struttura arcuata (una specie di cappello, o di cresta, come viene chiamata), che sta proliferando. Le sue varie sezioni crescono in modo avvolgente e vanno a raggiungere il punto in cui dovrà sorgere la faccia. Sembra quasi di vedere uno scultore che tira delle strisce di creta verso la parte anteriore del viso, che così pian piano prende forma.

Poco dopo i 40 giorni la struttura di base della faccia sarà abbozzata: ma ci vorrà ancora tempo prima che si definiscano la bocca, il naso, gli occhi e le orecchie. Solo verso i 60 giorni il ritratto di base comincerà a prender forma e, pian piano, per ritocchi successivi, continuerà a perfezionarsi, fino ad acquisire, dopo i 3-4 mesi, sembianze di tipo umano.

Al buio, senza respirare

Intanto la costruzione dell'individuo continua frenetica su tutti i fronti: i tre foglietti, arrotolandosi, piegandosi, proliferando, cominciano ad abbozzare vari organi e vari sistemi; la rete nervosa non esiste ancora, ma i neuroni si stanno ormai formando e cominciano a migrare verso i siti strategici.

Va ricordato che il feto si trova completamente immerso nel liquido, come un subacqueo senza maschera, in assoluta mancanza di ossigeno. La sua «bombola» d'ossigeno è la placenta materna, attraverso la quale può respirare senza usare i polmoni. I polmoni si stanno formando, ma rimarranno quasi inutilizzati durante tutta la gravidanza: entreranno di colpo in funzione solo al momento della nascita, con il primo respiro del neonato appena emerso nell'atmosfera terrestre.

La circolazione sanguigna si attiva verso il 16° giorno dal concepimento. A quell'epoca il cuore non esiste ancora, ma esiste un suo predecessore: il tubo cardiaco, le cui pareti cominciano a pulsare appunto verso la 3ª settimana. Questa pulsazione è la prima cosa in movimento che la madre vede con l'ecografia ed è un impatto emotivamente molto forte. La circolazione è ancora primitiva, ma l'ossigeno della madre passa, e così pure i nutrimenti. Il cordone ombelicale, all'inizio, è corto e tozzo, poi pian piano si allungherà. Il vero cuore si formerà nel corso del 2° mese, dividendosi in 4 cavità, e creando così quel motore a 4 tempi che continuerà a battere ininterrottamente per tutta la vita, senza mai fermarsi.

La cosa stupefacente sono le dimensioni di tutto questo. Sapete quanto è grande questa struttura già così raffinata e complessa? Alla 3ª settimana il feto è grande quanto un chicco di riso! Un chicco di riso nel quale si stanno abbozzando i polmoni, il tubo digerente, il sistema nervoso, la colonna vertebrale, e in cui si stanno affacciando anche le «gemme» che daranno origine alle braccia e alle gambe. Occorrerà molto tempo prima che tutti i sistemi siano pienamente funzionanti e il feto in formazione diventi un essere completo. Ma è straordinario pensare che quel processo cellulare, di cui parlavamo nel capitolo precedente, riesca in così poco tempo a scolpire, in un chicco di riso, tutta la complessità della vita.

Per comprendere questo prodigio bisogna tenere a mente le dimensioni microscopiche dei mattoni di base, le cellule. Noi solitamente non riusciamo a raffigurarci questo mondo delle cellule, perché non le vediamo: ma per avere un'idea delle loro dimensioni, basterà pensare che occorrono 100 o 200 cellule messe in fila per coprire la distanza di 1 solo millimetro.

La nascita delle cellule sessuali

Ma c'è un altro fatto che colpisce, in questa crescita rapida della scultura: ed è che la natura predisponga già, in questa primissima fase, la nascita di cellule per la futura riproduzione sessuale!

Il professor Pietro Motta, direttore dell'Istituto di Anatomia Umana dell'Università La Sapienza di Roma, ci ha mostrato immagini da lui realizzate al microscopio elettronico che hanno colto, nella futura zona genitale di un embrione femmina di sole 3-4 settimane, delle cellule destinate a diventare ovuli...

La cosa sorprendente è che queste cellule-uovo non si originano dalla zona genitale, ma vi arrivano dopo una lunga marcia, attraversando gran parte del corpo. Verso la 3ª settimana, infatti, queste cellule capostipiti, originate dai tessuti embrionali primitivi, si mettono lentamente in cammino per andare a raggiungere le zone del corpo che diventeranno gli organi di riproduzione. È come una migrazione biblica verso la Terra Promessa.

Arrivate a destinazione, queste future uova continueranno a moltiplicarsi (così come avevano già fatto durante la lunga marcia), fino a raggiungere, a metà gravidanza, l'incredibile cifra di

6-7 milioni. Poi, in gran parte, moriranno (forse per selezione) e il loro numero scenderà a circa 500 mila alla nascita. Di queste ne rimarranno appena 50 mila alla pubertà. Sarà la «dotazione» dell'ovaia, per tutta la vita. Ma solo 400-500 giungeranno in realtà alla fase dell'ovulazione.

Come nascono gli organi

La scultura, intanto, continua ad autocostruirsi. Tutti gli organi, contemporaneamente o quasi, procedono nel loro sviluppo. È una crescita organizzata, che avanza su ogni fronte e in ogni sua parte.

Vediamo sinteticamente alcuni degli sviluppi più rilevanti.

Gli occhi. Lo accennavamo prima, si formano grazie a una serie di straordinarie induzioni. Due piccole palline (le future retine) crescono in cima a due fili (i nervi ottici in formazione): sembrano le corna di una lumaca. Arrivate in superficie inducono la pelle a ripiegarsi su se stessa, come un cratere (è qui che si formeranno retina e iride). Questa nuova struttura, sprofondando, induce poi una parte della pelle a formare il cristallino; e la pelle da cui il cristallino si separa viene indotta a sua volta a creare uno strato trasparente, la cornea. È uno sviluppo che comincia alla 3ª settimana: alla 10ª gli occhi sono ben formati, con le connessioni nervose in via di crescita.

Le orecchie. Si formano poco dopo gli occhi. Tutto comincia con due ispessimenti della pelle, che sprofondano nel tessuto sottostante formando una vescicola a forma di pera. È qui che si formerà l'orecchio interno, nelle settimane seguenti, con la costruzione di quella strana struttura a chiocciola (la coclea), dove le ciglia vibratili riusciranno poi a trasformare i suoni in impulsi nervosi. I tre ossicini per la trasmissione dei suoni (staffa, incudine e martello) si formeranno invece partendo da pezzi di archi branchiali, nel 2° mese. E contemporaneamente si formerà anche il padiglione esterno, attraverso un arricciamento della pelle.

Le narici. Anche qui si formano degli ispessimenti della pelle che sprofondano nel tessuto sottostante, creando due «buchi», due fosse olfattive. Questo avviene nella 5ª settimana di vita, ed è molto importante per il successivo «design» della faccia. Naturalmente il volto non ha ancora nulla di umano, ma pian piano nascono i punti di riferimento per costruire i lineamenti.

Bocca e naso. La bocca e il naso prendono anch'essi origine dalla fusione degli archi branchiali, una struttura primitiva (analoga a quella dei pesci) che appare nel primissimo stadio dello sviluppo, assieme a un abbozzo di coda (ne riparleremo tra poco a proposito della cosiddetta «ricapitolazione della vita» che il feto in formazione sembra attraversare).

Braccia e gambe. Le gemme da cui prenderanno origine gli arti appaiono già nella 5ª settimana, quando il feto è lungo soltanto 10 millimetri, e ha una grossa testa che sembra reclinata in avanti, appoggiata alla zona del cuore. Così come da un tronco d'albero sbucano dei boccioli, analogamente dal tronco del feto spuntano quattro piccole protuberanze, 4 gemme: 2 (le future braccia) sono situate di fianco al cuore, le altre 2 (le future gambe) spuntano accanto al cordone ombelicale, nella zona caudale.

La crescita organizzata delle cellule delle ossa, dei nervi, dei muscoli e della rete sanguigna permetterà a queste gemme di «sbocciare» e di dare origine poi a degli arti completi. A questo livello, insomma, ognuno di noi, nel corso del proprio sviluppo, è riuscito a compiere lo stesso prodigio dei tritoni di cui parlavamo in precedenza: cioè far crescere dal niente un arto completo e perfettamente funzionante.

Questa crescita avviene seguendo varie tappe. Dapprima le gemme si appiattiscono e formano delle specie di palette. Queste palette, allungandosi, si snodano in tre segmenti che negli arti superiori diventeranno pian piano il braccio, l'avambraccio e la mano, e in quelli inferiori la coscia, la gamba e il piede. Nel corso della 7ª settimana si formeranno le dita. La cosa interessante è che le dita non spuntano come piccole protuberanze in cima alle mani e ai piedi, ma si formano per divisione dei tessuti. È come se una mano fosse infilata dentro una calza, e poi la calza si trasformasse in un guanto.

Quello che avviene insomma è una morte programmata delle cellule interdigitali. Questa distruzione permette alle dita di separarsi e di assumere la loro forma.

Tubo digerente. Anche il tubo digerente ha una storia curiosa: nasce da uno dei tre foglietti, quello inferiore, l'endoderma. Così come una parte del foglietto superiore si è arrotolata dando origine al tubo neurale, analogamente il foglietto inferiore si è arrotolato su se stesso (sia pure in modo diverso) per dar origine al tubo digerente. Si formano così un foro d'entrata e uno d'uscita che daranno luogo in alto all'orifizio della faringe (4ª settimana) e in basso a 2 orifizi: quello anale (9ª settimana) e quello urogenitale (che avrà un'evoluzione diversa a seconda della differenziazione sessuale). Crescendo, il tubo digerente svilupperà varie strozzature e rigonfiamenti: l'esofago, lo stomaco, l'intestino. E per proliferazione cellulare dalla sua parete prenderanno origine il fegato (4ª settimana) e il pancreas (5ª settimana).

Muscoli, ossa, tendini. La specializzazione dei tessuti, intanto, continua rapidamente ovunque, all'interno del feto in accrescimento; i geni-architetti e i continui dialoghi chimici tra le cellule creano in ogni punto «corsie preferenziali» per le cellule che si stanno specializzando, permettendo così la nascita armoniosa di muscoli e tendini che si sviluppano secondo un gioco di squadra, per sostenersi e integrarsi a vicenda, dando vita ai futuri apparati di locomozione e movimento.

Polmoni. Dei polmoni si è già detto: nella 4ª settimana l'ernia della trachea si allunga e si biforca, formando due sacche, che a loro volta si suddividono in ernie sempre più minuscole, gli alveoli. È qui che dopo la nascita avverrà lo scambio di gas: ossigeno contro anidride. Ma per ora tutto è fermo. Questo è un organo che durante la gestazione il feto non potrà usare (gli alveoli sono afflosciati e pieni di liquido). Sarà anche l'organo che maturerà per ultimo: infatti, se non ha almeno 24 settimane, la vita fuori dall'utero è impossibile al feto. E i problemi che incontreranno i prematuri saranno proprio quelli respiratori.

Cuore. Il fatto che la vera fonte di ossigeno, per il feto, non sia il polmone ma la placenta, cambia tutta l'ingegneria idraulica del cuore. Nel feto, infatti, la circolazione polmonare viene quasi tagliata fuori, e nel cuore il flusso del sangue segue un diverso percorso. In particolare, l'atrio destro e sinistro sono in diretta comunicazione attraverso un buco, il forame.

Dopo la nascita, quando entreranno in azione i polmoni, questo buco si chiuderà prodigiosamente in pochi minuti. Se questo non succederà si avranno i cosiddetti «bambini blu», i bambini che hanno «un buco nel cuore», e che devono essere operati per poter diventare bambini «normali».

In un prossimo capitolo avremo modo di vedere «dalla parte della madre» come questi diversi sistemi in formazione siano sensibili a tutto ciò che, attraverso la placenta, passerà nella loro circolazione sanguigna: cibo, farmaci, tossine, ossigeno, droghe, molecole di vario tipo.

Maschio e femmina

Al termine dell'8ª settimana il feto ha ormai compiuto una parte molto importante del percorso: in meno di 2 mesi è passato da un microscopico grappolo di cellule a un abbozzo di essere umano. È ancora molto piccolo, misura solo 3 centimetri, ma tutti gli organi sono già in posizione. Tutti, tranne quelli genitali.

Il fatto è che, nelle primissime fasi, il feto non è né maschio né femmina. Non esiste ancora quella differenziazione così netta che apparirà poi in seguito. Persino quando apparirà la prima «versione» dell'organo genitale sarà molto difficile capire se si tratta veramente di un maschio oppure di una femmina. Sembra paradossale, ma è così. Con il microscopio elettronico si è infatti riusciti a fotografare questo iniziale organo genitale «comune», delle dimensioni di un solo millimetro: a vederlo sembra un robusto pene in erezione. In realtà la parte superiore potrà evolvere sia nel clitoride che nel glande; l'asta centrale (che presenta una piega verticale) se si salderà darà luogo al corpo del pene, se invece si aprirà formerà le piccole labbra. Le due sacche inferiori potranno evolvere sia nello scroto (destinato a contenere i testicoli) che nelle grandi labbra.

Come mai? Non c'è forse un cromosoma ben preciso a definire il sesso, X per la femmina e Y per il maschio? Certo, ma in realtà le cose sono leggermente più complesse: perché il modello di base è femmina (anche per i maschi). Solo sotto l'azione di particolari ormoni androgeni (regolati appunto dal cromosoma Y) il modello femminile «vira» verso il maschile. Se manca questa influenza ormonale nasce sempre una femmina. Senza bisogno che ci sia un cromosoma apposito.

Qualche anno fa si è scoperto che è un solo gene, sul cromo-

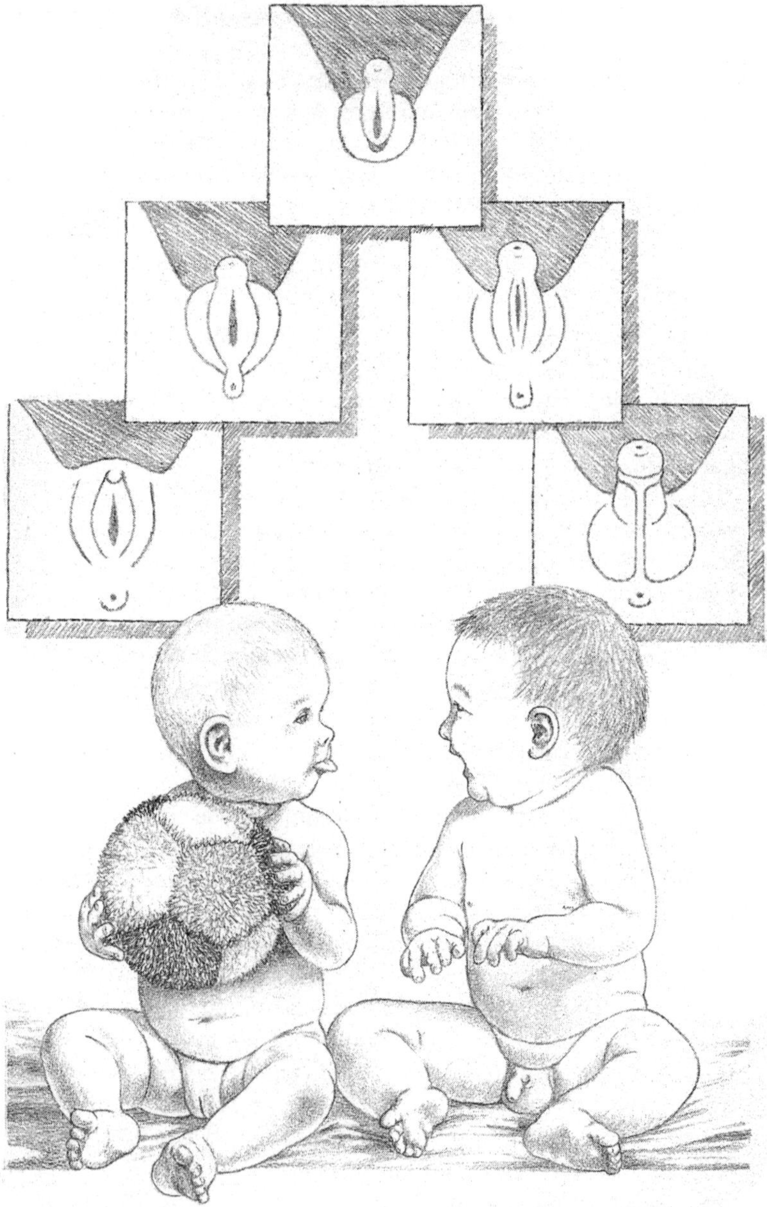

soma Y, a dare le istruzioni per la formazione dei testicoli (con la conseguente nascita degli spermatozoi).

La differenziazione sessuale comincia al 3° mese e continua per i 2 mesi successivi. Se in questo delicato momento dello sviluppo si influenza l'azione degli ormoni, si possono avere conseguenze non indifferenti. Ci sono esperimenti classici, in proposito, fatti sui conigli. Per esempio, il feto maschio, all'inizio dello sviluppo, ha a disposizione non soltanto il dotto maschile (per i testicoli), ma anche quello femminile (il condotto destinato a mettere in rapporto l'ovaia con l'utero). Poiché ovviamente il dotto femminile non gli serve, secerne una particolare sostanza che lo fa regredire e scomparire. Si è scoperto però che, neutralizzando i testicoli, il dotto femminile si sviluppava normalmente; e che, neutralizzando un solo testicolo, si otteneva la scomparsa di un solo dotto.

Si sono fatti altri esperimenti su animali, iniettando dosi massicce di ormoni femminili o maschili, e si è visto che alterando così l'ambiente ormonale si provocano perturbazioni, a volte molto notevoli, sullo sviluppo della sessualità. Persino quando questi interventi vengono effettuati dopo la nascita. Per esempio, praticando una sola iniezione di ormoni maschili (testosterone) su un ratto femmina il 1° giorno di vita, si inibisce il suo normale ciclo nell'età fertile (se invece questa stessa iniezione viene praticata il 5° giorno, non si registrano effetti).

Gli ermafroditi

Può capitare, ma raramente, che taluni dei problemi ormonali durante lo sviluppo del feto umano diano luogo a quello che viene chiamato pseudo-ermafroditismo (l'ermafroditismo vero

All'origine l'organo genitale è unico per maschi e femmine (riquadro in alto). Questo organo si trasforma poi nel pene oppure nella vagina, a seconda degli influssi ormonali sessuali.

è la presenza contemporanea, nello stesso individuo, di tessuti dei testicoli e delle ovaie, caso rarissimo). Uno pseudo-ermafrodita è un individuo che alla nascita presenta un sesso apparentemente femminile, mentre egli è geneticamente un maschio. O viceversa. Oppure si presenta come una persona di sesso non ben definibile.

Questo può avvenire per esempio quando un feto maschio, con gli ormoni prodotti dai suoi testicoli, durante la gravidanza non sia riuscito a «mascolinizzare» i propri tessuti genitali. Il modello di base femminile prende così il sopravvento e nasce un individuo che apparentemente è femmina, ma che in realtà non ha utero, e possiede invece dei testicoli nascosti. Al momento della pubertà gli si svilupperà il seno, ma non avrà un ciclo mestruale. Non avrà pelosità maschile, e i suoi testicoli saranno incapaci di produrre spermatozoi.

Il caso contrario (una femmina «mascolinizzata») può accadere quando, durante il periodo critico dello sviluppo, il feto femmina secerne un'eccessiva quantità di ormoni androgeni dalle sue ghiandole surrenali. Oppure quando, in quel periodo, la madre abbia utilizzato farmaci con effetti mascolinizzanti (progesterone sintetico, ormoni anabolizzanti contenenti androgeni).

È durante questa costruzione dell'apparato genitale che, tra le tante cose, si forma anche l'imene, la cosiddetta «membrana della verginità». A volte questa membrana può essere quasi completamente chiusa (e occorrerà operare, se provoca la ritenzione di liquidi vaginali o mestruali). Le condizioni dell'imene fanno parte degli esami che vengono fatti subito dopo il parto. Le sue dimensioni sono variabili. E questa «membrana della verginità» può essere anche del tutto assente...

Ovviamente quello che succede al feto durante il periodo dello sviluppo, attraverso queste influenze degli ormoni maschili e femminili, non può non lasciar traccia nel successivo comportamento adulto. Oggi molti stanno cercando di capire, per esempio, se anche l'omosessualità non abbia un'origine (o una componente) biologica, riferita proprio alla storia ormonale individuale, sia per quel che riguarda le predisposizioni genetiche che per quel che riguarda l'ambiente uterino durante certi momenti della gravidanza.

La ricapitolazione

Ma veniamo ora a un altro aspetto sorprendente della crescita fetale. Abbiamo accennato nelle pagine precedenti allo sviluppo di organi che nulla hanno a che fare con la specie umana: le branchie e la coda.

Come è stato detto nell'Ottocento, il feto sembra «ricapitolare», durante le varie fasi della gravidanza, la storia della vita sulla Terra, passando attraverso i diversi stadi del pesce, del rettile e del mammifero prima di arrivare a quello dell'uomo. In altre parole, si ha l'impressione, come dicono i biologi, che «l'ontogenesi riassuma la filogenesi» (cioè la storia individuale riassuma il percorso dell'evoluzione della vita).

Effettivamente è difficile sottrarsi a questa riflessione teorica, se si mettono a confronto una serie di immagini. Sono ormai ben note certe sequenze in cui i vari stadi di sviluppo del feto umano sono paragonati a quelli di una rana, di un pollo, di una pecora o di un cane nell'analogo stadio di sviluppo. Le somiglianze sono sbalorditive. Vediamone alcune fra le più sorprendenti.

Intanto l'apparato branchiale, che assomiglia molto a quello dei pesci. Nell'uomo i solchi non diventano fessure (per filtrare l'acqua e trarne ossigeno), ma, a un certo punto, si trasformano in qualcos'altro: non solo danno origine agli ossicini dell'orecchio medio, come abbiamo visto, ma anche alle tonsille, al timo, a una parte della tiroide e agli anelli della trachea, oltre che a parti del naso e della bocca. Una «scatola di montaggio» a molti usi insomma. Le arterie e le vene che attraversano questi archi branchiali daranno origine ai vasi più importanti del sistema circolatorio, nella parte superiore del corpo: arterie e vene del cuore, della testa e delle braccia.

Ma c'è un altro sviluppo che ricorda le fasi primordiali della vita: la cosiddetta fase della segmentazione. È un po' quello che avviene in animali primitivi come i millepiedi: il corpo si divide in una serie di segmenti (qualcuno li ha paragonati a pneumatici disposti uno sopra l'altro). È un modo astuto, adottato dalle prime forme di vita terrestri, per articolare il corpo e riuscire così a muoversi. Nel nostro corpo questa segmentazione la si ritrova nella sequenza delle vertebre e delle costole (e appare chiaramen-

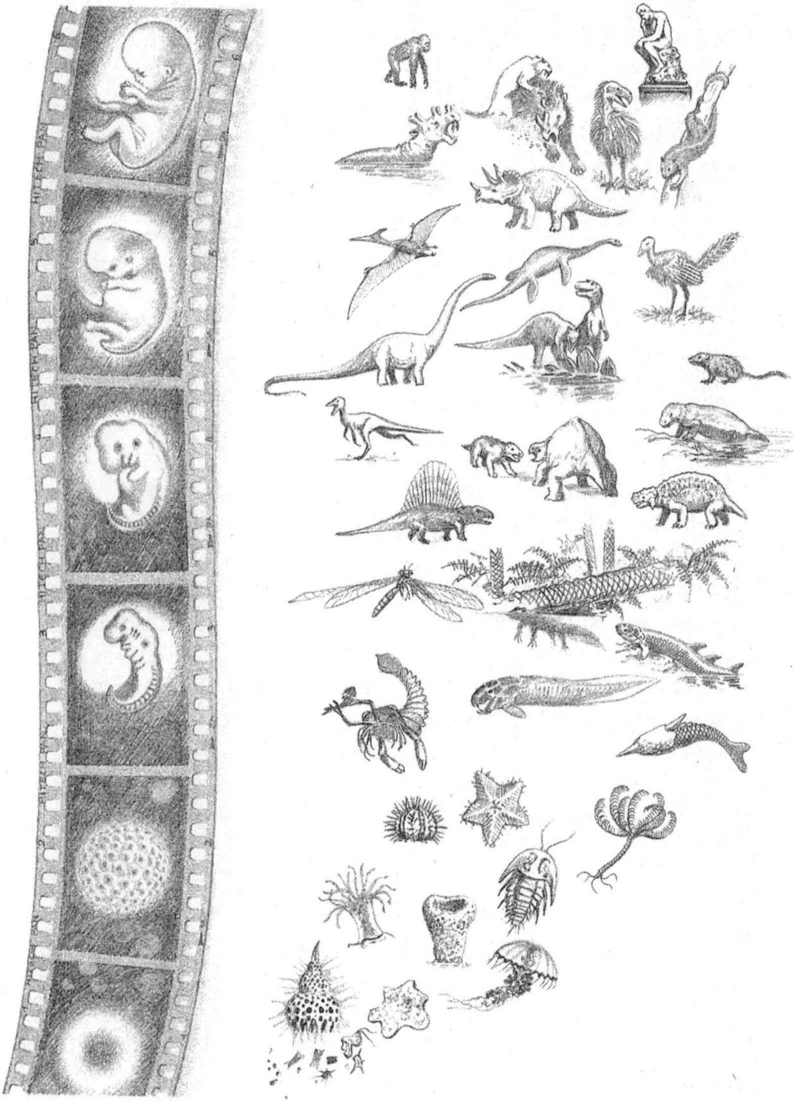

te anche nei muscoli addominali). Ma forse quello che più colpisce guardando le immagini comparate di feti umani e animali è la presenza della coda. Una bella coda, ben sviluppata, con tutte le sue piccole vertebre abbozzate.

Questa appendice caudale, residuo di un lontano passato, dura poco: nella 7ª settimana, dopo essere regredita, scompare del tutto.

Meno risaputo è il fatto che anche i reni attraversano varie fasi evolutive. Verso la 3ª-4ª settimana si abbozzano nel feto dei reni primitivi (quelli di certi pesci): si presentano sotto forma di rudimentali vescicole e degenerano in poco tempo. Più in basso (lungo uno stesso cordone nefrogeno) si formano successivamente delle strutture renali più complesse, quelle che si trovano in certi anfibi. Nelle femmine questi reni scompaiono quasi completamente, senza lasciare traccia. Nei maschi vengono in parte riciclati per contribuire alla formazione dell'uretere. Il 3° paio di reni, quello definitivo, si forma invece alla 5ª settimana, con una notevole migrazione dalla regione del bacino fino alla posizione alta, accanto alla colonna vertebrale (e attraverso il consueto meccanismo di induzione: la gemma uretrale si allunga e si dilata formando il bacinetto, che induce a sua volta la formazione dei calici, che inducono a loro volta la formazione di canali sempre più stretti, i quali raccoglieranno l'urina formatasi nei nefroni).

Geni in comune persino con moscerini e piante

Che senso ha tutta questa ricapitolazione? Nell'Ottocento l'embriologo Ernst Haeckel cercò di spiegare il fenomeno con una teoria che oggi è stata rivista e aggiornata: Haeckel diceva che è l'evoluzione a creare lo sviluppo, come una forza trainante. Oggi

La storia del feto, in un certo senso, «ricapitola» la storia della vita sulla terra, passando attraverso varie fasi (con accenni delle branchie del pesce, della coda, dei reni dell'anfibio, ecc.).

la spiegazione viene ricercata altrove. Una delle idee prevalenti è che gli esseri umani e gli animali hanno una gran quantità di geni simili. Gli scimpanzé, per esempio, hanno in comune con noi circa il 98% dei geni. Ma abbiamo geni in comune persino con i moscerini della frutta, e addirittura con le piante.

Durante le fasi dello sviluppo embrionale e fetale si «accendono» probabilmente dei geni che sono utili in quelle fasi, cioè quando l'individuo si trova in uno stadio molto primitivo. Per esempio, allo stadio di morula è evidente che non sono all'opera i geni che regolano l'attività del sistema nervoso (che non esiste) o il metabolismo del fegato (che non esiste). In queste prime fasi della crescita l'organismo si sviluppa grazie all'azione di certi geni primitivi: e la rete genetica probabilmente attiva certe funzioni e ne inibisce altre. Poiché si tratta di un sistema «a cascata», è forse in questo modo di procedere che vanno cercate le somiglianze che si susseguono nei vari stadi, e che poi scompaiono quando a un certo livello di maturazione emerge il progetto definitivo.

È un po' come per il linguaggio. All'inizio il neonato si esprime solo con grida e suoni gutturali, come un animale. Poi passa a modulazioni emotive, poi alle prime parole balbettate, infine al linguaggio articolato.

Del resto, è possibile che una proteina abbia funzioni diverse ai diversi stadi dello sviluppo: l'evoluzione, ha detto François Jacob, è un bricolage che utilizza vecchi pezzi per fare cose nuove, assemblandoli pian piano in modo diverso (a volte solo leggermente diverso). Sui meccanismi genetici di questa cosiddetta ricapitolazione si sa ancora poco: ma ora che il Progetto Genoma metterà a disposizione la mappa dei luoghi (e permetterà sempre più di comparare il corredo genetico tra le varie specie), probabilmente si comincerà a capire meglio dove sono i punti di contatto e di divergenza, e forse in quale modo lo sviluppo fetale risenta di tutto questo.

Nel racconto sin qui fatto, manca però una cosa molto importante, forse la più importante per la costruzione di un essere umano: lo sviluppo del cervello.

E infatti abbiamo pensato che valesse la pena di riservare

un intero capitolo, il prossimo, a questa straordinaria fioritura nervosa, che costituisce la caratteristica essenziale della nostra specie.

In quale modo si arriva all'Homo sapiens da un semplice aggregato di cellule, ripercorrendo nel ventre materno in soli nove mesi l'iter che sulla Terra ha richiesto quasi 4 miliardi di anni?

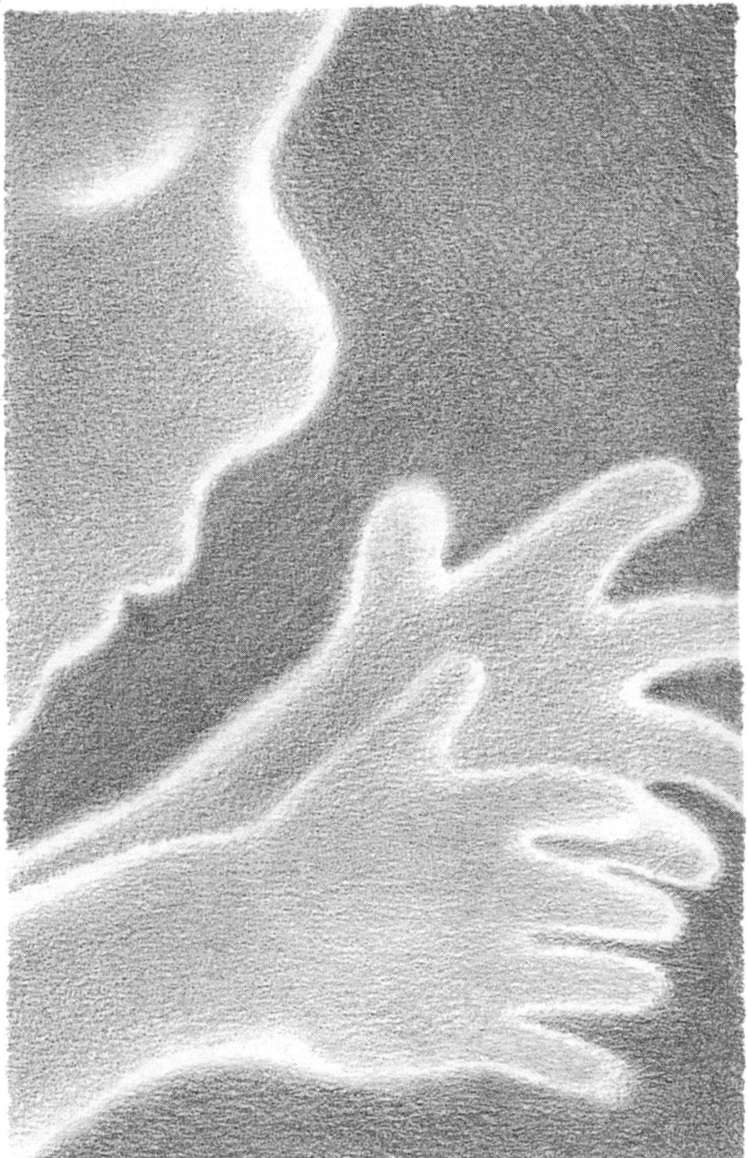

V

Nasce il cervello

Cellule che migrano

L'embrione comincia a costruire il suo cervello 15 giorni appena dopo il concepimento. È una partenza molto precoce: anzi, tra tutti gli organi del corpo il sistema nervoso è il primo a plasmarsi.

Naturalmente sarà una lunga marcia, che continuerà per tutti i nove mesi, e non solo: la maturazione del cervello si protrarrà per molti anni dopo la nascita, anzi, per l'intera vita, attraverso l'apprendimento.

Ma qui siamo ancora ai primordi. All'inizio si vedono solo alcune centinaia di cellule che sotto l'influenza di quelle vicine cominciano a trasformarsi in precursori (cioè antenati) dei neuroni.

Una volta innescato, questo processo ha del fantastico.

Le cellule nervose cominciano a migrare a grandi gruppi per andare a raggiungere le loro aree, come pionieri in una terra di conquista. E cominciano a proliferare e a specializzarsi per costruire lentamente una struttura estremamente complessa. Il sistema nervoso è infatti una vera galassia di cellule nervose con compiti molto diversi: di trasmissione, di elaborazione, di percezione, di supporto, eccetera.

A un certo punto dello sviluppo fetale si assiste a una vera esplosione nella proliferazione delle cellule nervose, che aumentano al ritmo di 5 mila al secondo.

Le cellule di supporto, chiamate gliali (anzi, i loro antenati glioblasti), creano dei sentieri, dei «mancorrenti» per le migrazioni dei neuroblasti, che cominciano a colonizzare le future aree del cervello per costruire i vari strati e trasformarsi poi in cellule nervose stellate, piramidali, eccetera. Altre si ramificano lungo il midollo spinale per creare le cellule nervose motorie e sensoriali. È una fioritura incredibile, che si sviluppa a un ritmo sempre più rapido, grazie a fattori di crescita che stimolano la proliferazione.

Le migrazioni avvengono nell'arco di pochi giorni: dal profondo del cervello le cellule debbono arrivare con rapidità in zone relativamente lontane, e trovare la loro giusta collocazione. Qualsiasi interferenza negativa in questa fase (come del resto anche in quelle successive) può creare gravi danni al cervello in formazione.

Le cellule, all'inizio, vivono ancora senza ossigeno, come quelle primitive: ma quando, finita la migrazione, arrivano a destinazione e si specializzano, diventano aerobiche, cioè il loro metabolismo cambia e richiede molto ossigeno. Se per qualche ragione l'ossigeno scarseggia, è un'ecatombe.

5 mila neuroni al secondo

A 5 settimane il cervello comincia a prender forma e a suddividersi in tre parti, per dar luogo alle differenti aree cerebrali, mentre appaiono nervi e gangli nervosi. Gli emisferi si formano alla fine del 2° mese (le circonvoluzioni appariranno solo al 6° mese). Ma ciò che più sbalordisce è la velocità di riproduzione: al 3°- 4° mese si formano oltre 250 mila neuroni al minuto! L'equivalente di quasi 5 mila neuroni al secondo...

È quindi un formicolio incredibile, con intere popolazioni di cellule che nascono, migrano, colonizzano aree, si trasformano, per costruire la più meravigliosa macchina dell'universo conosciuto: la macchina capace di elaborare ogni tipo di pensieri, fantasie, emozioni, musiche, matematiche, progetti. Sublimi o perversi.

Una volta preparato il mosaico cellulare di base, i neuroni cominciano a sviluppare i loro prolungamenti e le loro ramificazioni, in modo da creare quella fittissima rete interconnessa che, molto meglio dei computer collegati con Internet, consentirà al cervello di creare circuiti tra miliardi di neuroni per costruire sensazioni, idee e immagini.

Il neurone in questa fase è come un giovane albero, che sviluppa assoni, dendriti, sinapsi: cioè rami, rametti, bottoni di contatto, in varie direzioni e di varia lunghezza. Certi assoni (quelli che trasmettono segnali lungo il midollo spinale) possono raggiungere la lunghezza «astronomica» di un metro e venti. Ma generalmente le ramificazioni sono molto più corte e molto più fitte. In questa fase è basilare che i prolungamenti riescano a stabilire le connessioni giuste, dentro quell'immensa foresta di fili intrecciati che sta nascendo.

Se si pensa che le cellule nervose sono decine di miliardi (forse più di 100 miliardi, all'incirca quanto gli alberi dell'intera Amazzonia) e che ogni cellula-albero può avere migliaia di punti di contatto con altre cellule-albero, si può immaginare quale intrico di fili, di liane, di rami, di radici e di circuiti si possa sviluppare nel cervello. Se poi si pensa che la parte «nobile» del cervello, la corteccia (sede di tutte le elaborazioni filosofiche, artistiche, scientifiche) è il luogo in cui i neuroni sono più fitti e più ramificati, e che essa è spessa solo 2 millimetri... be', si può avere un'idea di quale ginepraio di assoni, dendriti e sinapsi si intrecci nel cervello già durante lo stadio fetale.

Ma come fanno queste ramificazioni a trovare sempre la strada giusta, e costruire alla fine un cervello che funzioni?

Trovare la strada giusta

Un tempo si pensava che tutto fosse programmato dal DNA, con una serie di ordini predisposti: crescere, girare a sinistra, poi a destra... Ma non pare possibile pianificare una crescita del genere: ci sarebbero troppe istruzioni da inserire. D'altra parte, se si comparano i cervelli di diversi individui, un fatto risulta chiaro: varia il modo in cui essi sono costruiti, ma non il loro funzionamento.

Oggi quindi si pensa piuttosto che esistano nel DNA delle istruzioni di base, e che poi, per la legge dei grandi numeri, il disegno finale, malgrado le tante variazioni casuali di itinerario, finisca per compensare le differenze, ricomponendosi in uno stesso modello generale. Fatte salve, beninteso, tutte le diversità che possono esserci tra gli individui. Da questo punto di vista persino i cervelli di due gemelli monozigoti risultano diversi, se attentamente esaminati.

L'importante, nella crescita, è che non avvengano dei collegamenti con cellule nervose sbagliate. Ciò che stupisce è la capacità che hanno i neuroni di evitare errori gravi e di trovare la direzione giusta. La ricerca sta tentando di capire se la cellula segue una specie di profumo chimico (come fanno i salmoni quando trovano la strada di casa risalendo i fiumi), oppure dei «marcatori» situati lungo la strada (come quando una chiamata telefonica, per collegare due località molto distanti, magari situate in due diversi continenti, segue una serie di stazioni intermedie, una serie di «punti-decisione», che fornisce i segnali di svolta e di deviazione).

Questi percorsi di crescita sono agevolati dal fatto che esistono «assoni pionieri» che tracciano la strada e, per così dire, battono la pista.

Una morte programmata

Ma c'è anche un altro fenomeno molto singolare, che si produce durante lo sviluppo del cervello: le cellule nervose vengono prodotte in modo sovrabbondante. C'è una notevole ridondanza. Come mai?

Intanto va detto che alcune cellule probabilmente sono utili per svolgere certi compiti nella prima fase dello sviluppo, ma non sono poi più capaci di assolverne altri. E a quel punto muoiono. È una morte, per così dire, programmata. Probabilmente il loro compito era quello di trasmettere delle istruzioni soltanto per un breve periodo.

Ma anche molte altre cellule moriranno per strada: si calcola che addirittura un terzo, e forse più, dei neuroni muoia durante lo sviluppo. Un'ecatombe. Ma solo in apparenza.

Gran parte delle cellule nei vari organi, in tutto il corpo, segue infatti la stessa sorte. In ogni regione c'è questa crescita ridondante seguita da una forte mortalità, sia pure in proporzioni diverse. Probabilmente è il modello di costruzione che lo richiede: esso consiste nel fornire abbastanza materiale per far fronte a varie esigenze e poi, quando la costruzione si è assestata, eliminare ciò che non serve o non serve più. Anche nella costruzione delle case, del resto, avviene qualcosa del genere: finita la struttura muraria, prima di passare alle rifiniture interne, viene eliminata l'impalcatura.

Una rete sterminata

Dopo 24 settimane (5 mesi e mezzo), nel feto, la zona del cervello da cui prendono origine i neuroni, o zona germinale, chiude praticamente la produzione. Ormai il cervello ha tutto quello che gli occorre. Ed è arrivato il tempo delle rifiniture interne. Molto importanti.

Va detto in proposito che, mentre i neuroni in questa fase diminuiscono di numero, le sinapsi aumentano. Le sinapsi sono i punti di contatto fra le varie ramificazioni dei neuroni. Ogni cellula, come dicevamo, può avere migliaia di punti di contatto con le altre, e stabilire così una rete di circuiti sterminata. Se si pensa infatti che le cellule nervose sono decine di miliardi, moltiplicando questo numero per le migliaia di punti di contatto si ha un risultato spropositato.

Ma con questo tipo di struttura si ottiene un numero di circuiti nervosi persino impossibile da immaginare. È come se si avesse una rete ferroviaria con migliaia di miliardi di stazioni: gli itinerari teoricamente possibili su questa rete sarebbero davvero incalcolabili. Ciò spiega anche la grande capacità che ha il cervello di immagazzinare e di elaborare dati in uno spazio molto ristretto: una capacità praticamente illimitata, tanto più se si tiene conto che le ramificazioni e le sinapsi si modificano di continuo con l'apprendimento, e che quindi nel corso della vita il cervello si trasforma e si arricchisce di continuo (o si inaridisce, se è usato poco).

Come dicevamo, queste sinapsi continuano ad aumentare nel feto e anche nel neonato, toccando il loro numero massimo, sembra, all'età di 2 anni. Per poi diminuire. La natura insomma mette a disposizione una grande ricchezza di materiali, in modo che il cervello abbia tutte le possibilità di modellarsi come vuole. Dipenderà dall'uso che si farà di questo immenso patrimonio iniziale: le sinapsi non utilizzate infatti verranno via via eliminate, e se il bambino nei primissimi anni di vita non avrà avuto stimoli adeguati, difficilmente potrà recuperare in seguito la ricchezza di sviluppi cerebrali possibili.

Riprenderemo questo discorso, in uno dei capitoli finali del libro, dedicato appunto all'importanza di creare attorno al bambino un ambiente vivo e stimolante.

Miliardi di campanelli elettrochimici

Un'ultima cosa a proposito del funzionamento delle sinapsi (per chi non avesse familiarità con queste strutture). Senza entrare nei dettagli, si può ricordare che le sinapsi agiscono sui punti di contatto tra neuroni scaricando delle sostanze chimiche (i cosiddetti neurotrasmettitori: acetilcolina, serotonina, noradrenalina, dopamina...) e funzionano praticamente come delle pistole a spruzzo. Eccitata da questo spruzzo, la cellula ricevente trasforma l'impulso chimico in impulso elettrico, attraverso una polarizzazione e depolarizzazione della membrana. L'impulso elettrico viaggia velocissimo (in certi assoni può viaggiare quasi a 300 Km/h, come una Ferrari) e, a sua volta, va a eccitare una cellula vicina, attraverso un'altra sinapsi, trasformando nuovamente l'impulso elettrico in impulso chimico, grazie a un nuovo spruzzo di neurotrasmettitori sul punto di contatto. E così via, a staffetta, verso altri neuroni.

Va sottolineata l'estrema rapidità con cui tutto questo avviene: basti pensare che il tempo di sparo della pistola a spruzzo è dell'ordine di millesimi di secondo. Per cui i «campanelli» elettrochimici vengono suonati ripetutamente ad altissima velocità e diffondono immediatamente dovunque i loro segnali. Segnali che possono essere modulati in moltissimi modi, non solo attraverso l'uso di vari tipi di neurotrasmettitori, ma anche attraverso un sottile gioco di attivazioni e inibizioni.

Un sistema apparentemente non troppo complicato (anche il computer in fondo si basa su un sistema di risposta «sì-no»), ma che, inserito nella «foresta amazzonica» di neuroni e di sinapsi, acquista una dimensione e una complessità straordinarie.

Da tutto questo nasce la nostra attività mentale, la nostra capacità di pensare, di categorizzare, di immaginare. E di disporre di un «teatrino» mentale interno in cui far muovere personaggi, idee, sentimenti.

In quale modo ciò praticamente avvenga, è ancora un segreto custodito nei labirinti dei neuroni.

Ma quando cominciano veramente a funzionare i circuiti nervosi nel feto?

I sensi entrano in funzione

La risposta, anche se parziale, la si può avere osservando le sue reazioni agli stimoli sensoriali. Naturalmente il sistema nervoso entra via via in funzione, spesso in tempi diversi, seguendo i vari ritmi di maturazione delle reti e dei sottosistemi di cui i neuroni fanno parte. E della loro continua «rifinitura».

Comunque a 24 settimane il feto reagisce a un suono intenso con un sussulto e con un aumento del battito cardiaco. Tra la 22ª e la 35ª settimana, grazie all'ecografia, sono stati osservati dei battiti di ciglia in risposta a un suono.

Per quanto riguarda il tatto, le prime reazioni avvengono già alla 7ª settimana, in risposta a stimoli sul labbro superiore. A 10-11 settimane il feto reagisce a stimoli sul palmo della mano e 2 settimane più tardi la sensibilità si estende a quasi tutto il corpo.

Per quanto riguarda il gusto, i bottoni gustativi situati sulle papille della lingua sono ben formati già all'11ª settimana, e forse il feto comincia ad avere le prime sensazioni gustative assaggiando il liquido amniotico.

Il liquido amniotico stimola certamente anche l'odorato: in esperimenti su animali si è osservato che nel liquido amniotico ci sono sostanze aromatiche che la madre assume con i cibi, e che riescono ad attraversare la barriera della placenta. Il sistema olfattivo si sviluppa tra la 5ª e l'8ª settimana (e curiosamente sembra regredire a partire da metà gravidanza: chissà se questo fa parte della ricapitolazione cui si è accennato, visto che è tipico degli animali un sistema più esteso di quello che caratterizza l'uomo). Nel 3° trimestre le narici sono liberate dal tappo, e si è potuto verificare che i prematuri di 6 mesi rispondono a stimoli odorosi.

Per quanto riguarda la vista, alla fine del 3° mese compaiono

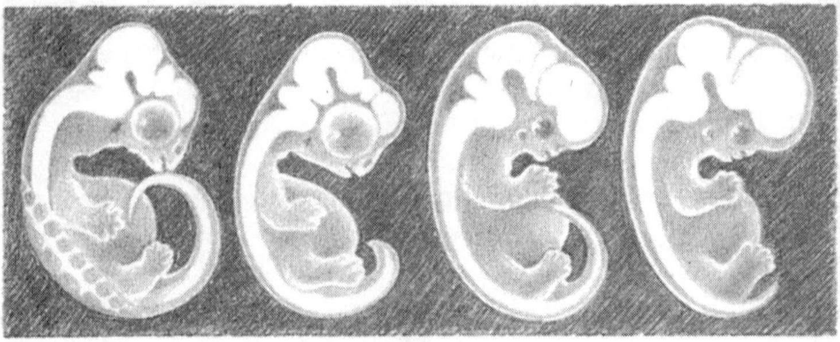

Da sinistra: la sorprendente somiglianza, durante lo sviluppo embrionale, tra i cervelli di una tartaruga (6ª settimana), una gallina (8° giorno), un cane (6ª settimana) e un essere umano (8ª settimana). (Da *Haeckel.*)

nella retina i bastoncelli e i precursori dei coni, cioè le cellule nervose che reagiscono alla luce e ai colori. Ma il sistema visivo è più lento a formarsi (forse anche perché nel buio dell'utero non viene utilizzato) e bisognerà attendere la nascita perché lo sviluppo si concluda. Già molto tempo prima, comunque, il feto reagisce a flash di luce che vengono fatti lampeggiare vicino all'addome della madre.

E il dolore? Il feto sente dolore? Se ne sa poco: ma è probabile di sì. Le uniche osservazioni dirette sono quelle dell'aumento del battito cardiaco quando il feto viene accidentalmente punto con un ago durante un prelievo del liquido amniotico.

Non disturbate il manovratore

Si tratta di osservazioni sporadiche e incomplete, perché nessuno si sogna di inserire ferri e strumenti nell'utero materno per fare esperimenti sulla percezione. Comunque, pur nella loro frammentarietà, queste osservazioni mostrano la maturazione graduale dei vari sistemi. È una costruzione che avviene parallelamente in più punti, in tempi diversi e in base a un'ingegneria raffinata, ma molto delicata e vulnerabile.

Per questo è importante «non disturbare il manovratore», specialmente nella prima fase della gravidanza, quando tutti i sistemi (e in particolare quello nervoso) sono in cantiere. I danni potrebbero essere gravi.

C'è per esempio uno studio del NIMH, l'Istituto Nazionale Americano per la Salute Mentale, nel quale si ipotizza che più del 50% delle schizofrenie siano dovute a una anomalia nello sviluppo del cervello. In altri termini, un disturbo che un tempo veniva attribuito a relazioni sbagliate nell'ambiente familiare, sarebbe in realtà la conseguenza di una crescita anomala di certe cellule durante il periodo delle migrazioni.

La schizofrenia appare solitamente nella prima età adulta, dopo i 20 anni, e provoca apatia, variazioni dell'umore, con intense reazioni emotive, forti sensazioni di delusione, a volte anche con la presenza di voci immaginarie. Autopsie eseguite su soggetti schizofrenici hanno rivelato che molti di loro presentano dei neuroni fuori posto nell'area prefrontale, a causa di uno sviluppo anomalo delle connessioni.

Le cause di questi disturbi nella crescita nervosa non sono note: un'ipotesi è che possano dipendere da un virus che colpisce la madre nel primo periodo della gravidanza.

Ma la crescita del sistema nervoso potrebbe venir disturbata anche in altri modi, non solo da infezioni. Taluni farmaci, come è noto, possono avere un effetto collaterale tossico sulla crescita del feto. Anche per quanto riguarda il cervello si è cercato naturalmente di capire quali possano essere le conseguenze negative, e sono stati effettuati vari studi, sia sull'uomo che sull'animale.

È un campo, questo, in cui i dati sono spesso discordanti: certi farmaci (usati come tranquillanti anti-epilettici e prescritti anche contro l'ipertensione, l'ansia, l'insonnia, le nausee, i crampi alle gambe, ecc.) sono stati messi sotto accusa da taluni studi e assolti per «insufficienza di prove» da altri. Certe ricerche, infatti, sembrano indicare un diminuito rendimento a scuola e nei test d'intelligenza nei ragazzi le cui madri avevano continuativamente assunto certi farmaci durante la gravidanza; altri studi obiettano che lo sviluppo dell'intelligenza è in realtà fortemente condizionato da fattori ambientali e familiari ed è quindi difficile disaggregare il dato. Ricerche su animali, infatti, non hanno dato le stesse indicazioni. Senza contare il fatto che molte gestanti hanno bisogno di certi farmaci, per evitare guai peggiori (anche per il feto)

Fumo, alcol, droghe

Naturalmente anche fumo, alcol e droghe possono danneggiare il cervello durante la gravidanza. La cocaina per esempio passa, attraverso la placenta, dalla madre al feto, che la elimina con più difficoltà. Purtroppo non è raro il caso di madri che assumono cocaina durante la gravidanza: un dato agghiacciante rivela che nelle metropoli americane lo fa il 15% delle donne incinte (una donna su 7).

Anche il fumo raggiunge il cervello del bambino in formazione ed è nocivo, non solo per le sostanze che contiene, ma anche perché diminuisce l'afflusso di ossigeno nel sangue. Studi statistici hanno dimostrato che le madri forti fumatrici hanno più probabilità di avere figli sottopeso. Anche il rischio di morte improvvisa («la morte in culla», apparentemente inspiegabile, che colpisce un bambino su mille) è maggiore per i figli di donne che fumano durante la gravidanza.

Quanto all'alcol, anch'esso raggiunge rapidamente il cervello in formazione. Ma anche un uso moderato di alcol può far male? Non ci sono risposte in proposito. Quello che è certo è che un abuso di alcol può avere pesanti conseguenze sul nascituro. Anche l'alcol infatti danneggia le cellule cerebrali e diminuisce l'afflusso di ossigeno. Tra le conseguenze: ritardo mentale, difficoltà di attenzione e problemi comportamentali.

Negli Stati Uniti, dove il consumo di alcol è molto preoccupante, un bambino su 750 nasce con una sindrome alcolica, che comprende tra l'altro anche una malformazione della faccia: testa piccola, labbra molto sottili, occhi allungati.

Certamente si tratta di casi estremi. Ma vale la pena indicarli, anche per capire quanto sia vulnerabile il cervello del feto nella prima fase della sua costruzione.

L'autismo

C'è un ultimo aspetto di cui vale la pena parlare: ed è l'autismo, cioè quel comportamento anomalo di certi bambini che si rinchiudono in se stessi, che non parlano, che hanno difficoltà di rapporto con gli altri. Ebbene si sta scoprendo che questa malattia ha con ogni probabilità una base genetica (nell'80-90% dei casi se un gemello è autistico anche l'altro lo è), ma ha anche una radice nello sviluppo del cervello durante la gravidanza, prima della 30ª settimana.

In un rapporto preparato per l'Istituto Nazionale Americano per la Salute e lo Sviluppo umano del Bambino (NICHD), si sono messe in evidenza alterazioni in alcune zone cerebrali (tra cui l'amigdala, l'ippocampo, il cervelletto). Nel sistema limbico, quella parte del cervello preposta alle emozioni, si è osservato un eccesso di cellule nervose, troncature a livello delle ramificazioni dendritiche e neuroni immaturi. È un nuovo campo di ricerca, e si ritiene oggi che non si tratti di una malattia unica, ma del risultato di vari tipi di distorsioni o traumi: per esempio si pensa che i geni in gioco possano appartenere a differenti tipi di famiglie (cosa che rende la loro identificazione più difficile), e che esistano fattori di rischio come l'età della madre, la prematurità, le emorragie durante la gravidanza, le infezioni virali.

Per questo si ipotizza che l'autismo sia un insieme di disordini neurologici che trovano la loro origine prima della nascita, e che provocano poi un comportamento anomalo nel bambino (non reagisce come gli altri agli stimoli ambientali, non piange se la madre si allontana, non riconosce le espressioni emotive, eccetera). Quando nel 1943 si scoprì questa malattia si parlò di difetti congeniti; ma la scuola psicanalitica freudiana a quell'epoca era dominante, e l'autismo fu ritenuto un problema di relazione tra la madre e il bambino: si disse che la madre era fredda e ostile nei confronti del figlio, che era una «madre frigorifero», e che il bambino andava affidato a istituzioni per il recupero. In realtà non si ottenevano risultati, e se ne concludeva che l'autismo era incurabile.

Oggi si cerca di intervenire sin dall'inizio, con una terapia comportamentale, e in alcuni casi è stato possibile un buon recupero.

Ma quello che funziona con un bambino può non funzionare con un altro, perché le situazioni sono diverse e probabilmente anche le cause sono variabili. È un male che tende a essere cronico, ma in alcuni casi è molto lieve (e forse certi individui sono autistici senza che vengano riconosciuti tali, perché non hanno comportamenti propriamente patologici, ma semplicemente un po' strani).

L'autismo si manifesta di solito dopo il 2° anno d'età, quando comincia la fase del linguaggio, e i genitori notano che il bambino non risponde in modo normale agli stimoli linguistici, pur essendo in grado di parlare. In realtà la diagnosi di autismo si può fare anche prima dei 2 anni: c'è uno studio interessante di una ricercatrice che, osservando alcuni filmini girati in famiglia da genitori di bambini autistici, è riuscita a cogliere i segni premonitori di questo comportamento.

Un'opera di prevenzione

Insomma molti dei danni che possono emergere dopo la nascita (e condizionare il comportamento dell'individuo nell'età adulta) trovano spesso le loro radici nel periodo fetale, quando una vulnerabilità genetica e/o certe perturbazioni dello sviluppo nell'utero possono provocare anomalie nella crescita del cervello.

Per questa ragione negli Stati Uniti è iniziata una campagna, promossa dall'NICHD, per rendere i genitori più consapevoli dell'importanza di una sana gravidanza per lo sviluppo del cervello del bambino, spiegando i possibili effetti della nicotina, dell'alcol, delle infezioni, delle droghe e di altre sostanze tossiche.

Se non si può intervenire sulla genetica, è possibile infatti fare dei controlli sulle cause ambientali. E questa è una responsabilità anche dei genitori.

Come diceva un ricercatore: «I benefici che una sana prevenzione può produrre sui bambini che stanno nascendo (e sulla capacità di esprimere al meglio i loro talenti creativi) sono superiori a quelli che potremmo ottenere nei nostri laboratori nei prossimi anni riparando i guasti».

In altre parole: è assurdo cercare di migliorare continuamente i servizi di riparazione, quando un uso più attento della macchina potrebbe evitare tanti incidenti.

Bene, chiudiamo qui questa prima parte, che ci ha permesso di seguire passo passo la fase iniziale della gravidanza (la più importante): dalla fecondazione all'impianto nell'utero, dalla differenziazione delle cellule alla formazione del cervello. Praticamente dalla cellula all'Homo sapiens. Un prodigio che si rinnova a ogni nuova generazione e che si svolge completamente al di fuori del nostro campo visivo: nel chiuso dell'utero, e nell'infinitesimamente piccolo delle cellule e dei neuroni.

La ricerca consente oggi di scoprire moltissime cose di grande interesse, e abbiamo cercato di renderne conto in questa prima sezione del libro.

Ora saliremo al «piano di sopra», per osservare questi nove mesi di gravidanza dalla parte della madre. E cercheremo di rispondere alle domande, alle curiosità, e anche alle ansie di una futura madre che si prepara ad affrontare il momento forse più importante della sua vita: la nascita di un figlio.

Parte II

NOVE MESI DALLA PARTE DELLA MADRE

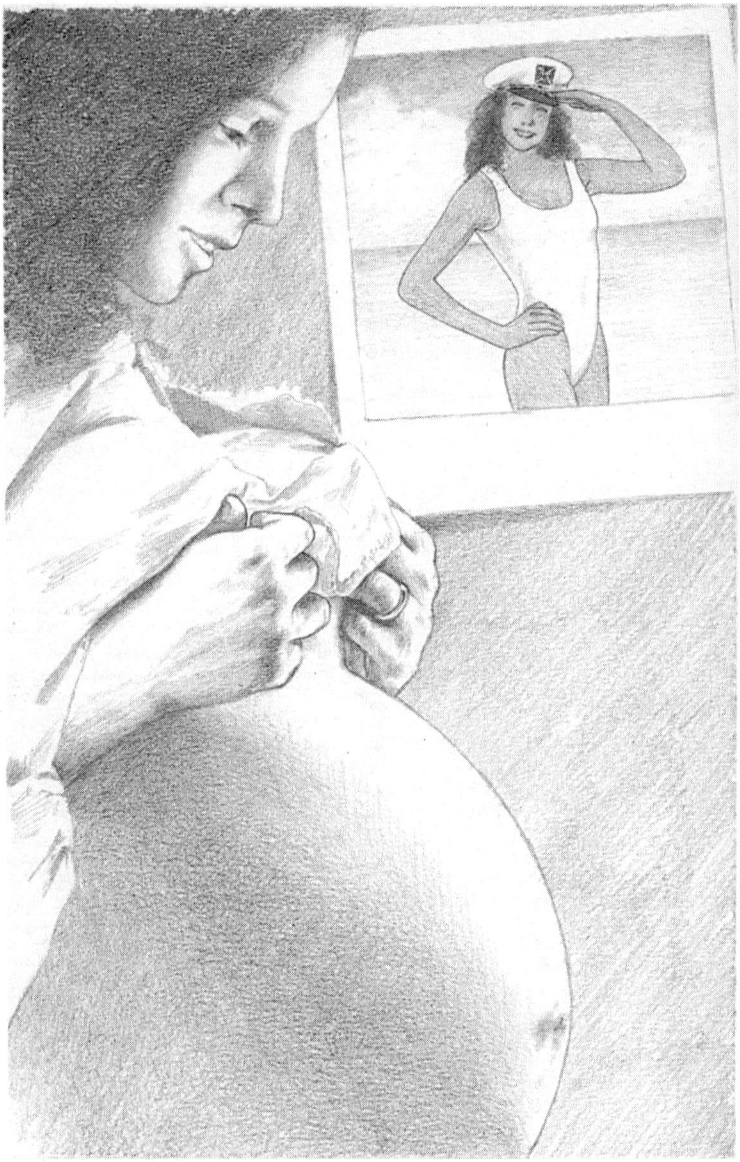

VI

Il corpo cambia

I primi segnali della gravidanza

L'inizio della gravidanza è sempre un punto interrogativo. Anche le coppie che hanno calcolato il momento migliore per avere un rapporto, non possono mai essere sicure che tutto sia andato come desiderano. Ci vogliono, per così dire, dei «fatti». E i fatti richiedono qualche giorno. Quanti?

Come è noto, il primo sintomo della gravidanza è l'assenza di mestruazioni. Ogni giorno di ritardo fa aumentare in modo esponenziale la probabilità che la gravidanza sia cominciata. Solitamente tale probabilità diventa certezza solo circa una settimana dopo la data delle mancate mestruazioni (praticamente tre settimane dopo la fecondazione, quando l'embrione è già abbozzato).

In farmacia sono disponibili vari tipi di test che si possono fare a casa, in piena riservatezza. Si basano sul fatto che, dopo qualche tempo dal concepimento, l'embrione in formazione comincia a produrre forti dosi di ormoni particolari, le gonadotropine; questi ormoni finiscono anche nel sangue materno e quindi nelle sue urine. I test si compiono ponendo alcune gocce di urina della donna in appositi contenitori che, attraverso semplici reazioni chimiche (visibili a occhio nudo, grazie a delle colorazioni), individuano la presenza o meno di questi ormoni. Alcuni test

Il corpo cambia e si adatta alla crescita del bambino. Ma dopo la nascita, la madre potrà riacquistare la linea dell'estate precedente...

sono capaci di riconoscere le gonadotropine (e quindi segnalare la gravidanza) fin dal giorno in cui sarebbero dovute comparire le mestruazioni.

Gli esperti raccomandano di rifare il test se, malgrado la risposta negativa, il ritardo delle mestruazioni si protrae, perché può esservi stato un errore nell'eseguirlo, oppure nella valutazione della data del concepimento (per cui in circolazione non ci sono ancora sufficienti gonadotropine). Anche l'uso di certi farmaci (come gli antidepressivi), può falsare i risultati. La visita dal ginecologo toglierà ogni incertezza.

Un consiglio pressante viene comunque dagli esperti: al primo sospetto di gravidanza è necessario fare molta attenzione a non ingerire farmaci o sostanze che possano avere un effetto devastante sullo sviluppo dell'embrione (vedi capitolo XIX).

Indizi, ma non ancora prove

Ma, anche senza bisogno di un test, molte donne intuiscono quasi subito che una gravidanza è cominciata, grazie a piccoli e quasi impercettibili segnali che provengono dal loro corpo.

Per esempio, dormendo sulla pancia si accorgono che i seni sono un po' più sensibili e si sono impercettibilmente ingrossati. In effetti il seno comincia subito a trasformarsi, a inturgidirsi: sebbene manchino addirittura nove mesi alla nascita del bambino, si sta già preparando all'allattamento. Con il passare delle settimane, questo ingrossamento diventa molto più evidente. E se ne accorge anche il partner.

Le nausee (e soprattutto il vomito) sono un altro pesante indizio. Certo, le nausee possono anche essere dovute a una cena indigesta, oppure può trattarsi di semplice stanchezza o di qualche disturbo di origine patologica (alcune influenze virali, in effetti, danno questi sintomi). Ma se si susseguono in una donna che non ne ha mai particolarmente sofferto, rappresentano un preciso segnale.

Un altro segnale è la stanchezza. Può accadere infatti che la futura madre si senta fiacca e stanca, soprattutto in alcune ore della giornata. Gli esperti, in proposito, consigliano di non ignorare questi messaggi del corpo e di fare frequenti riposini, quando è necessario. Senza tener conto delle eventuali critiche...

Il seno si sviluppa

Durante i primi 3 mesi, quando la pancia non si fa ancora notare, i cambiamenti esterni più evidenti continuano a riguardare il seno, che ingrossa sempre più. Ora è molto più sensibile e sulla sua superficie appaiono delle sottili vene azzurre. I tessuti adiposi aumentano di spessore e si moltiplicano le ghiandole mammarie, che dovranno secernere il latte.

Anche i capezzoli cambiano aspetto, divenendo più turgidi. In alcune donne invece i capezzoli «rientrano», ma non è un problema: per prepararsi all'allattamento è utile cominciare a massaggiare delicatamente il capezzolo, in modo da renderlo più prominente.

Certe madri dalla pelle delicata rischiano di soffrire di ragadi al seno (un problema che in molti casi si risolve ricorrendo all'uso di paracapezzoli in lattice) per prevenire il problema esse debbono iniziare per tempo un massaggio che irrobustisca la pelle, in particolare nella zona dell'areola.

Quando, con il 2° trimestre, il seno diventerà ancora più grosso (e la sua pelle sempre più tesa potrebbe dar qualche segno di smagliatura) le areole si scuriranno notevolmente. Nell'ultimo trimestre le ghiandole mammarie potrebbero fare delle «prove tecniche»: dai capezzoli potranno scendere piccole gocce di color giallino. È il colostro, un liquido che precede il latte vero e proprio, utilissimo al neonato. Contiene infatti, oltre a minerali, proteine e grassi, anche grandi quantità di anticorpi che lo aiuteranno a difendersi dalle malattie.

Cresce il pancione

Il secondo grande cambiamento esterno del corpo, ovviamente, è il pancione che comincia a crescere. Ciò accade di solito a partire dalla 14ª settimana, cioè dopo 3 mesi abbondanti: è il segnale che l'utero comincia a «salire» come un pallone che si gonfia. Non sempre la dilatazione del ventre è visibile in una donna: dipende molto dalla sua struttura fisica. Esistono casi di ragazze-madri che sono riuscite a nascondere la loro gravidanza ai familiari fino alla nascita del bambino, grazie alla loro struttura particolarmente prosperosa e ad ampi vestiti.

La crescita del pancione segue schemi ben precisi. Fino al 3° mese, l'utero sarà «abbracciato» dalle ossa del bacino, come un melone in un'insalatiera. Al 5° mese avrà raggiunto l'ombelico, e in seguito continuerà a «salire», fino a sfiorare la base del costato. A partire da metà gravidanza è possibile valutare, con buona approssimazione, l'età del feto misurando la distanza tra l'osso pubico (l'osso che si sente nel pube a livello dei genitali) e la sommità dell'utero. Nelle donne di peso normale, infatti, ogni centimetro corrisponde più o meno al numero di settimane di gestazione.

La madre vivrà questa crescita guardandosi ogni tanto allo specchio di profilo. E si accorgerà, a un certo punto, che lo sviluppo del feto spingerà dall'interno anche sull'ombelico, provocando una piccola prominenza; ma, soprattutto, sentirà che questa crescita comincerà a premere su vari organi interni e a «salire» verso il diaframma. Solo alla fine tutto il «pacchetto» si sposterà in blocco verso il basso (permettendole anche di respirare meglio): sarà quello il segnale che il feto si sta ormai avvicinando alla porta d'uscita, e che la nascita non è lontana.

Sulla forma della pancia è stato detto molto: la tradizione vuole che se è prominente il figlio sarà maschio, altrimenti nascerà femmina. In realtà non esiste alcuna relazione tra il sesso del feto e la forma della pancia di sua madre: tutto dipende dalla struttura corporea della donna, e anche dalla posizione del feto all'interno dell'utero. L'unica vera previsione che si può fare è che la pelle tesa potrà generare, proprio come avviene per il seno, delle smagliature.

A volte, sotto l'ombelico, compare una linea scura molto fine che scende verticalmente fino al pube (anche sul viso possono apparire delle macchie scure). È del tutto normale.

Il bambino si muove!

Ma c'è un evento meraviglioso che si produce tra la 18ª e la 22ª settimana. Un evento che nessuna donna potrà mai dimenticare. È una strana sensazione che la fa trasalire: un leggero battito di ali dentro il ventre, un qualcosa di vivo che si muove. È il bambino che si anima!

In realtà i movimenti cominciano molto prima che la madre se ne accorga. Addirittura a 5 settimane dal concepimento il piccolo essere in formazione già si muove: man mano che i muscoli si formano, infatti, cominciano i movimenti di estensione e flessione. I primi sono quelli del tronco. A 12 settimane la gamma della motilità è completa: il piccolo può muovere le singole dita, può afferrare un piede o il cordone ombelicale. Ma è solo quando le sue dimensioni (e la sua forza) raggiungono un certo livello che la madre si accorge di questi movimenti.

Con l'ecografia si può vedere cosa fa il feto: esercita le articolazioni, si arrampica con i piedi e con le mani sulla parete dell'utero, si rigira, cambia posizione. La cosa curiosa è che dopo la nascita dovrà reimparare molti di questi movimenti, perché passando dall'elemento acquatico a quello terrestre saranno necessari aggiustamenti e adattamenti nei comandi da inviare alla muscolatura.

La madre si rende conto a quel punto di portare dentro di sé un essere ormai molto sviluppato, da ogni punto di vista.

La strada, dall'ovulo fecondato, è stata lunga: nei primi 3 mesi la massa cellulare è aumentata di 2 milioni e mezzo di volte, per aumentare ancora di 230 volte negli ultimi 6 mesi. La crescita è stata frenetica nella prima parte della gravidanza, le cellule si sono riprodotte a grande velocità (ricordate i neuroni? quasi 5 mila al secondo...); ora la crescita è più di qualità, per apportare i ritocchi finali e mettere a punto gli ultimi sistemi, grazie alle cellule specializzate nelle varie funzioni sensoriali, digestive, ghiandolari, lipidiche.

Nella fase in cui la madre comincia a sentire i primi movimenti (verso i 3-4 mesi), il feto è lungo circa 15 centimetri, ed è ormai molto ben formato: ha già delle piccolissime unghie e sulla sua fronte si distinguono delle sopracciglia. Alterna stati di sonno a stati di veglia, ed è in grado, come vedremo, di ascoltare dei suoni.

È ormai quasi un bebè in miniatura. Nei mesi che ancora lo separano dalla nascita avverranno altre cose importanti, ma il più è fatto: la parte più spettacolare dello sviluppo, la cosiddetta morfogenesi (cioè la nascita delle forme), ha avuto luogo.

I primi timidi battiti, intanto, si amplificano sempre più, al punto che questi movimenti possono essere visti addirittura dall'esterno, direttamente attraverso la pelle, come se qualcuno spostasse un dito sotto un lenzuolo. È uno dei momenti più belli per la coppia, quando anche il padre, appoggiando la mano sul ventre, sente «in diretta» lo scalciare del figlio, e per la prima volta percepisce quella nuova vita non solo come un'idea astratta, ma come qualcosa di reale e palpitante.

I movimenti raggiungeranno il loro massimo tra la 27ª e la 32ª settimana: poi lo spazio all'interno dell'utero diventerà sempre più ristretto e, pur continuando, diminuiranno di intensità.

Quanto si muove il feto? Dipende. Ma la madre, se si distende sul lato sinistro, potrà contare i movimenti. La media è di quasi 10 ogni 2 ore. A volte la madre può avvertire anche dei minuscoli sobbalzi ritmici, ogni 2 o 3 secondi all'interno: è il piccolo che ha il singhiozzo... Nessun problema.

Ma ci sono momenti in cui il bambino si muove maggiormente? Sì, la sera tra le dieci e mezzanotte. Sono state fatte registrazioni continue su donne incinte volontarie, e si è avuta la conferma che (come sanno da tempo le madri in attesa) quella è la punta massima del movimento. La minima si registra verso le quattro del mattino.

La cosa interessante è che queste variazioni del movimento del feto corrispondono alle variazioni del cortisolo nel sangue materno. Esperimenti hanno mostrato che le due cose sono effettivamente collegate, e quindi la motilità del feto è influenzata indirettamente dalla madre (questo vale anche per il ciclo sonno/veglia, come vedremo).

I movimenti del bambino sono anche un segnale che tutto va bene, e accompagneranno il suo sviluppo per il resto della gravidanza. Ma quel primo «fremito», quel primo batter d'ali, quasi impercettibile, rimarrà per sempre nella memoria, come uno dei momenti più magici ed emozionanti di tutto il lungo percorso dei nove mesi.

Cosa rivelano i ritmi dei movimenti

C'è un altro aspetto molto interessante legato ai movimenti del feto: recentissime ricerche, di cui ci ha parlato il professor Carlo Romanini, direttore della Clinica Ostetrica e Ginecologica dell'Università di Roma Tor Vergata, indicano che, studiando questi movimenti, si possono rilevare eventuali danni neurologici prima ancora della nascita.

Intanto va detto che sono stati identificati nel feto, a partire dalla 27ª-28ª settimana, 4 stati fondamentali: 1 di quiete e 3 di attività motoria. Essi si alternano, con particolari ritmi: i periodi di quiete durano non più di 20-25 minuti, quelli di moto circa 70. Questi stati sono caratterizzati da una diversa frequenza del battito cardiaco, dalla presenza o dall'assenza di movimenti corporei, e dall'assenza o presenza di movimenti oculari (con l'ecografia si riescono infatti a osservare i movimenti oculari del feto, anche se ha le palpebre chiuse).

Durante il periodo di quiete non si verificano praticamente attività corporee, i movimenti oculari sono ridotti (o interrotti) e anche il battito cardiaco si appiattisce. Viceversa negli altri periodi questi vari parametri si attivano. Ma la cosa importante è che nel feto sano tutti questi parametri si modificano simultaneamente, quando cambiano di stato: se manca questo sincronismo vuol dire che qualcosa non va nell'evoluzione del sistema nervoso.

Se per esempio i tracciati mostrano che il feto comincia a muovere gli occhi, ma mantiene la frequenza cardiaca della fase di quiete, ciò significa che ha dei problemi a livelli nervoso.

Un gruppo di ricerca, in Olanda, sta cercando di valutare gli effetti a distanza di queste anomalie. Lavorano in particolare su quello che è stato definito un danno cerebrale minimo, che può tradursi in un minor rendimento a scuola o nell'apprendimento di una lingua straniera. Secondo questi esperti è un danno che è già rilevabile in questa fase fetale.

Altri cambiamenti

Si è abituati a pensare che le trasformazioni della gravidanza colpiscano solo determinati organi, come appunto il ventre o il seno. In realtà è l'intero corpo che si modifica. Persino gli occhi subiscono dei cambiamenti durante la gravidanza. Siccome il corpo trattiene molti liquidi, la cornea tende a diventare più spessa (del 3% circa), soprattutto dopo i 3 mesi di gravidanza, e rimarrà tale anche per più di un mese dopo la nascita del bambino. Inoltre la pressione intraoculare, cioè quella interna all'occhio, decresce del 10% durante la gestazione. La conseguenza di questi due fenomeni è che molte gestanti hanno la vista leggermente sfocata.

Non c'è bisogno di occhiali: questo fenomeno è solo temporaneo e tutto ritornerà normale dopo la nascita.

Ci sono anche altri piccoli cambiamenti: a volte, per esempio, il palmo delle mani o la superficie inferiore dei piedi acquistano un colorito intenso, rossiccio, provocato dall'incremento di estrogeni nel corpo. Anche qui non c'è da preoccuparsi, è un effetto che scomparirà qualche tempo dopo la nascita.

Naturalmente, a tutti questi cambiamenti bisogna aggiungere l'aumento di peso. La gravidanza fa ingrassare, e accentua le rotondità del corpo. Soprattutto a carico del viso. Parenti e conoscenti se ne accorgeranno subito.

Per questo, ogni donna in gravidanza è combattuta tra due tendenze: non mangiare troppo per evitare di «sformarsi», e mangiare abbastanza per nutrire bene il piccolo. Che fare?

VII

La vita quotidiana durante la gravidanza

Cosa mangiare, quanto mangiare

Cominciamo, appunto, dall'alimentazione, che è uno degli aspetti principali della vita quotidiana durante la gravidanza, e dei cambiamenti connessi.

Il concetto di base è semplice: non esagerare con le calorie e stare attenti ai contenuti, soprattutto ai grassi.

La nutrizione della madre in effetti ha un'influenza diretta sulla crescita del bambino, è quindi importante affrontare la gravidanza mangiando correttamente e con buone riserve di vitamine e sali minerali. La conseguenza è che, molto spesso, è necessario modificare le proprie abitudini alimentari ancor prima del concepimento per seguire un'alimentazione equilibrata e varia.

Se si vuole mantenere un peso corretto, la via da seguire è quella di una dieta ricca di fibre, verdura e frutta, e povera (ma non troppo) di grassi, zuccheri semplici e colesterolo. Secondo gli esperti, mediamente, la dieta deve fornire circa 2400 kcal (chilocalorie) al giorno, e deve includere soprattutto quegli alimenti ricchi di minerali, vitamine (frutta e verdura) e proteine (carne, pesce, uova, latte e derivati). In proposito, la futura madre può richiedere al medico una tabella con i cibi e le sostanze necessarie al proprio fisico per affrontare la gravidanza.

Chi ha un'abitudine alimentare particolare, come una dieta vegetariana, dovrebbe consultare il medico per farsi consigliare. Una dieta vegetariana che includa noci, latte, formaggio, uova, cereali, semi di vario tipo, oltre a frutta e legumi vari, è meglio di una dieta vegetariana stretta che non preveda neanche l'assunzione di latte. In questo caso, il feto, non riceve tutte le sostanze nutritive di cui ha bisogno, come per esempio il calcio o la vitamina B12 di cui ha grande bisogno, con intuibili conseguenze. La scelta dei genitori non deve coinvolgere anche il futuro individuo, che non ha ancora espresso la sua opinione sull'argomento.

Il peso

Quando la donna incinta si siede a tavola, in un certo senso deve ricordarsi che non è più sola: infatti alimenta il proprio corpo (in piena trasformazione) e anche quello del feto (che deve addirittura ancora formarsi). Tuttavia il fabbisogno di queste calorie extra è minore di quanto comunemente si creda. Secondo molti esperti infatti, una donna deve aumentare di circa 200-300 kcal la propria dieta quotidiana. Un discorso diverso invece riguarda le proteine che servono a costruire i tessuti nuovi, sia della madre che del feto, e che, quindi, devono essere ben presenti nella dieta (ne parleremo in seguito).

L'aumento del peso corporeo deve essere seguito costantemente, per questo molte future madri controllano con frequenza regolare (settimanalmente) il proprio peso, e lo scrivono su un foglio in evidenza sopra la bilancia.

Ma di quanti chili può (o deve) aumentare una donna durante la gravidanza?

È una questione che non ha una risposta precisa. Anche perché ogni donna assimila in modo diverso il cibo e soprattutto inizia la gravidanza con un diverso peso corporeo. Non si possono quindi stabilire delle tabelle generali. C'è tuttavia una esigenza sempre sottolineata nella letteratura medica: bisogna assolutamente evitare che il bambino sia troppo piccolo alla nascita, perché si è constatato che i bambini sottopeso corrono maggiori rischi degli altri per quanto riguarda la mortalità, le malattie e gli handicap (sia fisici che mentali), oltre a provocare parti più complessi. È quindi un errore pensare che più il bambino sarà piccolo tanto meglio andrà il parto.

La dieta della madre, quindi, deve essere adeguata, per evitare effetti negativi sul feto. In altre parole, mentre 30 anni fa si ten-

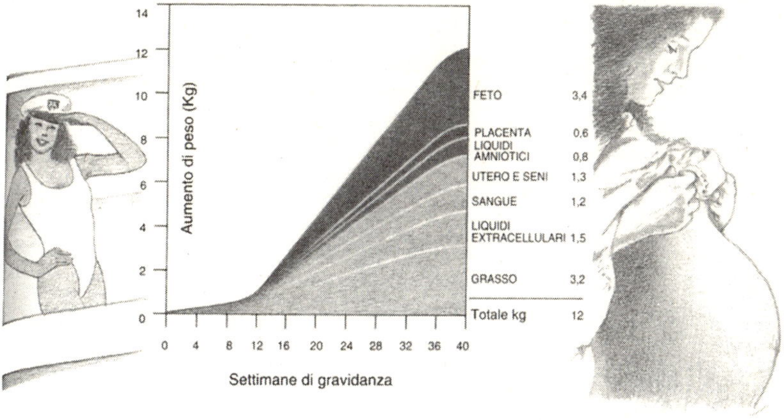

Il grafico mostra come è ripartito mediamente l'aumento del peso durante la gravidanza. Appare evidente che, in situazioni normali, la maggior parte di questo peso viene eliminata con la nascita, o nel periodo successivo.

deva a ridurre al minimo l'aumento di peso della madre, oggi la preoccupazione principale è quella di avere un bambino che non sia sottopeso, e quindi di calibrare l'alimentazione della madre in modo da raggiungere questo obiettivo.

L'Associazione degli Ostetrici e Ginecologi Americani consiglia un aumento di peso tra i 10 e i 15 chili. A seconda del tipo di donne.

È ovvio che una parte di questo peso verrà automaticamente eliminato alla nascita, in particolare il liquido amniotico, la placenta e naturalmente il bambino stesso: nel caso di un aumento medio (cioè 12 chili) queste 3 voci rappresentano insieme quasi la metà del peso (il 48%). Poi c'è l'aumento del volume del sangue (12%) e dei liquidi (15%). L'allargamento dell'utero (che poi tornerà quasi normale) rappresenta circa il 10%. Un 5% è rappresentato dall'ingrossamento del seno (che dopo l'allattamento si ridimensionerà). Sommando queste varie percentuali si può vedere che l'82-83% del peso acquisito durante la gravidanza dovrebbe «rientrare», del tutto o in buona parte. Rimane circa il 18% di peso costituito dal grasso e dallo sviluppo muscolare: esso rappresenta quindi l'equivalente di quasi 2 chili. Tutto sommato, un aumento assai modesto, anche se va sommato ai «residui» degli altri aumenti.

Basandoci invece su un aumento di peso massimo, cioè di 15 chili, le percentuali ovviamente variano.

Poniamo, per esempio, che il neonato pesi 4 chili: in tal caso, i chili da eliminare sarebbero quasi 4 (oltre ai «residui»). Ma naturalmente ciò è legato a fattori individuali.

Non si tratta infatti di parametri da prendere alla lettera, perché le situazioni sono molto diverse: certe donne tendono ad accumulare più grassi, altre invece rimangono più asciutte, pur mettendo al mondo bambini normali. Ma forse sono dati che possono incoraggiare le future madri che, vedendo l'ago della bilancia salire sempre più, si chiedono se mai torneranno come prima.

L'aumento di peso non è uniformemente distribuito durante il periodo della gestazione, ma si verifica in gran parte negli ultimi 2 trimestri, quando la crescita fetale diventa dominante. Durante i primi 3 mesi si può addirittura verificare una perdita di peso a causa di un insieme di sintomi (riuniti in quella che viene chiamata iperemesi gravidica) che ostacolano l'assunzione di cibo come la nausea, il vomito, malesseri al risveglio, intolleranza verso particolari odori o sapori... Nei mesi successivi al contrario spesso si verifica un forte aumento dell'appetito, dovuto in parte alle esigenze del feto e in parte agli ormoni in circolo. In questo periodo molte donne consumano enormi quantità di alimenti e allora il peso corporeo aumenta inesorabilmente anche di 18-24 kg: in questi casi è bene sottolinearlo ci si trova di fronte soprattutto a ingenti accumuli di grasso che non aiutano la futura madre. È importante quindi correggere gli squilibri e gli errori alimentari fin dall'inizio della gravidanza e soprattutto evitare l'eccessivo aumento di peso nei primi mesi.

In ogni caso, se una donna vuole dimagrire per paura di «deformarsi», si guardi bene dal farlo durante la gravidanza: eventualmente può farlo prima o dopo, ma mai durante.

A proposito del modo di alimentarsi c'è un piccolo consiglio, che solitamente i medici danno: poiché verso la fine della gravidanza lo stomaco si riempie più rapidamente, a causa della pressione dell'utero, la futura madre dovrebbe mangiare di meno ma più frequentemente, anche 6 volte al giorno, suddividendo i contenuti dei pasti normali in vari spuntini.

E le cosiddette «voglie»? È vero che le donne in gravidanza hanno improvvisi e impellenti desideri di certi cibi? Non ci sono riscontri scientifici per questa affermazione, dicono i medici: può darsi che (come capita a ognuno di noi), ci siano momenti in cui si desidera un particolare tipo di cibo, per esempio un alimento zuccherato se c'è un po' di ipoglicemia nel sangue. Ma è soprattutto l'attenzione che si porta a tutte le esigenze della futura madre (e ai misteri della gravidanza) che ha creato questa credenza: non c'è alcuna conseguenza se la voglia non può venire soddisfatta.

Più ferro, più sangue

La gravidanza obbliga la donna ad aumentare la produzione del sangue: addirittura deve produrne il 40-50% in più. Quindi deve produrre più globuli rossi. E allo stesso tempo deve aumentare la parte liquida del sangue, il plasma, nel quale nuotano i globuli rossi. La produzione di plasma aumenta in modo così elevato (si parla di 1 litro e mezzo/2 litri in più) che la concentrazione dei globuli rossi, sebbene molto più numerosi del normale, appare addirittura un po' «diluita». I globuli rossi, com'è noto, sono i principali costituenti del sangue (sono loro che danno il colore rosso). In pratica sono come dei camioncini che trasportano ossigeno ai tessuti. L'organismo di una donna, durante la gravidanza, è in piena attività metabolica e quindi ha bisogno di aumentare il numero dei globuli rossi. Non solamente per sé, ma anche per il feto, che deve ossigenare attraverso la placenta.

I globuli rossi possono trasportare l'ossigeno grazie a una particolare proteina, l'emoglobina, che ha come costituente fondamentale il ferro. Di conseguenza, se si vuole favorire l'aumento del numero dei globuli rossi, bisogna mangiare cibi ricchi di ferro. E non basta. Occorre anche che il ferro contenuto in questi cibi sia assorbito dalle pareti intestinali durante la digestione. A questo proposito, il ferro contenuto negli alimenti di origine animale è meglio assorbito di quello di origine vegetale. E le carni rosse sono particolarmente indicate.

Se il ferro «da tavola» non è sufficiente, bisogna allora ricorrere a un'integrazione artificiale. L'alternativa è drammatica: se il corpo ne è carente (anemia) comincerà a «cannibalizzare» se stesso, cioè i propri organi, in cerca di ferro, perché il feto sequestrerà comunque alla madre il ferro di cui ha bisogno. Se poi non bastasse, anche il feto finirebbe per ricevere meno ossigeno, con intuibili conseguenze per la sua crescita e in particolare per lo sviluppo di certi organi molto sensibili all'ossigeno, come il cervello.

Calcio, proteine, grassi, vitamine & C.

Il calcio è un altro minerale fondamentale per la crescita del feto: anche in questo caso se non ne riceve a sufficienza attraverso l'alimentazione della madre, stimolerà il metabolismo della donna a «rubare» il calcio dalle proprie ossa (ne riparleremo nel capitolo sulla placenta). Per questo è bene ingerire calcio (attraverso latte, yogurt, formaggi) durante la gravidanza e anche durante l'allattamento.

L'alcol e la caffeina interferiscono nell'assimilazione del calcio: un buon motivo quindi per non bere caffè e alcolici, tenendo conto dell'importanza della formazione delle ossa del bambino (e anche della salute della madre).

Molti elementi, del resto, sono importanti. Il fosforo, naturalmente, attraverso il pesce. Le proteine, attraverso la carne, il pesce, il pollame, i legumi, il latte...

Nel caso delle proteine è utile aprire una piccola parentesi. Esse rappresentano il materiale da costruzione dei tessuti del feto e pertanto la razione alimentare della futura madre deve fornire una quantità di proteine sufficienti non solo dal punto di vista quantitativo, ma anche da quello qualitativo. Per i 10 grammi di proteine in più da inserire nella dieta quotidiana, gli esperti consigliano un 50% di proteine animali e un 50% di proteine di origine vegetale. Altri invece suggeriscono di assumere persino due terzi delle proteine da cibi di origine animale (come la carne, le uova o il pesce, o i latticini ricchi tra l'altro di molti importanti minerali e alcune vitamine).

I carboidrati, cioè amidi e zuccheri semplici, che forniscono energia a tutto il corpo e che si trovano in molti cibi (dalla frutta ai dolci, dal pane alla pasta, al riso), dovranno costituire almeno il 55-60% dell'apporto calorico totale. In questo modo si eviterà che vengano metabolizzati, come fonti di energia, dei grassi e delle proteine, con il conseguente rischio di chetosi, che causa gravi danni al sistema nervoso del feto.

È utile ricordare che ogni eccesso è dannoso: anche troppo zucchero fa male al feto (e alla madre).

Infine i grassi, da assumere con moderazione. Inutile dire dove trovarli. Ci sono quelli visibili, i cosiddetti grassi da condimento, e quelli invisibili contenuti nelle carni e in tutti gli alimenti di origine animale. Bisogna poi distinguere quelli buoni (grassi insaturi) da consumare più spesso, da quelli meno buoni (grassi saturi) da assumere con cautela. Come fare per riconoscerli? I grassi insaturi sono liquidi e vegetali (olio di oliva, di semi di girasole, margarina), mentre i grassi saturi sono spesso solidi a temperatura ambiente e di origine animale (burro, lardo, eccetera).

Le vitamine. Una dieta normale e corretta ne fornisce a sufficienza. Anche se si pensa, giustamente, che facciano sempre bene, bisogna stare attenti a non esagerare con le quantità, soprattutto per quel che riguarda la vitamina A e la vitamina D. Una donna incinta dovrebbe evitare diete ipervitaminiche con troppe pilloline o integratori, e seguire attentamente quello che le dice il medico.

Sale. In passato si consigliava di diminuire drasticamente il consumo di sale, fino a quasi eliminarlo. Oggi la tendenza è cambiata; il sale deve essere assunto così come si è abituati a farlo. Salvo casi di uso esagerato. Se si soffre di ipertensione il discorso è diverso, ed è il medico che deve dare istruzioni.

L'acido folico, come spiegheremo meglio nel capitolo XIX, è fondamentale per la corretta formazione del tubo neurale, cioè del futuro midollo spinale del bambino. Per questa ragione gli specialisti affermano che è molto importante ingerirne 0,5 mg ogni giorno, o anche meno purché preso quotidianamente con vegetali verdi freschi (l'acido folico si trova soprattutto nelle foglie delle piante, ma anche nelle arance, nei pompelmi, nelle lenticchie o nei fagioli) oppure sotto forma di pillole, fin dai primissimi giorni del concepimento. Possibilmente anche prima se si pianifica la gravidanza.

Infine l'acqua. Se ne parla poco: durante la gravidanza, infatti, ogni donna è preoccupata soprattutto a stabilire i corretti dosaggi di calorie, proteine, vitamine. Dimenticando l'elemento più semplice e più importante: l'acqua, appunto.

Il corpo di ogni essere umano è composto per il 75% di acqua, e quello di un neonato arriva addirittura all'80-90%. È intuibile quindi l'importanza di bere regolarmente e molto (alcuni esperti suggeriscono addirittura 7-8 bicchieri di liquidi al giorno, meglio se non frizzanti). Fa bene al feto, fa bene al metabolismo, ai reni, fa bene a tutto l'organismo.

Esercizio sì, esercizio no…

La gravidanza, con il passare delle settimane, trasforma sempre più il corpo della donna. Gradualmente alcuni movimenti, alcune prestazioni fisiche diventeranno più difficili. Salire le scale, per esempio, procurerà il fiatone. Alzare oggetti da terra, portare le borse della spesa, e alla fine anche alzarsi dal letto diventerà meno semplice. È come muoversi 24 ore su 24 con un marsupio sempre più pesante fissato sulla pancia. Gli esperti consigliano di non contrastare questa progressiva difficoltà a compiere azioni e movimenti quotidiani, ma di assecondarla. Cioè, mai sforzarsi troppo, semmai chiamare qualcuno per ricevere aiuto. E riposarsi frequentemente, quando se ne sente il bisogno. In questo modo la donna avrà anche un altro vantaggio: sarà più coccolata.

Questo, naturalmente, non vuol dire passare da una poltrona all'altra: la futura madre dovrà fortificare il proprio corpo, allenando alcuni muscoli a sopportare il maggior peso, e stimolandone altri a dar man forte. Anche qui senza esagerare: la regola è quella di tonificare i muscoli, non di sottoporli a improvvisi sforzi o a strapazzi.

Le passeggiate, per esempio, sono un toccasana. Camminare

per una mezz'oretta, regolarmente al mattino e alla sera, aiuta molto una donna incinta. Come avviene per tutti gli esercizi fisici, è meglio svolgerli con una certa continuità, e trovare un pretesto per muoversi almeno un giorno sì e uno no (andare a trovare un'amica o dei parenti, recarsi a prendere il giornale o il pane).

Anche il nuoto è utilissimo, per almeno due buoni motivi: intanto perché in acqua il peso del corpo è quasi annullato, e poi perché nuotando si utilizzano praticamente tutti i muscoli, o quasi. Si «sciolgono» insomma i vari distretti muscolari del corpo, e li si stimola a rimanere in forma.

In linea di massima, qualsiasi tipo di movimento è salutare, evitando quelli troppo bruschi o violenti. Per cui sono da evitare tutti gli sport dove ci sono salti, scatti, frenate brusche, e dov'è alta la possibilità di cadere o di scontrarsi con gli avversari (anche se si gioca tra amici): per esempio il basket, la pallavolo, lo sci, e soprattutto l'equitazione, sono sport da eliminare. Anche il jogging deve essere fatto con moderazione, e così l'aerobica. In ogni caso, prima di qualunque esercizio è utile fare un piccolo riscaldamento, con movimenti cauti. Insomma, muoversi sì, ma in modo intelligente.

In proposito esistono esercizi appositamente studiati per le future madri, che il medico o gli specialisti dei corsi per puerpere possono consigliare. Sono esercizi semplici che si possono fare anche in casa, e che servono a fortificare e a distendere i muscoli, sottoposti al crescente lavoro costituito dal pancione che aumenta di volume e di peso man mano che passano i mesi.

Movimenti quotidiani

È naturale che la donna, col passare delle settimane, e con un addome che aumenta sempre più, tenda ad assumere una posizione sbagliata, «inarcandosi», cioè buttando le spalle all'indietro, quasi fosse eccessivamente «sull'attenti» o appoggiata a un ipotetico bancone. In questo modo comincerà a sentire un progressivo indolenzimento al fondo schiena. Gli specialisti ritengono che il miglior modo per evitarlo sia quello di lavorare in senso opposto, cioè di irrigidire frequentemente i glutei e gli addominali, e distendere le spalle.

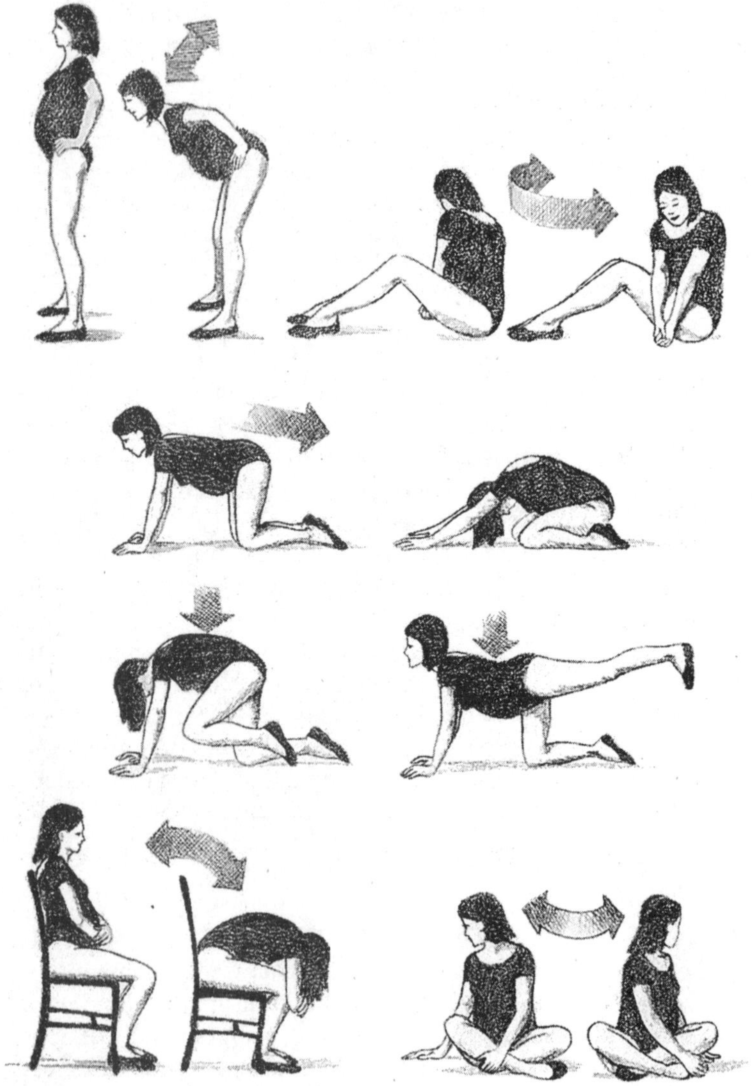

Alcuni degli esercizi consigliati durante la gravidanza.

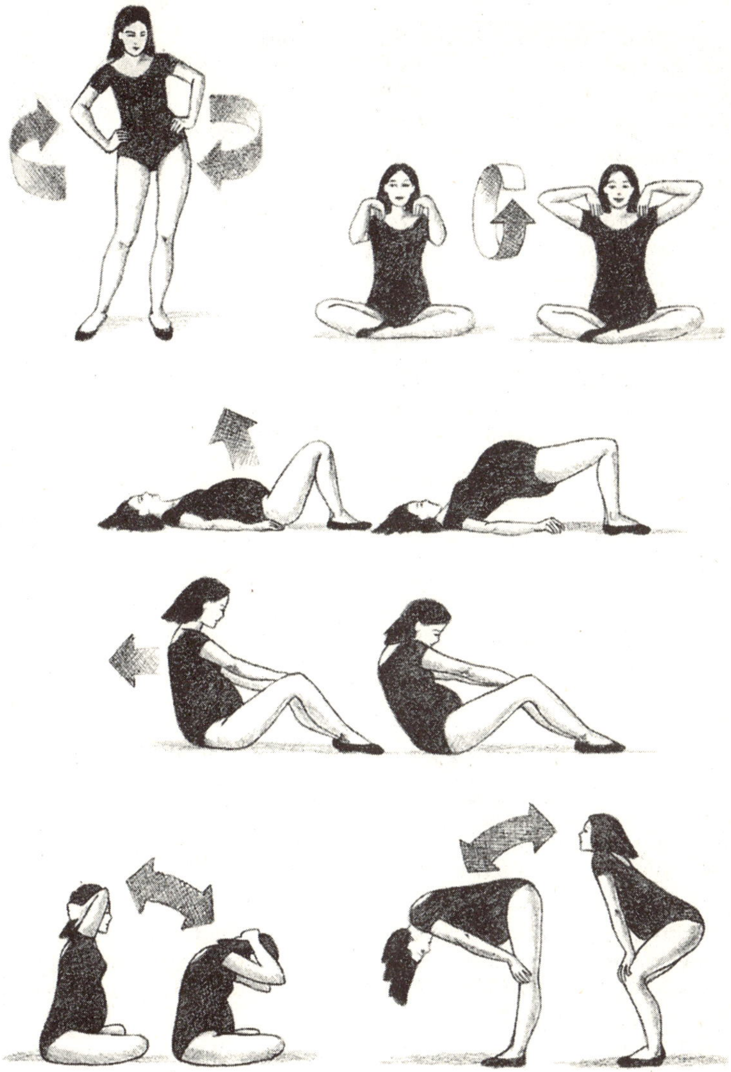

Non sempre però questo piccolo esercizio è sufficiente per arrecare sollievo: a volte è proprio lo stare a lungo in piedi che provoca una certa stanchezza muscolare. Il consiglio qui è di alternare i carichi, passando il peso da una gamba all'altra, specialmente negli ultimi mesi, e fare regolarmente pressione sulle dita di ogni piede, contraendole; magari alzandosi spesso sulla punta dei piedi. È un movimento che stimolerà anche la circolazione interna. È bene comunque sempre indossare scarpe da passeggio o da sport, che sono solitamente molto più confortevoli. I tacchi, ovviamente, soprattutto quelli alti, sono sconsigliati: infatti, oltre ad aumentare il rischio di cadute o storte, non consentono una corretta posizione della colonna vertebrale, già impegnata a sostenere il peso del feto. L'importante è che il piede stia comodo e si stanchi il meno possibile.

Un consiglio importante è quello di alzare correttamente oggetti o bambini. Mai piegarsi in avanti facendo forza sulla schiena, che è già sottoposta a sforzi per via del pancione. Bisogna immaginare di avere un bicchiere in bilico sulla testa che impedisce alla schiena di piegarsi: per raccogliere un oggetto pesante, è necessario scendere verticalmente piegando le ginocchia, e rialzarsi con l'oggetto facendo forza solo sulle gambe.

E il sesso?

Si può fare naturalmente del sesso, durante la gravidanza, senza difficoltà. A patto che non sia fatto in modo troppo agitato...

La paura delle future madri è che il rapporto sessuale possa essere meccanicamente pericoloso per il feto. In realtà questo pericolo non esiste, perché il futuro bambino è ben corazzato grazie ai suoi vari involucri protettivi fatti di membrane, liquido amniotico, e pareti uterine.

È vero che il collo dell'utero, trovandosi alla fine della vagina, può essere sollecitato durante un rapporto sessuale, tuttavia se non c'è troppa veemenza non corre pericolo: è robusto e possiede anche un efficace tappo di muco (insuperabile per gli spermatozoi). Anche l'orgasmo femminile, che provoca delle contrazioni uterine, secondo la maggioranza degli studi, non rischia di generare nascite premature o danni alle strutture del feto (placenta, sacco amniotico, eccetera). A meno che non ci siano situazioni a rischio durante la gravidanza. Per questo è utile consultare il proprio medico che conosce bene il quadro d'insieme.

In realtà, quasi sempre, basta seguire il buonsenso. È ovviamente meglio, per esempio, che il partner non si appoggi sopra il pancione, ma che assieme alla compagna cerchi le posizioni che risultano più comode.

Esistono, comunque, dei casi in cui bisogna fare attenzione, e moderare la propria attività sessuale (se non addirittura evitarla del tutto). Si tratta di casi particolari per i quali sarà il medico a decidere. Quali? Per esempio se si sono già avuti parti prematuri in passato, o se il collo dell'utero è già dilatato, se la placenta è previa (vale a dire se si trova sul fondo dell'utero), se ci sono delle perdite di liquidi o di sangue, se c'è una infezione in corso.

In proposito, è bene sottolineare che è meglio non avere rapporti sessuali se il sacco amniotico si è già rotto, e neppure nell'ultimissimo periodo (l'ultima decina di giorni) prima della data del parto. In questo modo si evitano rischi di infezioni al feto, trasmesse dal partner. Per lo stesso motivo non è consigliabile avere rapporti (non protetti) con più partner durante l'intera gravidanza.

In conclusione, quindi, la gravidanza non ostacola l'amore fisico in sé. Tuttavia, un eventuale calo dell'attività sessuale (la donna nel primo trimestre ha forti variazioni ormonali, nausee, eccetera, e nell'ultimo impedimenti fisici e mal di schiena) non deve essere visto in modo negativo, perché la gravidanza si presenta anche come un'occasione per riscoprire l'amore fatto di tenerezze e di attenzioni. Un tipo di rapporto che aiuta a rinsaldare il legame di coppia, in un momento così importante per entrambi i partner.

Viaggiare con un clandestino a bordo...

E viaggiare? Quanto è pericoloso viaggiare quando si aspetta un bambino? Non ci sono controindicazioni per una donna incinta, basta seguire alcune regole molto semplici.

Spesso accade addirittura che il concepimento avvenga du-

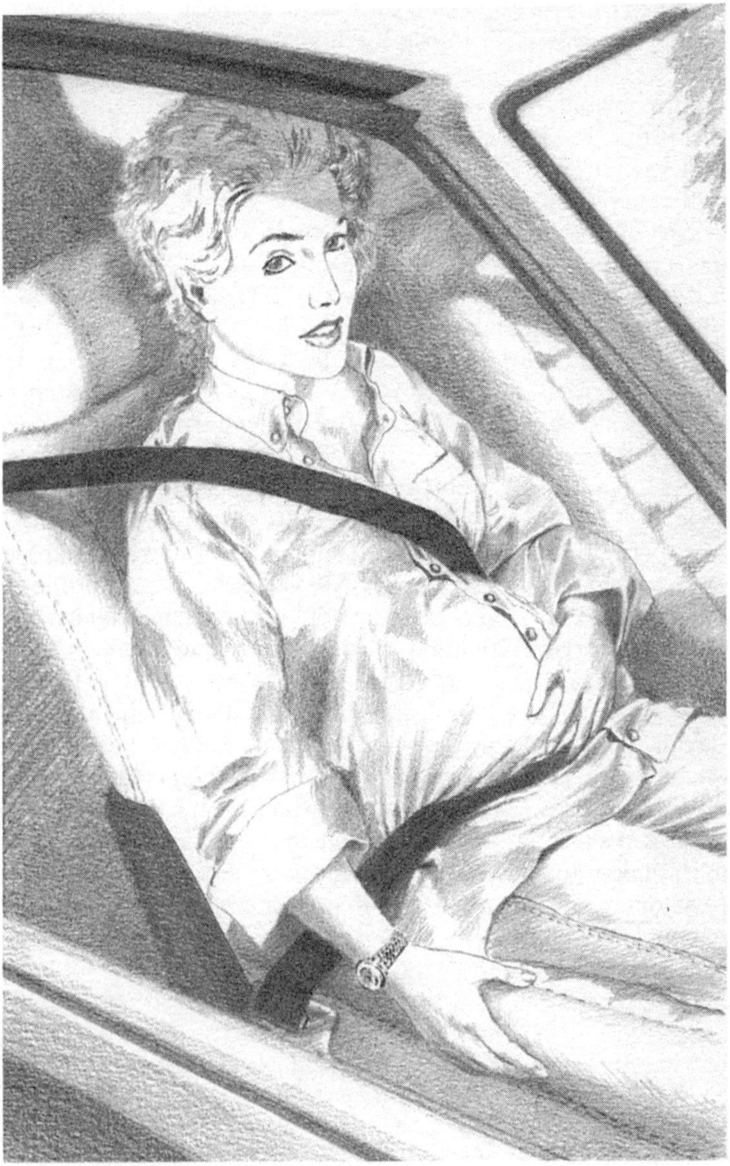

rante un viaggio (o immediatamente prima) e che solo al ritorno la futura madre si accorga di aspettare un bambino. Eppure non ci sono stati problemi.

Il momento migliore per viaggiare è a metà gravidanza, quando le nausee sono scomparse e il pancione non è ancora troppo ingombrante. La strategia generale suggerita dall'Associazione dei Ginecologi e degli Ostetrici Americani, è semplice quanto efficace: seguire i segnali che manda il corpo. Cioè riposarsi frequentemente, sedersi non appena si è stanchi, non muoversi troppo, mangiare quando si ha fame.

E poi, naturalmente, ci sono i consigli pratici. Mai stare troppo in macchina (non oltre le 6 ore), fermarsi regolarmente, diciamo ogni 2-3 ore, per sgranchirsi le gambe (cosa che invece si può sempre fare in treno o in aereo), mangiare a orari regolari e prevedere molte fibre nei cibi (la stitichezza è normalmente un problema per la donna incinta, e aumenta se in viaggio resta sempre seduta). Inoltre indossare sempre scarpe e abiti comodi, mai prendere farmaci contro il mal di mare o la stitichezza senza il permesso del medico. E bere molto, in particolare succhi di frutta. Soprattutto se si vola in aereo: l'aria condizionata a bordo è secchissima, e la traspirazione (quindi la disidratazione) è molto elevata, anche se il passeggero non se ne rende conto. Le assistenti di volo infatti hanno l'abitudine di utilizzare sempre delle creme idratanti, una precauzione questa da imitare, se si tratta di un viaggio lungo.

Al momento del check-in è meglio scegliere un posto sull'areo lungo il corridoio, perché è più facile da raggiungere senza dover scavalcare altri passeggeri, ed è anche più facile, da questa postazione, andare nelle toilette o alzarsi per brevi passeggiate (meglio comunque tenere sempre le cinture allacciate, per eventuali vuoti d'aria).

È importante ricordare che alcune compagnie aeree non ammettono a bordo donne che abbiano superato le 35-36 settima-

Le cinture di sicurezza sono una precauzione obbligatoria.

ne di gestazione. Per cui è meglio prevedere gli spostamenti nei tempi giusti. Un'ultima annotazione: i metaldetector degli aeroporti non sono pericolosi per il feto.

Viaggiare in macchina

I viaggi in macchina, sia quelli lunghi che quelli brevissimi (come per andare da un'amica o al supermercato), vanno fatti tassativamente con la cintura di sicurezza allacciata. Anche se non si guida. E soprattutto quando si sta andando all'ospedale per il parto. In caso di incidente, infatti, le cinture di sicurezza non «schiacciano» il bambino, ma lo salvano. Se l'impatto non è troppo violento, tutto ritornerà alla normalità in pochi giorni. Se l'impatto invece è forte, l'assenza di cinture di sicurezza farebbe proiettare la madre contro il volante o contro il vetro (fino a uscire fuori dall'abitacolo), cosa ben più grave degli effetti che si avrebbero con la cintura.

Le cinture però vanno messe correttamente: se la donna incinta si siede nei sedili anteriori, la cintura inferiore va posizionata sotto il pancione, a contatto con le cosce: mai attorno al pancione. La cinghia superiore invece va fatta passare tra le mammelle e lungo la spalla.

E l'airbag? Sono in molti a pensare che l'airbag sostituisca le cinture di sicurezza. In realtà è vero proprio il contrario: l'airbag è efficace solo se le cinture di sicurezza sono state allacciate e ben posizionate.

Viaggi ai tropici

Se si prevede, infine, un viaggio in un paese tropicale, è meglio seguire con particolare scrupolo i consigli generali per i viaggiatori (non bere acqua del rubinetto, mangiare cibi ben cotti, evitare i cubetti di ghiaccio nelle bevande). Una diarrea, per esempio, che causa una forte disidratazione, è molto più pericolosa per una donna incinta che per una persona normale. Inoltre una donna in attesa deve sempre tutelare il proprio stato di salute perché non può ingerire farmaci e, quando sono indispensabili, deve essere sempre un medico a consigliarle il più adatto.

Le vaccinazioni dovrebbero essere fatte prima dell'inizio della gravidanza (sempre consultando un medico): le profilassi antimalariche, per esempio, possono essere pericolose durante la gravidanza (la clorochina, tra l'altro, non è più utile in certe aree dove il plasmodio della malaria è diventato resistente a questo farmaco), ma anche prima, tant'è che per prudenza si consiglia di lasciar passare alcuni mesi tra l'assunzione del farmaco e il concepimento.

In buona sostanza, è meglio evitare di compiere viaggi troppo impegnativi, soprattutto in aree lontane da ospedali o in paesi che non hanno strutture adeguate. I rischi sono troppi: questi viaggi si possono pur sempre fare prima o dopo la gravidanza.

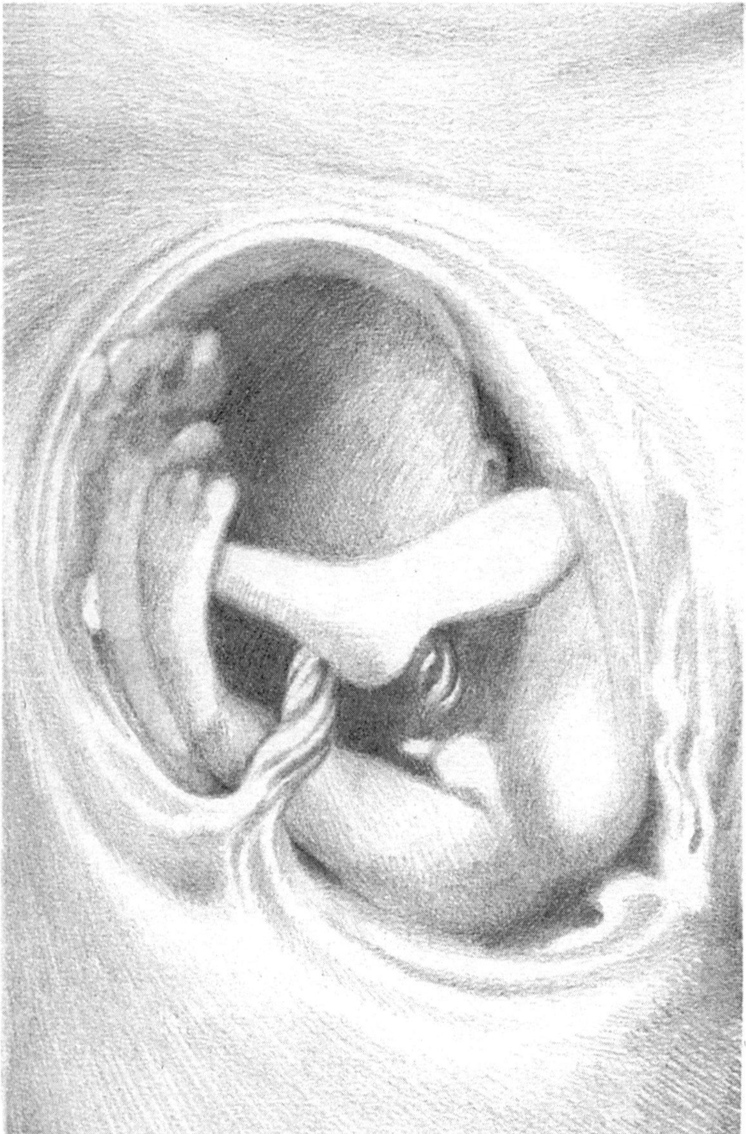

VIII
La placenta

Una Svizzera biologica

Gran parte dei problemi che abbiamo affrontato in questi capitoli (alimentazione, farmaci, esercizio fisico, fumo, alcol) e molte altre cose che la madre ha interesse a fare, o a evitare, trovano spiegazioni molto convincenti se si scende all'interno dell'utero, là dove si trova la placenta.

Finora ci siamo soffermati poco su questo organo importantissimo: eppure è proprio la placenta la vera arma segreta che consente alla madre di far crescere un bambino nel proprio ventre.

In questo capitolo, quindi, approfondiremo meglio la conoscenza di questa strana struttura appiattita, che pesa circa 500-600 grammi, completamente diversa da ogni altra parte del corpo, piena di vasi sanguigni, preziosissima durante i nove mesi e di nessun valore immediatamente dopo la nascita, tanto da venir addirittura buttata via...

Cominceremo il viaggio nella placenta partendo da un primo punto molto importante: quello della incompatibilità tra tessuti estranei. Come è ben noto, infatti, ogni organismo reagisce all'invasione di un corpo estraneo (piccolo o grande che sia) scatenando le difese immunitarie e aggredendolo. È in questo modo

Il feto vive in apnea, e respira attraverso la placenta che gli fornisce l'ossigeno e le sostanze nutritive. Gli ultimi studi hanno evidenziato le straordinarie caratteristiche della placenta.

che ci difendiamo da virus e batteri. Ed è anche in questo modo che reagiamo a un trapianto d'organo con il cosiddetto «rigetto».

L'organismo infatti non distingue tra ciò che è nocivo (batteri e virus) e ciò che è invece benefico (trapianti). Reagisce e basta. Ora, un embrione che si impianta nell'utero e cresce (fino a diventare una massa di 2 o 3 chili), dal punto di vista biologico è sicuramente un corpo estraneo, perché ha metà dei cromosomi di un altro individuo: teoricamente dovrebbe venir rigettato (o dovrebbe essere lui a uccidere l'organismo, come succede con i tumori). Invece ciò non avviene. Come mai?

Il trucco consiste proprio nella struttura della placenta, che è come un paese neutrale tra due possibili belligeranti. Una Svizzera biologica, in cui i due contendenti possono coabitare senza aggredirsi, perché i rispettivi sistemi circolatori non vengono mai a contatto diretto. Possono scambiarsi materiali, cibo, ormoni, molecole d'ogni tipo senza mai toccarsi. In che modo?

Intercapedini adibite allo scambio

Nel capitolo II abbiamo descritto come l'embrione in formazione si cali come uno speleologo all'interno della mucosa uterina ed emetta delle propaggini che raggiungono i vasi sanguigni della madre, fino a distruggerne le pareti e a creare pozze di sangue da cui poter prelevare ossigeno e nutrimento. Questo sistema, con il passare del tempo, si è man mano perfezionato fino a sviluppare un fitto sistema di villi (i villi coriali) che il feto intinge nel sangue materno raccolto in piccole intercapedini e alimentato da una batteria di arterie della madre: in questo modo il sangue fetale viene depurato e arricchito di nuove sostanze e ossigeno dai villi (che sono piccoli vasi sanguigni molto ramificati) e viene convogliato direttamente nel feto attraverso l'arteria del cordone ombelicale.

Il sistema funziona anche in senso contrario, grazie alla vena ombelicale che porta verso la placenta e verso il sistema venoso della madre gli scarti del metabolismo del feto. Tutto questo senza che mai il sangue di madre e figlio si mescolino. Ma probabilmente c'è qualche altro meccanismo non ancora ben compreso che consente di disinnescare la naturale reazione immunitaria: e lo si sta ricercando, poiché potrebbe essere di grande aiuto nelle terapie dei trapianti.

Certamente tra madre e feto c'è un fitto dialogo ormonale. La placenta, costruita con cellule del feto, emette più ormoni di qualunque altro organo del corpo. Probabilmente quindi tra feto e madre intercorrono segnali che disinnescano le reciproche reazioni di intolleranza genetica (che in alcuni casi comunque si possono manifestare, come nel caso, ormai sotto controllo, del famoso RH negativo, che vedeva la reazione immunitaria della madre attaccare pesantemente gli eritrociti e le piastrine del sangue del piccolo, con conseguenze gravi).

I ricercatori ritengono che proprio il cattivo funzionamento di questo sistema di «non-belligeranza» possa essere alla base di certi aborti precoci, che sarebbero dovuti alla reazione del sistema immunitario della madre verso le cellule estranee del figlio. Qualcuno ritiene che ciò possa avvenire in particolare tra partner caratterizzati da una specifica incompatibilità. Ma è un campo ancora tutto da esplorare.

È, insomma, una insolita partita a scacchi quella che si gioca tra madre e figlio: nell'interesse reciproco essi debbono infatti fare in modo che nessuno prevalga, perché in questo gioco si vince solo se si fa partita «patta», dal momento che entrambi i giocatori sono legati allo stesso filo. Ed è quindi una continua ricerca dell'equilibrio, dell'armonia, della compatibilità.

Il fumo della sigaretta

Ma che cosa passa esattamente tra madre e figlio, attraverso il filtro della placenta? Solo cose piccolissime. Basta pensare che un globulo rosso (che ha un diametro di 9 millesimi di millimetro) non riesce a passare attraverso le maglie di questo filtro placentare. Si ritiene che solo le particelle inferiori a 2 millesimi di millimetro possano attraversare la barriera nel 1° trimestre. In seguito le maglie si allargano un po'.

Dalla madre al feto passano molecole nutrienti (proteine, amminoacidi, carboidrati, lipidi, cioè componenti di base, per esempio di carne, pane, olio); passano vitamine, ormoni, ferro, calcio. E passano anche farmaci e sostanze chimiche tossiche (malgrado le difese della placenta); e poi purtroppo alcol, droghe, eccetera.

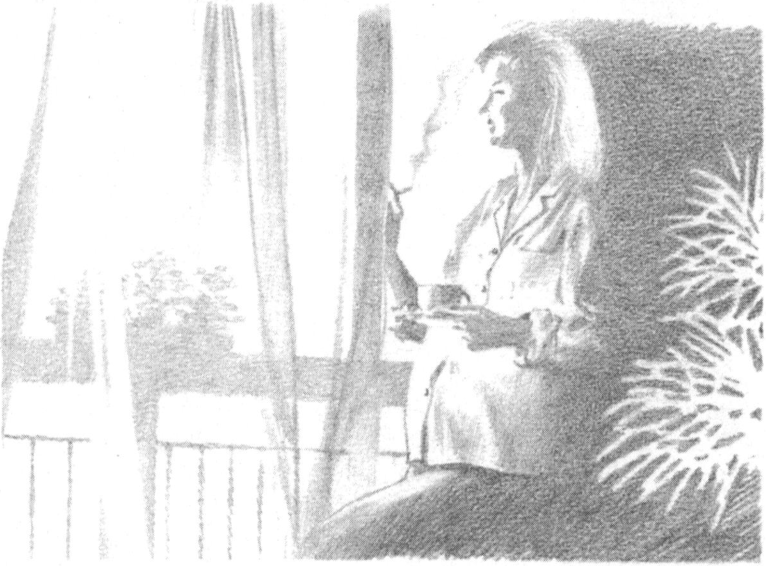

Il fumo della madre è una delle cause dell'insufficiente ossigenazione del feto.

Nell'altro senso passano gli scarti del metabolismo del feto, come l'urea o la bilirubina. E naturalmente l'anidride carbonica, per essere scambiata con l'ossigeno. La placenta è infatti il vero polmone del feto, una straordinaria macchina di sopravvivenza che gli consente di respirare anche stando immerso nel liquido amniotico, in un ambiente senz'aria.

Questo scambio tra ossigeno in entrata e anidride carbonica in uscita è possibile perché nella placenta la pellicola che fa da filtro è sottilissima e molto permeabile: consiste in uno strato dello spessore di alcune cellule.

La quantità di ossigeno che arriva al feto dipende, ovviamente, dalla madre. Dipende dai suoi polmoni, se sono sani e se pompano aria in un ambiente ben ossigenato (cioè in un ambiente non fumoso o insalubre). L'insufficienza di ossigeno può avere conseguenze non indifferenti nel feto, provocandogli un ritardo nella crescita.

Il fumo della madre è, come ormai ben noto, una delle cause d'insufficiente ossigenazione del feto (ne abbiamo parlato nel capitolo v).

È come se in quel quarto d'ora che dura una sigaretta la madre abbassasse l'erogazione dell'ossigeno al «subacqueo in immersione». Anche perché il fumo della sigaretta, contenendo ossido di carbonio e anidride carbonica, diminuisce nel sangue materno la naturale pressione dell'ossigeno (quella che fa da «pompa» nello scambio), e quindi riduce notevolmente l'attività della placenta.

Il feto, per difendersi da questa carenza, smette immediatamente ogni attività, in modo da risparmiare ossigeno, e concentra l'afflusso del sangue nelle zone critiche, per salvaguardarle: il cervello, il cuore, le ghiandole surrenali.

Uno degli indicatori di una buona crescita è infatti proprio la quantità dei suoi movimenti: quando scalcia significa che è ben ossigenato. Se questi movimenti mancano per lunghi periodi, significa che probabilmente c'è una carenza prolungata nell'ossigenazione del suo sangue, e che la crescita di certi organi può essere danneggiata.

Oltre al fumo, altre cause possono provocare carenza d'ossigeno: un'anemia materna (dovuta a una insufficienza di ferro nella dieta), o qualche difetto nel funzionamento della placenta, o problemi cardiopatici della madre.

La causa più frequente è il difettoso sviluppo della placenta nelle prime 20 settimane di gravidanza. Condizione non prevedibile di cui solo oggi incominciamo a vedere le possibilità di diagnosi precoce e forse di cura.

Un ritardo nella crescita può anche essere dovuto a farmaci, a droghe, a infezioni, a temperature elevate, a una vita a grandi altitudini: tutti fattori che diminuiscono l'apporto di ossigeno e di sostanze nutrienti nel circolo sanguigno della madre, e quindi nella placenta.

Ferro e calcio: il feto pensa a sé

Ma attraverso la placenta passa anche tutto il nutrimento che serve per la crescita del feto. Spesso le madri si chiedono se al feto arrivi cibo a sufficienza, e se assorba tutto ciò che gli serve. La risposta è sì, ne parlavamo nel capitolo precedente. A meno di carenze alimentari gravi.

Non bisogna infatti pensare che il feto sia un commensale passivo, che si limita a mangiare «quel che gli passa il convento». Certo, se la malnutrizione è severa, anche lui ne subirà i danni: ma entro certi limiti ha la capacità di «arrangiarsi», per trattenere per sé, a spese della madre, alcuni elementi essenziali alla sua crescita: come il calcio e il ferro, che gli servono per costruirsi ossa e sangue.

Se infatti la dieta materna è scarsa di ferro il feto succhia comunque quello che gli serve dalla madre, e non sarà quindi lui a soffrire di una carenza di ferro, ma la madre, come dicevamo in precedenza.

La stessa cosa vale per il calcio. In esperimenti fatti su feti di agnello, si è potuto verificare che questi si procurano il calcio che gli serve, anche nei casi in cui l'alimentazione materna è carente di calcio.

Invece, per quanto riguarda il glucosio (sostanza essenziale per il funzionamento del cervello, assieme all'ossigeno), la «tabella di priorità» vede questa volta in primo piano la madre. Avete mai sentito sugli aerei l'annuncio della hostess che spiega ai passeggeri l'uso della maschera d'ossigeno? Ebbene, dopo aver informato che in caso di problemi le maschere d'ossigeno scenderanno automaticamente di fronte ai passeggeri, e dovranno essere applicate sulla bocca e il naso, la hostess aggiunge: se una madre viaggia con un bambino dovrà prima applicare a sé la maschera, e solo dopo al bambino.

Per il glucosio vale la stessa priorità: il glucosio deve andare anzitutto al cervello della madre, e subito dopo al cervello del feto. Certo il feto ha una posizione di privilegio, ma senza che ciò comprometta il funzionamento del cervello materno, che è la centrale di comando dell'ammiraglia sulla quale lui stesso sta viaggiando. In ogni caso, per brevi periodi di scarsità di glucosio il feto è capace di utilizzare i suoi piccoli depositi di zuccheri.

Una partita a tre

Va comunque sottolineato che il rapporto con il cibo non è soltanto una partita a due, tra madre e figlio, ma una partita a tre: c'è infatti anche la placenta, che reclama la sua parte, e si trova nella posizione giusta per poterlo fare. La placenta infatti intercetta per sé una parte delle molecole nutritive che passano, a spese degli altri due commensali. E non è certo un intervento di poco conto: infatti, per l'immane lavoro di scambio che compie, la placenta nel primo periodo, fino alla 24ª settimana, consuma l'80% dello zucchero messo a disposizione dalla madre. Alla fine della gravidanza, pur pesando solo 500 grammi, contro i 3000 del feto, consuma ancora il 50% delle calorie disponibili.

Ma tra placenta, madre e feto non c'è una vera competizione: perché tutti e tre lavorano per lo stesso obiettivo, quello di portare a termine la gravidanza nel migliore dei modi. E quindi l'auto-attribuzione delle risorse deve rispettare certi giusti equilibri, in modo da dare la massima probabilità di successo all'impresa complessiva.

Proprio per questa ragione, la crescita relativa del feto e della placenta deve essere ben bilanciata: se c'è sproporzione, solitamente vuol dire che è sorto qualche guaio. Se per esempio la placenta è troppo piccola, se ha avuto problemi di crescita, anche il feto ne ha sicuramente sofferto. Se è troppo grande (rispetto alle dimensioni del neonato) vuol dire che quest'ultimo ha avuto dei problemi nutritivi, e ne sta soffrendo le conseguenze. Alcune di queste patologie possono comportare anche danni al sistema cardio-circolatorio. Ma, come vedremo in un prossimo capitolo, un bambino sottopeso di solito può recuperare benissimo e completamente. L'importante è che il danno non abbia coinvolto la crescita cerebrale.

Ma anche un eccesso di cibo può creare problemi. Non per nulla i medici raccomandano alle madri di stare attente a un aumento eccessivo di peso in gravidanza. Ciò può comportare infatti alcuni problemi, tra i quali un aumento della pressione arteriosa, cosa che la donna deve invece evitare, perché farebbe diminuire l'apporto di ossigeno al feto.

Insomma, vedendolo in azione il feto appare davvero come un

essere straordinario. In passato, ci dice il professor Giorgio Pardi, direttore della Clinica Ostetrica e Ginecologica dell'ISBM, Università di Milano, si poteva osservare il feto solo alla nascita: oggi si può seguire lo sviluppo di quasi tutti i suoi organi (rene, fegato, cervello, eccetera), sin dalla primissima fase. E si è così osservata la sua grande capacità di compensare ogni volta le carenze «aggiustando» la situazione a suo favore. Si ha davvero l'impressione di un essere straordinario: il feto ha un grado di indipendenza molto elevato, ben poche cose passano dalla madre al feto senza essere state adeguatamente elaborate. A volte è addirittura il feto che cede delle cose alla madre. Ma più spesso è naturalmente la placenta, dotata di una capacità metabolica straordinaria, a fabbricare dei materiali su misura per il feto.

I gemelli e la placenta

Una piccola nota per quanto riguarda i gemelli: le loro placente, come abbiamo visto, possono essere di tipo diverso (separate, vicine o comuni). Per il ginecologo è importante saperlo, nell'eventualità che la comunicazione tra i vasi delle due placente comporti qualche rischio di travaso di sangue, cosa che potrebbe provocare un'anemia a uno dei gemelli.

C'è poi da considerare la posizione della placenta, che può essersi impiantata in punti più (o meno) favorevoli. Per esempio, attraverso osservazioni fatte su animali si è visto che i feti che si trovano nel fondo dell'utero sono i meglio nutriti: e, da cuccioli, saranno quelli che con più energia si faranno largo per attaccarsi ai capezzoli della madre, alla ricerca del latte.

Il feto deglutisce

La placenta, portando al feto tutti i liquidi e i nutrimenti di cui ha bisogno, è un po' come una flebo permanente, che per nove mesi lo esonera dal bere e dal mangiare.

Ma si è scoperta una cosa sorprendente, grazie anche alle ecografie: il feto, regolarmente, beve notevoli quantità di liquido amniotico.

Certo, non è quanto di meglio si possa immaginare come bibita, perché questo liquido contiene molta pipì: ma se il feto lo deglutisce frequentemente vuol dire che gli fa bene, e che la natura ha previsto che le cose vadano così. Del resto ognuno di noi si è servito a questo bar, prima di nascere...

La cosa stupefacente è la quantità di liquido che il feto deglutisce: lo si deduce dal bilancio tra entrate e uscite nel sacco amniotico. Ogni giorno il feto emette 400 millilitri sotto forma di pipì, oltre a 80 millilitri di fluido polmonare e altri liquidi: in totale 500 millilitri. Il feto deglutisce quindi ogni giorno 500 millilitri, cioè circa mezzo litro: come se un adulto bevesse 10-12 litri al giorno e urinasse 8-9 litri (va detto che la pipì del feto non è concentrata, perché il vero rene del feto è la placenta).

Tutto questo liquido una volta deglutito viene assorbito a livello gastrointestinale, e riciclato nel sangue e in altri organi. I detriti cellulari che galleggiano dentro si accumulano nel colon e formano il meconio, le prime feci verdi che il neonato emette dopo la nascita.

Il feto respira

Ma lo strano è che il feto non solo beve, ma respira, prima di nascere. E respira molto. Il professor Peter W. Nathanielsz, direttore del Laboratorio di Ricerca sulla Gravidanza della Cornell University di Ithaca (New York), uno dei massimi studiosi della vita fetale, nel suo libro *Un tempo per nascere* ricco di informazioni e riflessioni, racconta le ricerche fatte sulla respirazione del feto.

Gli studi principali sulla respirazione fetale sono stati compiuti su feti di pecora, e si è scoperto che i movimenti respiratori esistono già a partire dal 40° giorno di gestazione (sui 150 di gravidanza). Ciò corrisponde alla 10ª settimana del feto umano. Sono movimenti praticamente continui. Il feto introduce ed elimina attraverso la trachea piccolissime quantità di liquido. A partire da queste ricerche si sono approfonditi gli studi sui feti umani, e si sono riscontrati gli stessi movimenti. Si è visto che i feti umani hanno periodi di respirazione di 20 minuti circa, con 20 minuti di intervallo, e che il picco d'attività si situa durante la notte.

Ma se è la placenta il vero polmone del feto, quello che gli procura in continuazione l'ossigeno, che senso hanno questi movimenti pseudorespiratori? La risposta sembra essere che il feto deve allenarsi come un atleta per essere pronto a usare i polmoni appena fuori dal ventre materno. In quel momento avrà pochi minuti per dilatare i polmoni e cominciare veramente a respirare. Se non ci riesce, ne va della sua stessa sopravvivenza.

Poiché la placenta, durante i nove mesi, sostituisce in tutto e per tutto il sistema respiratorio, c'è il rischio che i muscoli dei polmoni nel frattempo si atrofizzino alquanto, così come avviene per i muscoli di qualcuno che ha tenuto una gamba ingessata per molto tempo. È necessario quindi allenare la muscolatura per tenerla pronta e in forma. Insomma, dal momento che i muscoli dei polmoni rimangono «in panchina» per nove mesi, bisogna che si scaldino a bordo campo, prima di entrare in gioco.

Sul perché venga inalato del liquido, invece, non abbiamo ancora una risposta precisa: ma si pensa che esso serva a distendere i polmoni. E che forse introduca dei fattori di crescita, come per la deglutizione.

La respirazione fetale all'origine della «morte in culla»?

Un interessante fenomeno è stato osservato nei feti di pecora, ma anche in quelli umani: se attraverso la placenta (per qualunque ragione) arriva meno ossigeno, il feto sospende subito i suoi movimenti respiratori. È una forma di difesa, un modo per risparmiar energia, come abbiamo già accennato in un precedente capitolo, perché l'ossigeno deve andare prima di tutto al cervello, al cuore, alle ghiandole surrenali. Quindi i movimenti muscolari vengono bloccati, sia quelli degli arti che quelli respiratori. Ed è a questo punto che viene avanzata l'ipotesi che potrebbe dare una spiegazione fisiologica alla cosiddetta «morte in culla» del neonato, una morte improvvisa e inspiegabile che colpisce circa 1 neonato su 1000 (in Italia quindi circa 600 bambini all'anno).

L'ipotesi è che certi neonati conservino una specie di riflesso condizionato risalente all'età fetale: dopo la nascita, una situazione di carenza d'ossigeno (dovuta a una posizione sbagliata nella culla, a un raffreddore o a una qualsiasi altra ragione) indurrebbe il neonato a smettere di respirare, così come faceva in analoghe situazioni nel ventre materno. E, perciò, a morire.

Abituato per nove mesi a essere ossigenato da un polmone automatico (la placenta), porterebbe ancora registrato nel suo cervello questo antico comportamento istintivo di sopravvivenza, che diventerebbe invece mortale dopo la nascita.

Torneremo in seguito su questo argomento della morte in culla, poiché molti studi sono oggi in corso per tentare di capire quali siano i neonati a rischio, quali gli eventuali segni premonitori di un simile comportamento, e soprattutto cosa si possa fare per prevenirlo.

Ma andiamo di nuovo al «piano di sopra», quello della madre, per osservare come si ripercuotano in lei alcuni dei problemi che sorgono nello sviluppo del feto.

Problemi e problemini che possono suscitare a volte preoccupazioni e ansie, ma che oggi si possono affrontare in modo positivo grazie a una serie di risposte mediche. Vediamo.

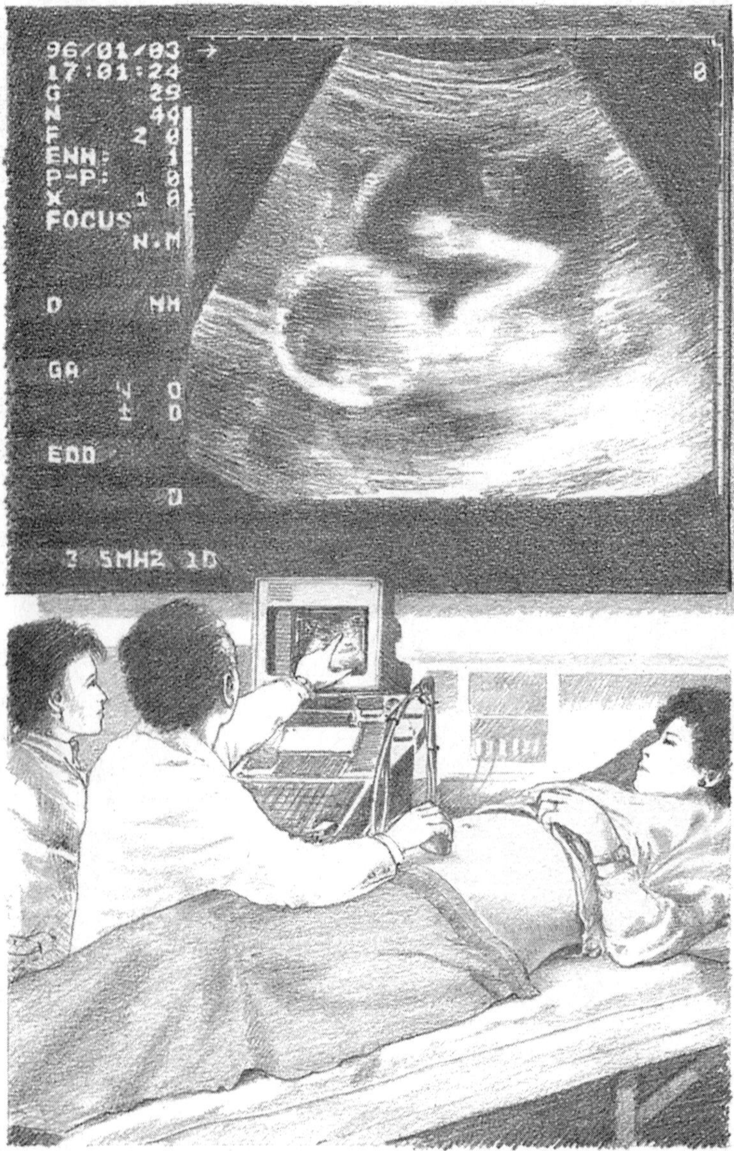
96/01/03
17:01:24
ENH:
P-P:
FOCUS
GA
EDD

IX

Problemi e problemini

Informarsi per conoscere

Ogni gravidanza ha una sua storia, e le difficoltà che possono sorgere durante la gestazione cambiano da una donna all'altra. In questo capitolo parleremo dei problemi più comuni in gravidanza e anche di quelli che possono creare eventuali rischi.

I sintomi possono essere impercettibili all'inizio, ma è fondamentale riuscire a diagnosticarli correttamente al più presto. È importante quindi che una donna si rivolga al proprio medico ogni volta che avverte qualcosa di sospetto, come una perdita o uno stato di malessere. Potrebbe essere un falso allarme, ma in questi casi è meglio eccedere in precauzioni che rischiare.

Un'avvertenza importante, che vale per tutto il capitolo: l'elenco dei problemi che seguirà deve essere visto dalle nostre lettrici solo come una eventualità, a volte una eventualità poco probabile, non come una realtà ineluttabile...

È come per l'automobile: è bene conoscere tutti i rischi della guida, e tutti i possibili incidenti che possono capitare per strada, ma nessuno sale al mattino in macchina con l'idea che avrà un incidente. Soprattutto se guida con prudenza. Anzi, più conoscerà i pericoli della strada più sarà in grado di evitarli, sapendo cosa fare agli incroci, nei sorpassi, ai semafori. E facendo

Con l'ecografia è possibile scoprire oggi molte cose sulla vita del feto, sul suo sviluppo e sulla presenza di eventuali malattie.

anche controllare meglio le condizioni delle gomme, del motore e dei freni. In questo modo, semmai, si riducono ancor più le probabilità di incidenti, perché si entra a far parte del gruppo a più basso rischio.

Incominceremo proprio dalla prevenzione, cioè da quelle analisi che possono individuare anomalie nello sviluppo del feto, consentendo così di affrontarle prima che sia troppo tardi.

Mediamente, ogni 100 bambini nati 3 presentano dei seri problemi, o di origine genetica o causati dall'esposizione a infezioni, a farmaci o a sostanze pericolose durante lo sviluppo nel grembo materno.

La lista di questi problemi è lunga, comprende malattie come la fibrosi cistica, la malattia di Huntington, la talassemia, l'emofilia, la distrofia muscolare di Duchenne, malformazioni congenite al cuore o al tubo neurale, eccetera. È bene precisare che si tratta di malattie poco comuni: alcune sono rare, altre rarissime. Se c'è una storia familiare alle spalle cioè la presenza di una particolare malattia genetica in parenti e ascendenti, è importante sottoporsi a controlli.

Molte di queste infermità imputabili ai cromosomi (o ai geni che essi contengono) possono essere escluse grazie a semplici test di laboratorio. Anche per questo è meglio che la coppia si sottoponga a test prima di avere un bambino (ne parleremo nel capitolo XIX) e che la donna faccia visite e controlli regolari durante tutta la gravidanza. Se necessario (e se il medico lo consiglia) può ricorrere anche ad alcuni test genetici sul feto.

Villi coriali e amniocentesi

Oggi sono sempre più frequenti le donne che partoriscono in età, per così dire, «avanzata»: cioè dopo i 30 anni. E questo aumenta il rischio di avere un figlio Down o con altre patologie cromosomiche. Perciò si ricorre molto spesso all'amniocentesi o all'analisi dei villi coriali. In realtà secondo molti esperti questi test, che, come vedremo, comportano rischi per il feto, sarebbero consigliabili solo per le madri con 35 anni e più. Sotto accusa, insomma, è l'eccessiva disinvoltura con la quale alcuni medici li prescrivono a donne con meno di 35 anni. A 30 anni infatti, il rischio di avere un figlio con patologie cromosomiche è 1 su 800. A 35 invece, tale probabilità si è più che raddoppiata... L'età del padre non modifica molto il rischio, è l'età della madre che conta.

Vediamo in cosa consistono l'analisi dei villi coriali e l'amniocentesi.

L'analisi dei villi coriali si effettua prelevando le propaggini terminali del feto in corrispondenza della placenta (ne abbiamo parlato nel capitolo II), tramite un ago inserito attraverso l'addome (ogni movimento viene seguito attentamente attraverso l'ecografia). Siccome il tessuto dei villi coriali ha lo stesso corredo genetico del feto, analizzandolo è possibile scoprire eventuali tare nel suo patrimonio genetico. Queste cellule possono essere analizzate direttamente (si dividono spontaneamente, perciò forniscono informazioni sui cromosomi) oppure se ne può analizzare il DNA grazie a tecniche molecolari, oppure possono essere coltivate, facendole moltiplicare in una speciale coltura: quando ce ne sono a sufficienza (occorrono mediamente 10 giorni, 14 al massimo) viene studiato il loro patrimonio genetico e vengono individuati gli eventuali difetti.

C'è però un rischio: questa tecnica provoca statisticamente la perdita del bambino in 1 donna su 100. Inoltre, gli esperti consigliano di scegliere il momento giusto per sottoporre una donna a questo test.

L'esame dei villi coriali in teoria può essere fatto fin dalla 6ª settimana. Ma se viene praticato troppo precocemente, prima delle 10 settimane, secondo alcuni studi, in 1 caso su 4000, il prelievo di tessuto può avere una conseguenza drammatica sul feto, portando alla nascita di bambini con difetti alle unghie, alle dita o alle braccia, vale a dire una compromissione più o meno grave degli arti, che si stanno formando in quel periodo. Si tratta comunque di casi rarissimi, e per la verità su questo tipo di conseguenze ci sono pareri non unanimi nella comunità scientifica. Nel dubbio, però, è meglio essere molto prudenti: cioè non fare esami troppo precoci e aspettare la 11ª settimana.

L'amniocentesi invece viene praticata più tardi, di solito tra la 14ª e 16ª settimana, ma può essere praticata anche a partire dalla 13ª. Consiste nel prelevare del liquido amniotico con un ago inserito nell'addome (anche qui, per seguire i movimenti dello strumento si usa l'ecografia). In questo liquido galleggiano sempre delle cellule del feto: vengono «catturate» e anche in questo caso verranno fatte moltiplicare in laboratorio per poter esaminare il loro patrimonio genetico. È una tecnica meno invasiva, ma ha lo svantaggio che deve essere eseguita, appunto, molto più tardi.

I rischi tuttavia esistono anche con questa tecnica. Si va da semplici contrazioni uterine nei giorni seguenti al test, fino alla perdita del bambino (ma il rischio diminuisce notevolmente se l'intervento è praticato da una persona molto esperta: solo 1 caso su 500).

Si tratta, insomma, di esami che vanno compiuti solo se ritenuti necessari.

Va detto, in proposito, che è la donna (o la coppia) a dover prendere la decisione finale. Il medico può solo informare, fornire un quadro medico della situazione, con i vantaggi e i rischi connessi: ma non può sostituirsi ai futuri genitori nelle decisioni (decisioni che possono tra l'altro comportare scelte abortive).

Ci sono anche altri tipi di esame che possono fornire indicazioni sul «rischio Down»: uno, ancora sperimentale, ma promettente, riguarda l'esame ecografico, a 10-11 settimane, della nuca del feto. Sembra che nei feti colpiti dalla malattia nel grasso sottocute si accumuli più acqua. L'altro riguarda invece l'alfa-feto-proteina nel sangue della madre.

L'alfa-feto-proteina

Che cos'è l'alfa-feto-proteina? È una proteina prodotta dal feto e presente nel suo sangue (e anche nel liquido amniotico). Una piccola quantità di questa sostanza finisce per passare anche nel sangue materno. Se, con un prelievo sanguigno alla madre, si scopre che il suo livello è troppo basso, allora il feto corre qualche rischio (potrebbe essere affetto da una sindrome di Down); se invece il livello è più alto della norma, il tubo neurale potrebbe essere rimasto parzialmente aperto (spina bifida). Il condizionale è d'obbligo perché, spesso, un'anomala quantità di alfa-feto-proteina è causata dalla presenza di due o più gemelli, o da un feto a uno stadio di sviluppo più avanzato di quanto si ritenga, o da altri fattori.

Esistono altri test, basati sempre sull'esame di alcune sostanze (come per esempio particolari ormoni), la cui presenza è più alta o più bassa nei feti affetti da sindrome di Down. Sono test cosiddetti «tripli» (il più noto è il Triplo-test) che analizzano tre sostanze: oltre all'alfa-feto-proteina, anche la gonadotropina coriale e l'estriolo. Combinati insieme, questi risultati permettono di valutare con più esattezza la probabilità del rischio Down (così come tre sintomi invece di uno solo consentono di avvicinarsi di più a una diagnosi).

Tutti questi esami del sangue sono effettuabili tra la 15ª e la 20ª settimana (meglio tra la 16ª e la 18ª). Neanche il Triplo test però, dicono gli esperti, può dare la certezza sull'effettivo rischio di avere un figlio Down. Anzi, creano spesso un'apprensione (che si rivela poi ingiustificata) in molte madri.

Secondo la Società di Genetica Medica, questo test è utile solo fino ai 35 anni d'età.

Le varie indagini di laboratorio, dall'amniocentesi all'esame dell'alfa-feto-proteina, intendono ovviamente scoprire difetti del feto a livello microscopico (cromosomi) o chimico. Per sapere se tutto va bene a livello macroscopico (cioè se esistono problemi nello sviluppo corporeo), e quindi nell'anatomia o nel funzionamento di molti organi, si utilizza, com'è noto, l'ecografia. È come vedere un filmino nella nebbia: l'immagine è sabbiosa, a volte incomprensibile per la madre (non per un esperto), ma fornisce preziosissime informazioni. Vediamo.

L'ecografia

L'ecografia, in effetti, è la tecnica più diffusa per esaminare il feto, perché consente di fargli una vera e propria visita medica a distanza, grazie a un apparecchio che produce un fascio di ultrasuoni (gli stessi, per intenderci, che emette il pipistrello per individuare gli ostacoli o le prede al buio).

Il principio sul quale funziona è molto semplice: sarebbe come se, urlando in una valle, grazie all'eco, si potessero capire i contorni e la forma della valle. In questo modo è possibile vedere il feto e controllare se la forma del suo corpo è regolare.

Tuttavia, l'apparecchiatura per l'ecografia è capace di fare molto di più. Il fascio di ultrasuoni che emette (innocuo per il feto, per quanto se ne sa oggi), è capace di penetrare dentro al corpicino del futuro bambino e fornire immagini della struttura dei suoi organi interni. Ciò consente, per esempio, di vedere se il cuore batte nel modo giusto, se il tubo neurale si è chiuso correttamente, eccetera.

L'epoca giusta per fare questo esame è tra la 19ª e la 22ª settimana: prima si rischia di non vedere a sufficienza. Un esame ben fatto dura circa 15-20 minuti, consente di vedere o sospettare almeno il 65% delle possibili malformazioni, certamente le più gravi. Se l'esame viene eseguito da operatori medici molto esperti e con apparecchiature molto sofisticate, tale percentuale può salire all'80-85%.

Inoltre l'ecografia permette anche di capire se si tratta di un feto o di due gemelli. E naturalmente consente anche di scoprire il sesso del nascituro, osservando i genitali esterni nella corretta posizione.

Problemi durante la gravidanza

Il corpo di una donna che aspetta un bambino, come si è visto, è destinato a trasformarsi profondamente in poche settimane: ma il pancione, l'aumento del seno e del peso corporeo in generale, sono soltano alcuni dei cambiamenti che avvengono nella madre. Diciamo quelli esteriori. Internamente ha luogo una vera e propria rivoluzione degli organi e del loro modo di funzionare. Infatti, l'intero metabolismo si modifica per favorire il nutrimento e lo sviluppo del feto. E a volte queste trasformazioni creano problemi alla donna: non solo semplici malesseri quotidiani, ma anche dolori destinati a protrarsi nel tempo, e disturbi del metabolismo da non sottovalutare.

Nutrire un feto in pieno sviluppo non è facile. Perché il feto, oltre che sopravvivere, deve crescere in continuazione. Il corpo della donna, quindi, deve fornirgli i «mattoni» necessari per questi due scopi, e in più nutrire anche se stesso, in piena fase di trasformazione e di sviluppo. Ne consegue che il sistema sanguigno aumenta, per così dire, «il numero dei giri» per soddisfare tutte queste esigenze: il cuore pompa molto più sangue (come dicevamo dal 40% al 50% in più) e aumenta del 20% circa la frequenza del suo battito. Di qui la dilatazione dei vasi, con la comparsa delle famigerate vene varicose (e in certi casi anche delle emorroidi, che possono essere considerate delle vene varicose del retto).

Un po' di anemia, in gravidanza, è normale, a causa di una maggior presenza, nel sangue, dei liquidi dei tessuti: ma non deve superare certi limiti. Purtroppo certe donne, invece, non riescono a produrre sangue a sufficienza, per cui soffrono di vera anemia. In proposito va detto che l'anemia può colpire qualunque donna in gravidanza: sono vulnerabili soprattutto quelle future madri che hanno avuto gravidanze a ripetizione, quelle che aspettano gemelli o che hanno vomitato molto nei primi mesi.

Il rischio è reale, sia per la madre (infezioni più facili e problemi al momento del parto) sia per il feto (nascita prematura, deficit nello sviluppo). È importante quindi che il medico segua da vicino queste donne affinché, con semplici terapie e diete adeguate, la situazione venga tenuta sotto controllo in modo che il feto riceva ossigeno e nutrimento a sufficienza per il suo sviluppo.

Ma c'è un altro problema circolatorio che colpisce un certo numero di future madri. Ed è l'ipertensione.

L'aumento del flusso sanguigno durante la gravidanza si associa a una lieve riduzione della pressione arteriosa. È normale. Quello che invece non è normale è che questa pressione raggiunga o superi i 140/150 mm di massima e i 90 mm di minima, senza poi abbassarsi. In tal caso si è in ipertensione, causata dalla gravidanza. Ma c'è anche un altro pericolo, ben più subdolo, che può colpire sia la madre che il feto quando la pressione è troppo alta: la pre-eclampsia.

La pre-eclampsia

Immaginate che di colpo i «rubinetti» della placenta, cioè i vasi sanguigni, comincino a erogare al feto la metà del sangue (o anche meno). Il futuro bambino a questo punto rischia grosso: è un po' come se qualcuno decidesse di strozzare gradualmente il tubo dell'aria di un palombaro.

La pre-eclampsia (lo stato che precede l'eclampsia, grave crisi circolatoria) non colpisce solo la placenta: è un problema circolatorio in tutti i sensi. La pressione sanguigna sale, aumenta la concentrazione di acido urico nel sangue, e nei tessuti del corpo aumenta improvvisamente la ritenzione dei liquidi.

Le conseguenze dipendono soprattutto dalla lunghezza del periodo di pre-eclampsia, e dalla riduzione del flusso sanguigno. L'unico rimedio (oltre a adeguati farmaci e a una dieta con poco sale) è di stare a letto, e quindi tenere «i motori» del metabolismo «al minimo», per far cadere la pressione e far risalire il flusso sanguigno nella placenta. Possono essere necessari soltanto alcuni giorni: ma se la forma è grave la madre dovrà rimanere a letto fino a quando il feto avrà raggiunto un sufficiente grado di sviluppo per poter nascere, con un parto indotto o con un parto cesareo.

Come fa una donna ad accorgersi che sta entrando in pre-eclampsia? A volte questo squilibrio compare gradualmente, a volte invece è fulmineo e agisce in poche ore: ci sono però molti piccoli indizi che, messi assieme, possono suscitare il fondato sospetto che il male si stia insediando. Se per esempio la futura madre aumenta di peso troppo rapidamente (anche nel giro di una sola giornata), oppure se si manifestano gonfiori diffusi in tutto il corpo (soprattutto al viso), o se sorgono problemi alla vista, o un mal di testa sempre più forte e continuo...

La pre-eclampsia è una patologia grave, perché coinvolge tutti gli organi del corpo della madre (dal cervello ai reni), e può sfociare nella eclampsia vera e propria, una crisi tremenda con convulsioni e pericolo di vita per la donna. Se ciò dovesse accadere, i medici debbono pensare quasi esclusivamente a salvare la madre. Il feto solitamente non sopravvive.

Si tratta comunque di casi poco comuni. Per fortuna la stragrande maggioranza dei problemi per una donna incinta sono molto meno gravi. Anche se a volte possono risultare fastidiosi, come le nausee.

Le nausee

È una storia che si sente spesso ripetere. Molte gestanti hanno nausee frequentissime, a volte per tutta la giornata, e devono ripetutamente vomitare. È un malessere che colpisce, con intensità diverse, 7 donne su 10, e che compare di solito solo durante la prima fase della gravidanza, fino alla 15ª settimana. La mattina è sempre presente e tende a scomparire con il passare delle ore (ma non sempre).

La causa di queste nausee è di origine ormonale, anche se non si è ancora in grado di spiegare i veri meccanismi. Alcuni ritengono che sia dovuta all'alterazione degli equilibri ormonali innescata dal dialogo chimico tra la madre e il feto. Secondo altri esperti, invece, il responsabile sarebbe un ormone ben preciso: il progesterone. Ecco come agirebbe.

Immaginate che dei poliziotti obblighino tutti i veicoli ad andare a 30 Km/h sull'autostrada. Tutte le merci e i rifornimenti arriverebbero in ritardo, «affamando» i destinatari. Ebbene, pare che il progesterone si comporti proprio così: rallenterebbe la velocità del passaggio del cibo nel tubo digerente (diminuendo la peristalsi, cioè i movimenti contrattili delle sue pareti, che permettono al cibo di avanzare). E la nausea in un certo senso sarebbe la «protesta» del corpo della donna incinta che non riceve subito il cibo. Insomma, più che un problema, la nausea sarebbe il segnale che qualcosa non va. Fortunatamente il cibo infine passa, e le sostanze nutritive arrivano a destinazione senza grossi inconvenienti.

Esiste un accorgimento pratico per aiutare a combattere le nausee da gravidanza. Se insorgono soprattutto la mattina, i medici suggeriscono di giocare d'anticipo: indugiare a letto per un po', e ingerire subito dei cracker o dei toast secchi assieme a del tè. Dopo che la digestione è iniziata, ci si può alzare con calma dal letto. Il trucco, insomma, è quello di prevenire la nausea, dando del cibo al corpo che è rimasto tutta la notte senza ricevere nulla.

È una strategia vincente che molti consigliano di ripetere anche durante la giornata, con piccoli spuntini frequenti: essi impediscono che lo stomaco si svuoti, e di conseguenza allontanano il pericolo di nausee.

Malgrado trucchetti del genere alcune donne spesso continuano ad avere nausee tutto il giorno, e vomitano ogni volta che cercano di mangiare qualcosa. A questo punto è bene consultare il medico, che solitamente suggerirà una dieta particolare per evitare che madre e figlio rimangano a corto di cibo. Nei casi più gravi (molto rari) può rendersi necessario anche l'uso di flebo.

Problemi digestivi

Nausea e vomito non sono i soli problemi digestivi di una donna incinta. A volte anche andare al bagno è un problema. I motivi sono molto semplici: oltre al progesterone (che rallenta l'attività del tubo digerente), l'utero in espansione preme sugli intestini, diminuendo la loro efficienza. Cosa fare?

È importante evitare l'uso di lassativi, a meno che non siano consigliati dal medico. Un buon sistema per stimolare l'attività intestinale può essere quella di bere molti liquidi e soprattutto mangiare frutta (prugne) e cibi ricchi di fibre. Il movimento, le passeggiate e gli esercizi sono altri validi alleati che aiutano l'intestino a rimettersi in funzione.

Utero e respirazione

L'utero che cresce pone anche altri problemi: una donna incinta infatti deve respirare per due (per sé e per il figlio), ma lo spazio a disposizione diventa sempre più esiguo a causa di un utero che ingrossa sempre più, spingendo verso l'alto una parte degli organi interni, e comprimendo diaframma e polmoni. Eppure i polmoni riescono a risolvere benissimo questo problema, anzi fanno molto di più: riescono ad aumentare la loro capacità respiratoria, facendo entrare e uscire addirittura un terzo di aria in più rispetto a prima. Ci riescono in due modi: aumentando la frequenza dei respiri, e dilatando di qualche centimetro la cassa toracica, cioè la gabbia delle costole.

Eppure, alla 33ª settimana, questi accorgimenti finiscono per funzionare meno: infatti la pressione degli organi contro il diaframma e i polmoni è tale che obbliga la donna a un respiro più breve e più veloce. Entra in affanno ogni volta che deve fare sforzi. Ma questa emergenza è di breve durata. Verso la 36ª-38ª settimana, infatti, il corpo si prepara al parto, il feto discende, e il fiato ritorna.

Naso tappato

Durante la gravidanza molte donne soffrono di un'altra disfunzione respiratoria, che non ha niente a che vedere con i polmoni: il naso tappato. A volte è come avere il raffreddore. In realtà è la conseguenza del maggiore flusso di sangue nel corpo (e forse, indirettamente, anche del flusso ormonale), che gonfia le mucose del naso. È importante, in questo caso, evitare l'uso di decongestionanti per liberare il naso: potrebbero avere delle conseguenze sul feto (ne parleremo tra poco). A volte invece il fenomeno produce un altro sgradevole effetto: l'interno del naso diventa secco, con conseguenti piccole emorragie (è come se la donna respirasse solo aria secchissima).

Il miglior rimedio in questi casi è quello di bere molto, o di mettere, eventualmente, un umidificatore in casa, cioè fornire al proprio naso una piccola «oasi».

Sebbene si tratti di problemi fastidiosi, essi non provocano conseguenze per la gravidanza. L'importante, come sempre, è non fare l'errore di assumere farmaci dannosi per il feto.

Perdite vaginali

Le secrezioni vaginali sono destinate ad aumentare durante la gravidanza: è più che normale, è il risultato dell'aumento del flusso sanguigno nelle vene. Ciò che invece non deve accadere, è che insorgano per esempio pruriti, dolori, perdite maleodoranti, oppure perdite di sangue. Se nel primo caso potrebbe trattarsi di una vaginite (cioè di un'aggressione di funghi del genere Candida o Monilia sulle pareti della vulva o della vagina), nel secondo caso (perdite di sangue) potrebbe esserci un problema ben più grave riguardante il feto o le strutture che lo aiutano a vivere (liquido amniotico, placenta, eccetera). Sarà il medico a fare la diagnosi e a indicare la soluzione.

Mal di schiena

Sono 5 milioni di anni che l'uomo è diventato bipede, cioè che cammina su due gambe. Eppure l'evoluzione non ha ancora trovato una brillante soluzione per la schiena delle future madri: almeno una donna su 2 ha il mal di schiena, durante la gravidanza.

Forse però si dovrebbe dire il contrario: ossia che, malgrado la posizione eretta, «almeno» una donna su 2 non soffre di mal di schiena, quando aspetta un bambino...

La colonna vertebrale, i legamenti e i muscoli della schiena, infatti, sono sottoposti durante la gravidanza a sollecitazioni davvero estreme. Oltre al peso della madre, essi devono sopportare il peso del figlio (sempre più grosso) e quello dei tessuti in eccedenza della madre stessa (grasso, sangue, acqua). Non c'è da stupirsi quindi, che in molti casi compaiano dolori. In effetti, per controbilanciare la massa del feto e dell'utero che cresce, la schiena deve curvarsi all'indietro: se non lo facesse, la donna cadrebbe in avanti. In un certo senso il suo corpo assume la posizione di un pescatore che si butta all'indietro quando ha preso un grosso pesce all'amo... Ci sono però dei limiti.

Molte future madri, infatti, riescono facilmente a sopportare il mal di schiena, grazie anche a adeguate tecniche di rilassamento muscolare; tuttavia, in taluni casi, questi dolori sono così forti da impedire loro di fare anche le cose più semplici; per cui è meglio consultare un medico.

Ma ciò per fortuna non è frequente, e per combattere il mal di schiena spesso bastano anche piccole astuzie: dormire in letti con una tavola sotto il materasso, camminare con scarpe dal tacco basso, stare poco in piedi, sedersi sempre su sedie che abbiano uno schienale, evitare di alzare oggetti pesanti, fare esercizi per sciogliere muscoli e legamenti (ne abbiamo già accennato).

Le false contrazioni

Succede spesso che durante la gravidanza la donna avverta ripetuti restringimenti all'utero. Il timore di molte donne è che si tratti di contrazioni fuori programma, e che ci sia il pericolo di un parto prematuro. In realtà si tratta quasi sempre di contratture, cioè di un'attività dell'utero che ha ben poco a che fare con il parto vero e proprio. Le contratture sono diverse dalle contrazioni: agiscono per qualche minuto (a volte solo un quarto d'ora), poi s'interrompono. Riprendono dopo un intervallo che oscilla fra la mezz'ora e i tre quarti d'ora. Le vere contrazioni invece durano al massimo poco più di un minuto e hanno una cadenza molto più ravvicinata.

A volte le contratture sono così impercettibili che la donna non le sente affatto, in altri casi invece le avverte benissimo, e può anche provare delle fitte dolorose. Non c'è da preoccuparsi: è un'attività dell'utero del tutto normale. D'altra parte sarebbe assurdo pensare che un muscolo come l'utero possa rimanere inattivo per nove mesi e poi partire di colpo con le contrazioni del parto.

Un caso diverso invece è quello di un'improvvisa serie di forti contrazioni verso la fine della gravidanza: in questo caso potrebbe effettivamente trattarsi di parto vero e proprio, in anticipo sui tempi. Descriveremo nel capitolo XII (dedicato al travaglio) il modo per distinguere le contrazioni vere da quelle false, che possono manifestarsi proprio in quel periodo.

Infezioni

Per quanto riguarda le infezioni materne, va ricordato che, con l'avanzare della gravidanza, aumenta la permeabilità della placenta, e quindi aumentano le possibilità che il feto venga a contatto con virus, batteri e protozoi, come quelli della toxoplasmosi.

Una donna su 5 non ha difese naturali contro la toxoplasmosi, ed è questa una delle analisi cui sottoporsi prima della gravidanza.

L'utero è un ambiente molto sano, ma certe infezioni possono infiltrarsi, per via vaginale. Di qui infatti dei batteri possono aprirsi un piccolo varco nel tappo del collo uterino, e raggiungere il liquido amniotico. Il feto, che ogni tanto deglutisce questo liquido, può essere contaminato da batteri o da parassiti.

Va comunque detto che il «tappo» contiene la stessa proteina che difende la pelle degli anfibi dalle infezioni. È un residuo della nostra antichissima storia evolutiva: questa proteina viene prodotta soltanto durante la gravidanza, ed è ovviamente una formidabile difesa, visto che difende i rospi nel fango degli stagni.

Quanto alla capacità del feto di reagire alle infezioni nei vari stadi dello sviluppo, le ricerche non danno ancora risposte precise. È certo che, dal 4° mese in poi, la madre gli trasmette attraverso la placenta certe difese immunitarie, come le immunoglobuline, che vengono ad aggiungersi a quelle fabbricate dal feto. Si sa anche che il colostro (la prima secrezione che esce dal seno subito dopo la nascita) e lo stesso latte materno contengono anticorpi molto utili al neonato.

Le vere difese immunitarie, però, il piccolo le svilupperà man mano che si troverà esposto all'ambiente esterno.

Attenzione ai farmaci

E se è la futura madre a prendersi un raffreddore, che cosa deve fare? Può prendere delle medicine?

Uno dei timori della madre in gravidanza è proprio quello di assumere, senza saperlo, delle sostanze che possano danneggiare il bambino. Nel caso delle medicine, c'è naturalmente una sola persona che può dire se e quali farmaci prendere in caso di raffreddore, o di qualunque altro malanno, ed è il proprio medico (non i parenti, gli amici e i conoscenti). È molto importante che la donna lo consulti prima di ingerire qualsiasi farmaco: una sostanza che assumeva abitualmente prima della gravidanza, in apparenza del tutto innocua, può risultare invece pericolosa per la salute del feto durante la gestazione. È importante sottolineare che tra questi farmaci ve ne sono alcuni francamente insospettabili, come l'aspirina, alcuni calmanti, semplici prodotti contro il mal di mare.

Non è ancora chiaro quali siano gli effetti dell'aspirina sul feto. Alcuni studiosi però sostengono che sia direttamente o indirettamente responsabile di certi problemi al cuore del feto, o di emorragie che possono colpire sia la madre che il bambino (anche dopo la nascita).

Tra le sostanze a rischio, com'è noto, ci sono alcuni antibiotici che agiscono direttamente sullo sviluppo fetale. Possono provocare conseguenze diverse: macchie permanenti sui denti, problemi dell'udito, danni irreversibili dello sviluppo del sistema nervoso, e così via.

Per fortuna invece possiamo usare la penicillina e i suoi potenti derivati, e altri 3 o 4 antibiotici molto attivi.

Gli esperti consigliano di evitare anche gli antistaminici, gli sciroppi per la tosse e, come si è visto, persino semplici decongestionanti per il naso. Sono prodotti che inseriscono nell'organismo sostanze estranee, che arrivano attraverso la placenta anche al feto. I lassativi e i diuretici, invece, non sono un pericolo, ma vanno assunti con moderazione e con molta attenzione. Lo stesso discorso riguarda i sonniferi, i calmanti e i tranquillanti.

Insomma, come si vede, sbagliare è facile; e il consiglio più utile (è bene non stancarsi di ripeterlo) è quello di chiedere sempre al medico come muoversi.

Altri veleni

E come destreggiarsi tra le tante sostanze chimiche che circolano nell'ambiente?

Se i coloranti per capelli e le lacche usate dalla madre non sono pericolosi per il feto, altre sostanze che si possono inalare o ingerire inavvertitamente sono, invece, micidiali. Tra queste ci sono i metalli pesanti, come il piombo o il mercurio.

Oggi esistono norme CEE assai rigide sulla presenza di questi veleni negli oggetti che usiamo in casa o sul lavoro, tuttavia è possibile esserne esposti nelle situazioni più diverse, anche banali. Mangiando ripetutamente e in grandi quantità cibi contaminati (per esempio pesci provenienti da un fiume inquinato da metalli pesanti) si possono assimilare forti dosi di mercurio. Il piombo, invece, lo si può assimilare venendo a contatto con vernici ricche di questo metallo, assai usate fino a poco tempo fa: molti appartamenti hanno ancora le pareti colorate con queste vernici, e si trova del piombo persino nei colori di alcune ceramiche (dai piatti, alle brocche, alle tazzine da caffè) di bassa qualità, oppure di provenienza estera. È necessario essere prudenti in questi casi, perché metalli come il piombo possono compromettere lo sviluppo del sistema nervoso centrale del feto.

Il piombo purtroppo si trova anche nello smog del traffico. È quindi meglio evitare situazioni (magari lavorative) che espongano lungamente e ripetutamente madre e feto ai veleni del traffico.

I raggi X e i campi elettromagnetici

Ogni donna incinta dovrebbe accuratamente evitare, per quanto possibile, di farsi fare una lastra ai raggi X all'addome durante tutto il periodo della gravidanza. L'esposizione diretta dell'embrione o del feto ai raggi X può essere pericolosa e può portare anche ad aborti spontanei, soprattutto nelle prime settimane di gravidanza. Parliamo ovviamente di esposizioni a forti dosi di raggi X. Le lastre fatte ai denti dal dentista non sono invece pericolose, anche perché non sono dirette al feto. E per lo stesso motivo non lo sono neppure quelle praticate al torace o a un ginocchio, a condizione però che il grembo sia accuratamente protetto con una coperta speciale, un autentico «giubbotto antiproiettile» per raggi X capace di schermare questa parte del corpo.

Esistono altre fonti di energia potenzialmente pericolose per il feto? Sebbene a tutt'oggi molti studi sembrino indicare che le radiazioni non ionizzanti emesse dalla TV non siano pericolose per il feto, è meglio non stare per lunghi periodi (e a distanza ravvicinata) a contatto di una TV accesa. Lo stesso vale per i computer. In ufficio, per esempio, alcuni esperti ritengono che una donna incinta dovrebbe cercare di stare almeno a mezzo metro dallo schermo di un computer e ad almeno un metro - un metro e mezzo dai suoi lati, compreso quello posteriore: a questa distanza infatti le radiazioni non ionizzanti emesse dal computer perdono moltissimo del loro effetto.

Un po' di buon senso

Come abbiamo detto all'inizio del capitolo, tutti i problemi e problemini di cui abbiamo qui parlato debbono essere affrontati *cum grano salis*, cioè con buon senso. È come per l'automobile, dicevamo: è bene conoscere tutti i rischi, anche quelli meno probabili o addirittura remoti. Ciò consente di avere un panorama completo della situazione, e quindi di guidare meglio.

Quanto abbiamo esposto in questo capitolo, come negli altri, è il frutto dell'esperienza e delle ricerche di molti medici e di specialisti in vari campi. In certi casi ci sono incertezze sulla entità o sulla probabilità di taluni rischi (anche perché è difficile a posteriori risalire a possibili cause che magari riguardano molti mesi prima della nascita). Il presupposto di base è però quello della prudenza.

In altre parole, ogni anno in tutto il mondo nascono decine di milioni di bambini (spesso anche in condizioni difficili) senza problemi: è questa la realtà che abbiamo quotidianamente sotto gli occhi. Ma a volte possono esserci delle difficoltà: e quanto più si è informati su come prevenirle, tanto meglio è.

Ma torniamo ora al «piano di sotto», per seguire nuovamente lo sviluppo del feto. Ormai l'individuo si sta completando, anche il cervello ha cominciato a funzionare, e i vari segnali dell'ambiente cominciano a essere percepiti.

Già prima della nascita il feto vive in un piccolo universo di sensazioni, e oggi si cominciano a capire molte cose su quest'ultimo periodo della gravidanza. E anche sulla possibilità che, prima ancora di venire alla luce, il feto cominci a imparare nel ventre materno. Vediamo che cosa si è scoperto in proposito.

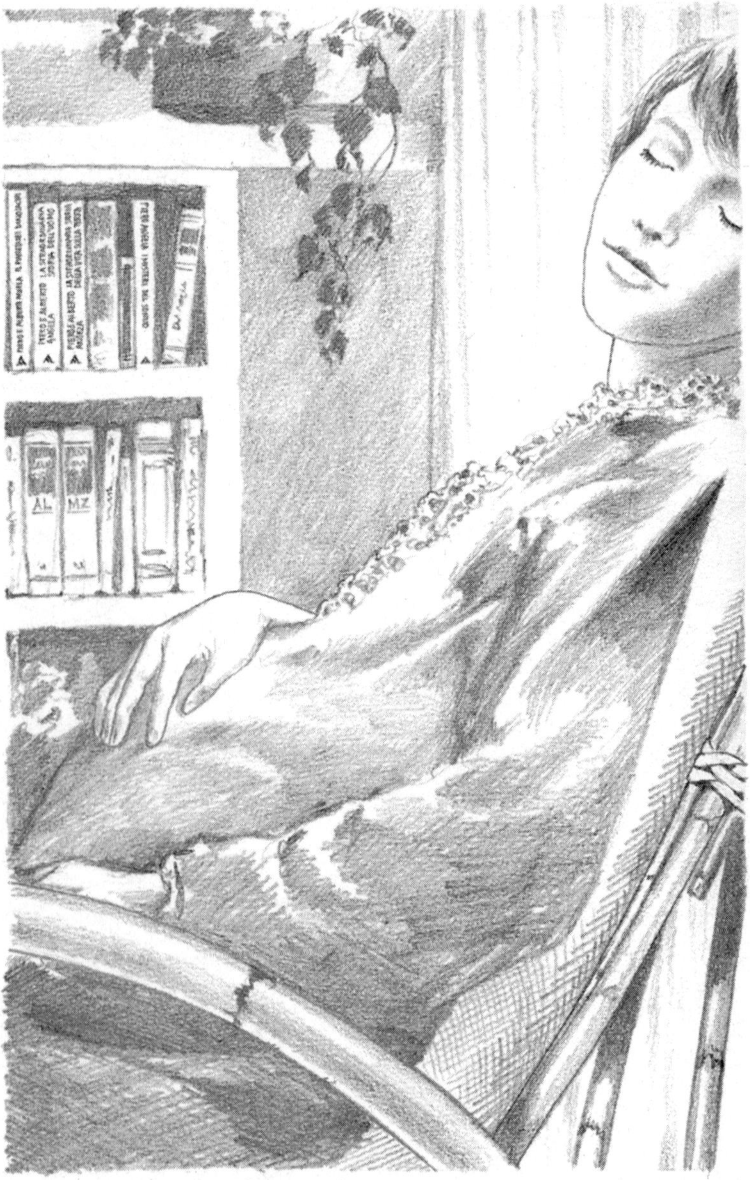

AL
MZ

X

L'apprendimento nell'utero

Un risveglio graduale

Il bambino che sta crescendo nel ventre, che tipo di rapporto ha con la madre e con il mondo esterno?

In che momento comincia a percepire ciò che avviene intorno a lui?

Nessuno può dire oggi in quale punto un aggregato di cellule in crescita si trasformi in Homo sapiens: è un passaggio graduale. È come stabilire dove finisce la notte e inizia il giorno: la luce non arriva di colpo, ma pian piano, lentamente, in modo impercettibile.

Nel capitolo sul cervello abbiamo visto che il feto comincia molto presto a percepire il mondo che lo circonda: e il mondo che lo circonda, nel vero senso della parola, è soprattutto la madre.

Ma i suoni del mondo esterno, per esempio, come arrivano all'interno dell'utero? Che effetto isolante ha l'utero con il suo liquido amniotico? In passato si pensava che la parete fosse troppo sottile per creare una vera barriera acustica, ma i medici nell'Ottocento cominciarono a capire che invece il sistema di insonorizzazione è molto efficace.

Parole, suoni, musiche arrivano all'interno dell'utero e vengono percepiti dal feto. Esiste già una forma elementare di apprendimento?

Provate voi stessi al mare (forse vi è capitato) a immergere sott'acqua la testa, o anche soltanto le orecchie, e vi renderete conto che basta un sottile strato di liquido a creare un notevole isolamento dalle voci e dai rumori prodotti fuori dall'acqua. Mentre sentirete benissimo i rumori che si producono sott'acqua.

Il contrabbasso del night club

Recentemente sono stati effettuati vari esperimenti per misurare l'intensità dei suoni che arrivano nell'utero; sia introducendo minuscoli microfoni al momento del parto (ma la perdita delle acque rende difficile una misurazione precisa), sia confrontando questi risultati con esprimenti ottenuti introducendo minuscoli idrofoni (microfoni subacquei) nell'utero di pecore in gravidanza. La prima cosa che si è osservata è che all'interno dell'utero penetrano meglio le frequenze basse.

Un piccolo aneddoto forse permette di capire meglio questo fenomeno fisico. Ricordo che quando ero studente, passando di notte sotto i portici davanti alla stazione di Porta Nuova, a Torino, mi stupii di sentire un suono di contrabbasso provenire da un night club situato all'ammezzato. Normalmente, quando si ascolta dal vivo un'orchestrina o un complesso jazz, il contrabbasso (se non è amplificato da un altoparlante) si sente poco: è coperto dalle frequenze alte del violino, del clarinetto, della tromba.

Invece in quel caso il contrabbasso era chiarissimo, molto presente. Quasi dominante. Proprio perché le frequenze alte dell'orchestra erano filtrate da una parete isolante.

E infatti gli esperimenti hanno mostrato che nell'utero penetrano bene le frequenze basse, mentre vengono «tagliate» quelle alte. Questo fenomeno, ovviamente, modifica il timbro della voce che arriva all'interno. Alla RAI esistono delle apparecchiature per tagliare le frequenze, apparecchiature che vengono usate per correggere certi difetti del sonoro, e a volte anche per alterare la voce di certi intervistati che non debbono essere riconosciuti: ebbene, è molto curioso, e anche divertente, manipolare una voce in questo modo. Una voce femminile alla quale vengono tagliate le frequenze alte diventa di tipo maschile, e viceversa.

Ovviamente nell'utero questo filtraggio è molto più attenuato. Comunque le voci che giungono al feto risultano più intubate e più modulate verso il basso. Quanto alla voce della madre, arriva con un'intensità sonora maggiore delle altre, perché c'è una conduzione del suono anche attraverso il corpo.

Il battito della madre

All'interno della sua caverna subacquea il feto percepisce naturalmente anche il battito cardiaco della madre. Anzi è il suono (o il rumore) più presente, dal momento che viene prodotto circa 70 volte al minuto, 24 ore al giorno per nove mesi, senza mai smettere. È per questo che a volte viene utilizzato per calmare i neonati prematuri, facendoglielo ascoltare attraverso una registrazione, in modo da creare un clima di presenza materna e di sicurezza. Ma in realtà non sappiamo come il feto percepisca i battiti della madre: il «volume» potrebbe infatti essere assai diverso a seconda della sua posizione nell'utero: con i soliti idrofoni si è accertato che situandoli vicino alla placenta il battito risulta più forte, mentre vicino al collo dell'utero, dove normalmente si trova la testa del feto (e quindi le sue orecchie), il battito è quasi impercettibile.

C'è comunque un fatto indubitabile: subito dopo la nascita, il bambino riconosce la voce della madre. Se la madre e un'altra donna gli parlano, una da sinistra e l'altra da destra, egli si volta dalla parte della madre. Si è provato anche a fargli ascoltare la voce della madre alterata, così come doveva forse sentirla all'interno dell'utero: e anche qui il riconoscimento è stato immediato.

Il neonato, del resto, riconosce anche l'odore della madre quando si attacca al seno. Non si sa se alcune particolarità del «sapore materno» siano percettibili già nell'utero, ma il neonato impara subito a riconoscere l'odore materno, e si orienta non solo verso la sua voce, ma anche verso il suo seno. Tutto ciò è importante dal punto di vista psicologico, perché segna l'inizio dell'attaccamento, cioè di un rapporto a due personalizzato.

E la voce del padre? Ci spiace per i futuri padri, ma la voce paterna non viene riconosciuta. Prove di «preferenza» hanno mostrato che i neonati non prediligono la voce del padre a un'altra qualsiasi voce maschile (anche nei casi in cui si era chiesto al padre di parlare al piccolo dopo la nascita per 4 o 10 ore). La voce del padre passa in seconda linea anche di fronte al battito cardiaco: dovendo scegliere tra la voce del padre e il battito cardiaco della madre, i neonati scelgono quest'ultimo.

Tra le esperienze che il feto fa durante i nove mesi di sviluppo, ci sono naturalmente anche quelle tattili. In particolare nell'ultimo periodo, quando fluttua meno nel liquido e si trova a premere sempre più sulle pareti dell'utero dilatato, contro le quali scalcia frequentemente. In quel periodo ha anche l'esperienza di forti «abbracci materni», come alcuni li hanno chiamati, quando nell'utero avvengono saltuarie contratture di una trentina di secondi (forti compressioni, simili a contrazioni, ma che non innescano il travaglio). E se la madre farà un bagno caldo, anche lui si scalderà.

La nascita dell'apprendimento

Ma quand'è che il feto comincia a imparare?

Per stabilirlo, in passato sono stati compiuti esperimenti su animali, «esteriorizzandoli» prima della nascita. Più precisamente: feti di ratti venivano messi in comunicazione con l'esterno, e s'insegnava loro un semplice riflesso condizionato di tipo pavloviano. Dopo la nascita questi ratti mostravano di aver imparato e ritenuto l'insegnamento, evitando lo stimolo avverso. Quindi il feto può imparare.

Nei feti umani sono state fatte alcune semplici prove di apprendimento. Se, per esempio, si provoca un rumore sull'addome della madre con un cicalino, il feto ha una reazione di sorpresa; ma se il suono viene ripetuto varie volte, ogni 30 secondi, il feto a un certo punto (già dopo 4 o 5 volte) non reagisce più. C'è stata assuefazione.

La stessa cosa avviene con gli stimoli luminosi: un forte flash di luce, in prossimità dell'addome della madre, fa muovere la testa del feto in direzione della luce. Anche qui, però, ripetendo varie volte lo stimolo, si produce assuefazione.

Ora, c'informano gli psicologi, l'assuefazione è la prima e più elementare forma di apprendimento. Vanno ricordati in proposito gli esperimenti considerati ormai classici: quelli condotti dal professor Kandel su una lumaca d'acqua, l'aplisia. Egli poneva queste lumache in due situazioni diverse, anche se apparentemente simili. A un gruppo di aplisie somministrava leggerissime punture con uno spillo: gli animali inizialmente si ritraevano, poi si abituavano a questo stimolo non doloroso e non reagivano più. Avevano imparato che non era nocivo.

All'altro gruppo veniva invece somministrata una puntura dolorosa, che faceva ritrarre le lumache. Dopo alcune punture dolorose bastava sfiorare con uno spillo la loro pelle perché si ritraessero. Avevano imparato che era nocivo. Alla fine si avevano così due gruppi di animali uguali che reagivano in modo completamente diverso a uno stesso stimolo: quello di essere sfiorati da uno spillo.

Questi piccoli esperimenti sono di notevole interesse etologico, in quanto l'assuefazione indica che il cervello ha memorizzato un apprendimento. Un apprendimento basato su un'esperienza che è stata «catalogata», e successivamente confrontata col nuovo stimolo.

Il feto e la musica

Naturalmente il feto umano non è una lumaca, ha un cervello molto più complicato, e gli apprendimenti che ci aspettiamo da lui sono di tipo più raffinato. Per esempio: riconoscere Mozart. O magari una poesia.

Molte madri incinte dicono che il loro bambino si muove quando sono in poltrona e ascoltano una musica.

Ma non potrebbe trattarsi soltanto di un'impressione soggettiva della madre, dovuta a una coincidenza casuale? Noi tendiamo spesso a fare associazioni «abusive». Se la madre è sdraiata e rilassata, i movimenti del feto sono più probabili. D'altra parte il volume di una normale radio o di un giradischi è spesso troppo debole per provocare una tale reazione, tenendo conto dell'isolamento acustico in cui si trova il feto.

Forse per farlo davvero reagire bisognerebbe alzare molto il volume, o applicare un piccolo altoparlante sul ventre della madre. Ma così facendo c'è il rischio di danneggiare il sistema uditivo del piccolo, che è molto vulnerabile. Non c'è niente a sostegno della

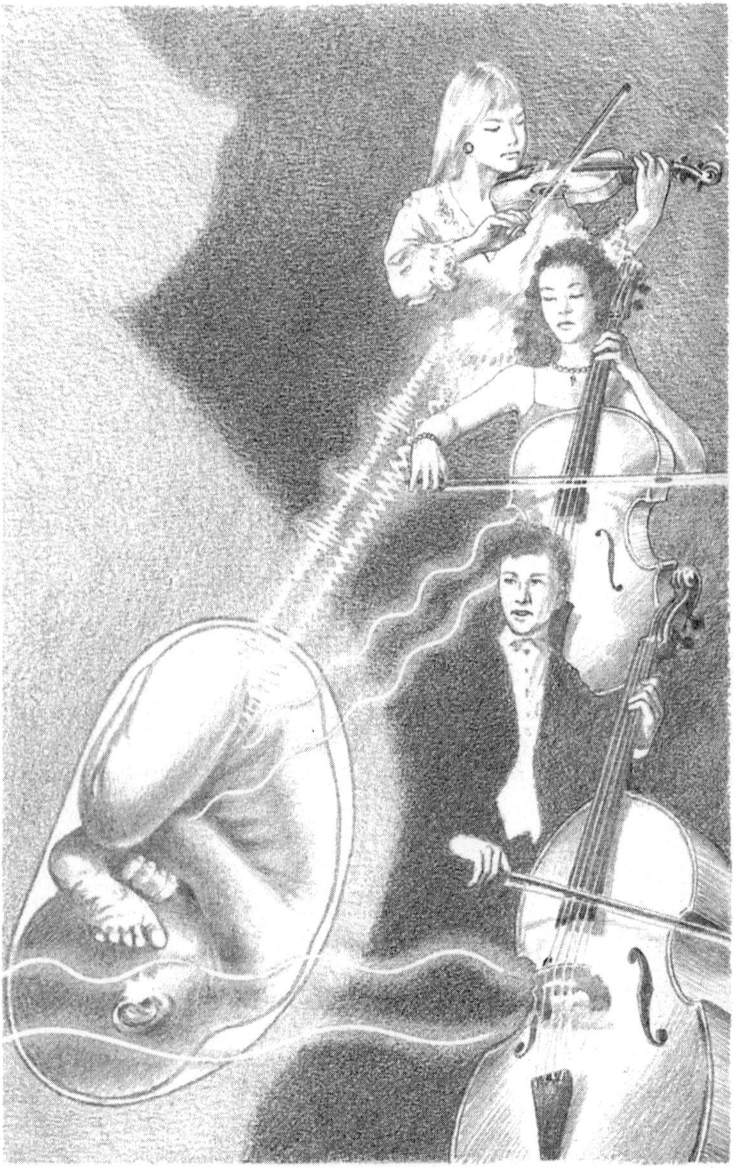

tesi che l'ascolto della musica prima della nascita predisponga i feti a diventare dei piccoli Mozart, ci hanno detto gli esperti del NICHD. Tutt'al più è il volume della musica a provocare una reazione, non la sua qualità.

Ma ci sono anche testimonianze di madri che affermano che certe musiche, ascoltate spesso durante la gravidanza, vengono poi riconosciute dal neonato dopo la nascita. Si sono anche tentati esperimenti in questo senso.

Una delle tecniche messe a punto consiste nell'offrire al neonato la possibilità di scegliere tra due musiche, succhiando in un modo oppure in un altro uno speciale succhiotto collegato a un sistema elettronico. Gli esperimenti sono stati condotti su due gruppi di bebè di 3 giorni, che dovevano esprimere la loro preferenza di fronte a due musiche: una ascoltata spesso durante la gravidanza, e l'altra del tutto nuova. I risultati, anche se interessanti, non sono stati tuttavia probanti. Si tratta infatti di esperimenti difficili, per varie ragioni, non ultima quella che i neonati si addormentavano durante le prove...

Altri esperimenti, più semplici, sembrano invece aver dimostrato che verso la fine della gravidanza il piccolo percepisce la differenza tra due note (un do e un si dell'ottava sopra), e persino la differenza tra due sillabe.

Il feto e la poesia

Che il feto abbia la capacità di imparare, insomma, non viene messo in discussione. Anzi, ci sono molte prove a favore. Ma entro quali limiti riesce a farlo? L'incertezza della risposta risiede nelle difficoltà di sperimentazione. E di misurazione. Anche perché si è solo agli inizi di queste ricerche.

C'è comunque un esperimento sorprendente, realizzato da Anthony De Casper, psicologo all'Università del North Carolina a Greensboro. A 16 donne incinte fu chiesto di leggere al feto

Le frequenze basse sembrano penetrare più facilmente all'interno dell'utero, nel mondo sonoro del feto.

(applicando un piccolo altoparlante sulla pancia) per 2 volte al giorno, nelle ultime 6 settimane e mezzo di gravidanza (90 volte in tutto), una celebre poesia infantile «Il gatto nel cappello». Utilizzando il metodo del succhiotto preferenziale, è risultato che dopo la nascita i neonati preferivano ascoltare questa poesia a un'altra, letta sempre dalla madre!

Al di là di questo o quell'esperimento c'è un punto che oggi interessa molto i ricercatori: se si trovasse veramente il modo di misurare i vari livelli di apprendimento del feto durante la gravidanza, si potrebbe meglio scoprire come si organizzano le funzioni cerebrali prima della nascita.

Possedendo questi parametri infatti si potrebbe capire se lo sviluppo cerebrale sta seguendo un tracciato normale. Così come con lo stetoscopio si controlla il buon funzionamento del cuore o con l'ecografia lo sviluppo normale degli organi, con un adeguato «misuratore» delle funzioni cerebrali sarebbe possibile controllare il buon andamento dello sviluppo del sistema nervoso.

Un bombardamento di stimoli

Dopo la nascita l'apprendimento conoscerà una fase del tutto nuova, perché il cervello sarà travolto da un torrente di percezioni. Tutti i sistemi saranno bombardati da stimoli di ogni tipo. Il neonato sarà manipolato, toccato, nutrito, l'aria gli passerà nei polmoni, sentirà una quantità di nuovi odori, ascolterà voci, rumori, suoni diversi. Ma soprattutto comincerà ad aprire gli occhi e a essere investito da un caleidoscopio di immagini. Dopo essere rimasto al buio per tutto il periodo dello sviluppo prenatale, di colpo entrerà in un universo di luci, di colori, di forme in movimento.

Tutti i suoi circuiti nervosi, tutte le sue sinapsi cominceranno allora a entrare in azione a pieno ritmo, cercando di dare un senso a tutto questo, tentando di «categorizzare» le immagini, i suoni, le sensazioni che entreranno a fiotti negli occhi, nelle orecchie, nel naso, nella bocca e in tutto il corpo.

Il rodaggio dei sensi all'interno dell'utero è quindi stato molto utile per favorire la maturazione del suo sistema nervoso. Ora però dovrà affrontare il mondo reale, e rapidamente dovrà organizzare le mille esperienze che incontrerà a ogni istante, per trasformarle in apprendimenti, e poi in comportamenti.

I primi anni saranno cruciali. E la madre, ma anche il padre, potranno aiutarlo a costruire nel miglior modo possibile la sua «macchina per pensare», fornendogli gli stimoli giusti per fare sì che il fantastico patrimonio di neuroni da lui accumulato prima della nascita non vada sprecato.

Proprio per questo abbiamo pensato di dedicare uno dei capitoli conclusivi del libro a questa impresa, nella quale i genitori (ma non solo loro) sono coinvolti.

Il feto sogna?

Ma c'è ancora un aspetto interessante che riguarda l'attività cerebrale del feto durante la gravidanza, e che in una certa misura è collegato all'apprendimento: la capacità di sognare. Infatti i sogni riflettono le immagini e le situazioni che noi abbiamo immagazzinato nella memoria. Al di là delle interpretazioni degli psicanalisti (oggi duramente contestate) è evidente che costruiamo i nostri sogni con le esperienze e le immagini (o i frammenti di immagini) che accumuliamo durante la vita quotidiana, «montandole» poi in modo insolito e a volte strampalato durante la fase onirica. Questo avviene già nel feto? In altre parole il feto sogna?

Non lo sappiamo. Possiamo però fare qualche ragionamento. Un segnale tipico che un individuo stia sognando lo si ha nella cosiddetta fase REM (Rapid Eyes Movements), quando appaiono rapidi movimenti degli occhi sotto le palpebre chiuse. C'è questa fase REM nei feti? Nell'ultimo periodo sembra di sì. Lo si può dedurre osservando dei neonati prematuri.

Inizialmente, nei neonati prematuri (24-27 settimane) non esiste neppure una netta distinzione tra sonno e veglia. A 32 settimane però queste due fasi emergono nettamente, e verso la 37ª settimana (quasi al termine della gravidanza) appaiono infine le 4 fasi del sonno, con la fase REM e con i movimenti oculari rapidi tipici del sogno.

È quindi probabile che nelle ultime settimane il feto sogni, e sogni molto. A 38 settimane questa fase REM infatti dura già 20 minuti, su un ciclo di sonno di 70-80 minuti. E poiché il feto dorme il 75% del tempo, ciò in teoria significherebbe oltre 4 ore di sogni nelle 24 ore.

Quali immagini?

Ma che cosa può sognare un cervello che si sta ancora formando e che non ha mai visto niente? Quali immagini potrebbero emergere nei suoi sogni? Be', forse le stesse che popolano i sogni degli individui ciechi dalla nascita. E cioè non forme, o persone, ma sensazioni accumulate con gli altri sensi: l'udito, l'odorato, il gusto, e soprattutto il tatto. I ciechi dalla nascita sognano per esempio di aprire porte, di chiudere cassetti, eccetera.

Le ricerche di neurofisiologia concludono oggi che il sogno è una necessità per il «metabolismo» del cervello, ed è una fase forse destinata a permettere una riorganizzazione dei ricordi e degli apprendimenti che si accumulano. Quindi è un'attività indipendente dal fatto di aver avuto esperienze visive oppure no (anche se poi le memorie visive sono in pratica prevalenti e dominano i nostri sogni).

Quindi, pur non sapendo cosa può sognare un feto, si può immaginare che nel periodo REM il suo cervello rielabori e crei assemblaggi, sensazioni e apprendimenti acquisiti durante la sua vita fetale (una vita, per la verità, non molto varia).

Forse le voci, le musiche, i calci, i rumori, il battito cardiaco, il sapore del liquido amniotico (e magari anche Mozart e le poesie sul «gatto nel cappello») contribuiscono alla costruzione di questi strani «montaggi mentali» notturni, in attesa che le orecchie e gli occhi, aprendosi finalmente su un mondo tutto da scoprire, forniscano nuove esperienze da elaborare e da utilizzare poi nei sogni.

I ritmi del sonno nel feto

Un'ultima considerazione sul sonno del feto. L'alternarsi del giorno e della notte ha qualche effetto anche su di lui?

Come sappiamo, la nostra vita è regolata sul ritmo naturale delle 24 ore, il cosiddetto ritmo circadiano, che segue l'alternarsi della luce e del buio (e infatti esistono nel cervello delle cellule nervose, che formano il nucleo soprachiasmatico, vicino all'ipotalamo, che reagiscono alla luce e al buio provocando effetti a catena sul ciclo del sonno). Ebbene, si è scoperto che questo ritmo delle 24 ore esiste anche nel feto, ed è uguale a quello della madre. Ma non sembra essere regolato dal giorno e dalla notte.

Esperimenti su animali sembrano indicare che sia la madre stessa a sincronizzare il feto su questo ritmo con la variazione di certi suoi ormoni, che vengono trasmessi attraverso la placenta.

Questo collegamento tra i ritmi della madre e quelli del feto è stato dimostrato anche nella specie umana da studi dell'équipe del professor Carlo Romanini all'Università di Roma Tor Vergata. Si è visto che è il livello di cortisolo nel sangue della madre a regolare questo sincronismo: infatti quando a delle gestanti vengono somministrati (per curare particolari patologie) dei farmaci che appiattiscono la variazione del cortisolo nell'arco delle 24 ore, nel feto scompare il regolare ritmo attività/quiete. Quando invece si sospende il trattamento, il cortisolo nel sangue materno torna ad avere le sue variazioni circadiane di livello, e riprende così nel feto il normale alternarsi del ritmo attività/quiete.

Il fatto che i due orologi biologici della madre e del feto siano sincronizzati sulle 24 ore, tra l'altro, consiglia alla madre una vita regolare. Il lavoro a turni, per esempio, può confondere l'orologio interno della madre e, di riflesso, anche del feto. Così pure il *jet lag* dovuto al cambiamento del fuso orario.

In generale il feto non ama una vita disordinata. E si sa che i medici raccomandano alle gestanti di mantenere abitudini regolari durante la gravidanza, nell'alimentazione, negli orari del sonno, nel lavoro. Il corpo in questo modo è meno sottoposto a stress. E il feto ringrazia.

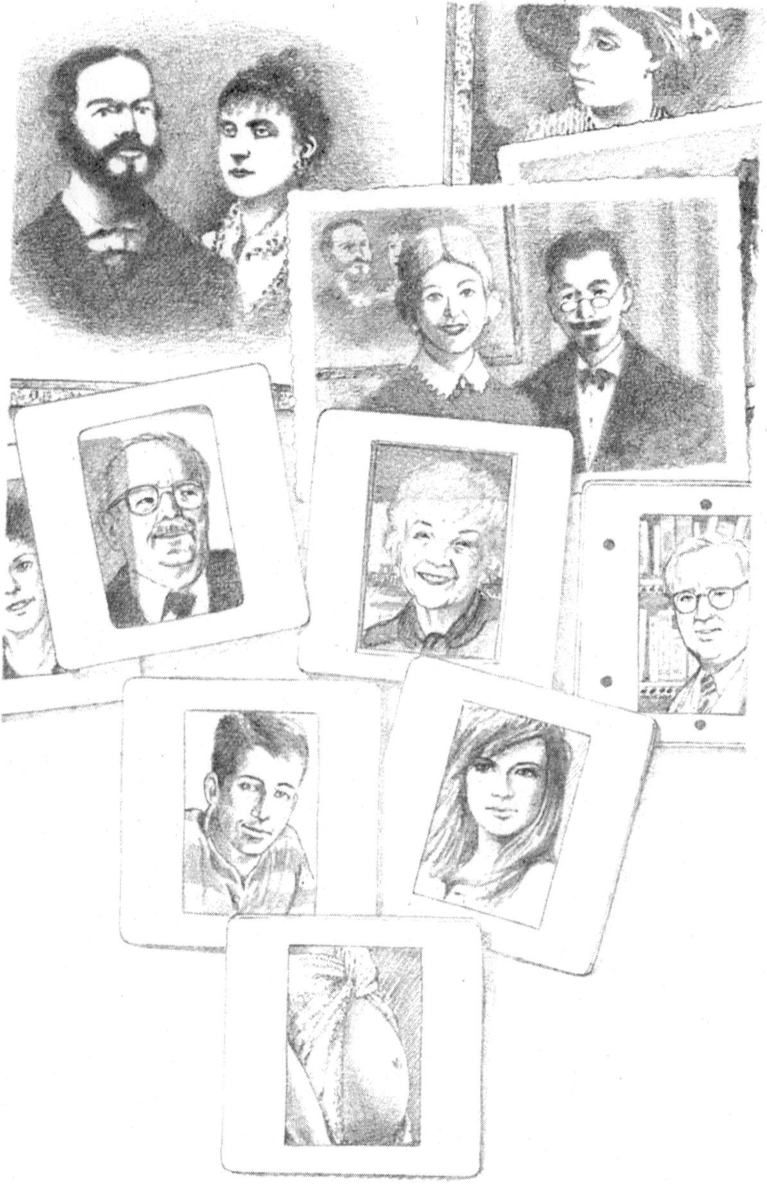

XI
A chi assomiglierà?

I piselli di Mendel

A chi assomiglierà il bambino che sta per nascere?

Da chi prenderà certe qualità, fisiche, mentali o caratteriali?

È una domanda intrigante che ogni genitore si pone. In attesa della nascita la curiosità è fortissima, e la speranza segreta è che il nascituro ci assomigli, e che naturalmente sia bellissimo, intelligentissimo, pieno di qualità e di virtù. Con qualche timore segreto che invece non sia proprio così.

Ma a chi assomiglierà? La genetica, a questa domanda, risponde con i piselli dell'abate boemo Johann Gregor Mendel, che a metà dell'Ottocento studiò in modo pionieristico le leggi dell'ereditarietà, incrociando alcune varietà di vegetali, in particolare di piselli. Scoprì così che, con il rimescolamento dei cromosomi (che fino ad allora non era mai stato osservato direttamente), si manifestavano nella discendenza dei caratteri dominanti e dei caratteri recessivi.

Studiando la riproduzione di varie generazioni di ibridi di piselli, rilevò che i caratteri dominanti comparivano in tutti i «figli» della prima generazione, mentre quelli recessivi in 1 su 4 dei «figli» della generazione successiva.

Queste leggi, scoperte studiando i piselli, sono valide ancora oggi nella genetica moderna, anche se naturalmente tutto quel-

Ognuno di noi ha 2 genitori, 4 nonni, 8 bisnonni, ecc. Risalendo all'epoca dei romani ciò significa, in teoria, un miliardo di miliardi di antenati diretti per ognuno di noi...

lo che si è scoperto in un secolo e mezzo di ricerche ha ampliato enormemente il quadro delle conoscenze.

Con le leggi di Mendel si può per esempio seguire «probabilisticamente» come gli occhi celesti o i capelli biondi scompaiano e riappaiano nelle generazioni. A condizione di avere i dati giusti sull'albero genealogico.

Ora, siccome i nostri caratteri somatici (naso, bocca, occhi, statura, miopia, calvizie, eccetera) sono l'espressione appunto dei nostri cromosomi (cioè dei nostri, circa, 100 mila geni), è evidente che quello che noi siamo, fisicamente, è l'espressione dell'eredità che abbiamo ricevuto dai genitori. Ma...

Centomila miliardi di figli

Ma naturalmente le cose sono molto più complicate. Intanto perché molti caratteri in realtà sono determinati da più geni e dalle loro combinazioni; e poi perché il rimescolamento genetico che avviene per ogni generazione crea una varietà potenziale di individui praticamente illimitata.

Chi gioca al totocalcio sa quanto sia difficile azzeccare la schedina vincente, perché partendo da sole 13 partite con tre possibilità di scelta per ciascuna (1,2,x) si arriva a un numero di combinazioni astronomico. Ora, immaginate quello che potrebbe succedere in una schedina con 100 mila partite... (giocando su due colonne e scegliendo ogni volta il gene di destra oppure quello di sinistra, cioè uno dei due «alleli»).

Qualcuno ha fatto il conto che in questo modo uno spermatozoo, dividendosi da 46 a 23 cromosomi, potrebbe in teoria dar luogo a 8 milioni di combinazioni diverse. E altrettanto avviene per l'ovulo femminile.

Ricombinandosi tra loro, poi, le sequenze teoricamente possibili a questo punto aumentano a dismisura. Il risultato è che 2 genitori potrebbero dar luogo a qualcosa come 100 mila miliardi di figli, geneticamente tutti diversi l'uno dall'altro!

Se poi si tiene conto di certi altri fattori di variabilità (*crossing-over*, sequenze instabili, mutazioni, eccetera), la cifra aumenta in modo ancor più vertiginoso.

Due fratelli, quindi, potrebbero essere diversi in miliardi e miliardi di modi differenti. Questo spiega la variabilità che esiste nelle somiglianze familiari.

Note singole e accordi

Ovviamente, partendo da uno stesso serbatoio genetico, quello del padre e della madre, i figli hanno buone probabilità di attingere a geni comuni, ed è per questa ragione che in famiglia gli individui hanno una certa rassomiglianza. Magari prendendo più dalla madre che dal padre, o viceversa. C'è comunque una certa impronta familiare, come si dice. Ma può anche succedere che la ricombinazione dei geni, come in una lotteria casuale, faccia uscire dei numeri inconsueti, al punto da dar origine a un individuo molto diverso.

A volte ciò può essere dovuto a un gene nuovo, mutato, che sconvolge la costruzione con risultati sconcertanti (e spesso patologici).

Le cose si complicano ancor più se si pensa che, come dicevamo poc'anzi, molti caratteri non sono l'espressione di un solo gene, ma di vari geni, che operano insieme, così come nella musica non ci sono soltanto note singole ma anche accordi. Per poter quindi ottenere un certo accordo (cioè una certa caratteristica genetica), bisogna che i vari geni di quella combinazione vengano passati da un individuo all'altro.

I figli maschi «matrizzano»?

È opinione diffusa che i figli maschi assomiglino più alla madre («matrizzino»), e le femmine invece più al padre. Ma i genetisti invitano alla cautela, perché non ci sono prove.

Ogni individuo è in realtà un mosaico casuale di geni, di cui il 50% del padre e il 50% della madre giocano alla pari, pur condizionati dalla famosa regoletta dell'abate Mendel sui caratteri dominanti e recessivi.

Quando diciamo di un bambino: «Oh! assomiglia moltissimo al padre», oppure «Ha preso tutto dalla madre», è perché siamo colpiti da alcune somiglianze (occhi, naso, bocca, capelli). Ma un individuo è composto da una moltitudine di somiglianze (o dis-

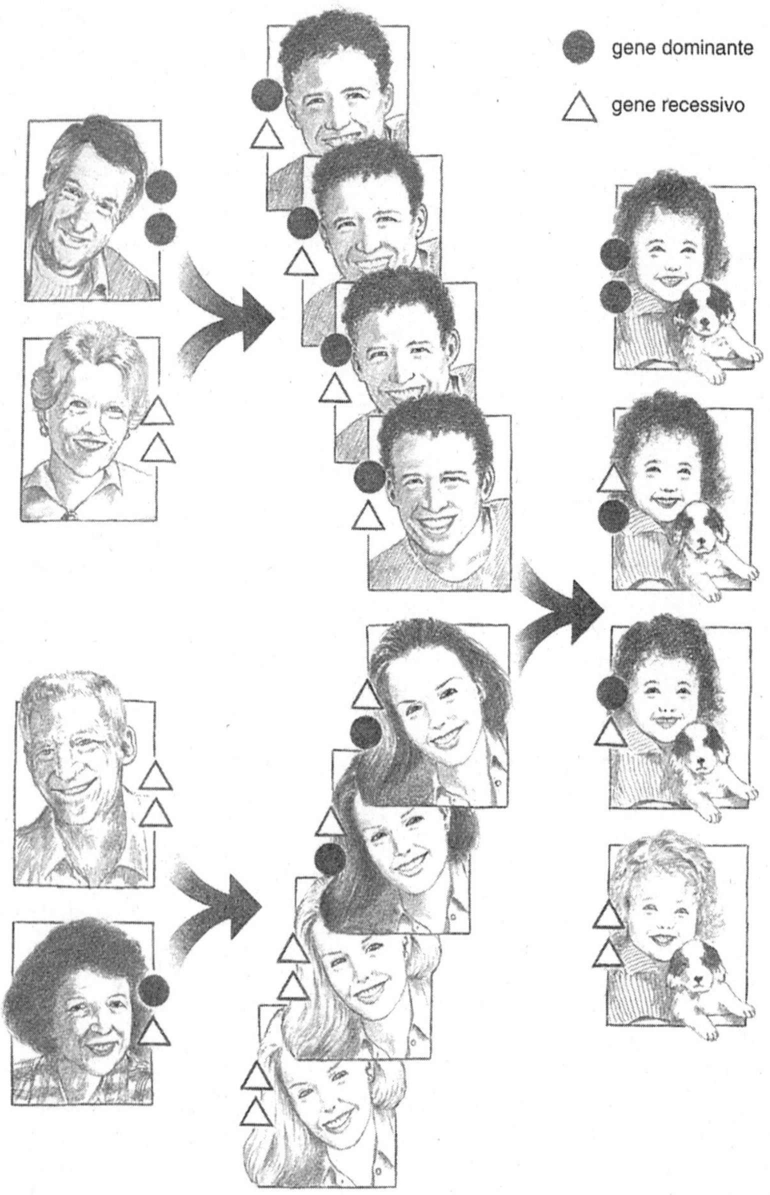
gene dominante
gene recessivo

somiglianze) che ci sfuggono. Nessuno dice per esempio: «Questo neonato ha proprio i reni del padre», oppure «Il suo pancreas assomiglia moltissimo a quello della madre». Oppure: «Guarda! Ha esattamente la stessa cistifellea del nonno...».

In effetti un organismo è fatto *anche* di occhi, naso, bocca e capelli, ma ancor più di mille altri organi e sistemi per la maggior parte nascosti, comprese le predisposizioni per certe malattie o per certe disfunzioni (ipertensione, carie dentaria, piastrine del sangue).

Ogni individuo è insomma un puzzle unico di geni, e quindi di caratteri: del resto se si vanno a vedere da vicino «gli occhi del padre» o «il naso della madre», ci si rende conto che in realtà sono parecchio diversi.

Quindi vostro figlio contiene la metà dei vostri geni e la metà di quelli del vostro partner: ma non sapete quale metà gli avete dato (possono infatti esserci, come dicevamo, 8 milioni di modi diversi di comporre questa metà). E non sapete soprattutto come vostro figlio ricombinerà il suo gioco, a partire dalle carte ricevute dalle due metà dei mazzi.

Tra l'altro, tutto questo spiega anche perché è illusorio pensare che, come si diceva una volta, «i bei pensieri fanno i bimbi belli»: nessuno, infatti, concentrandosi può trasferire mentalmente delle qualità che dipendono da tutt'altri meccanismi. Quello che però è vero, è che una madre serena, non stressata, una madre che vive in modo sano e felice la sua gravidanza, offre al suo piccolo la migliore nicchia (più ossigeno, cibo giusto, niente veleni) per sviluppare tutte le sue qualità.

Si può trasmettere l'intelligenza?

E l'intelligenza? Si può trasmettere ai figli? E in quale modo?

È un argomento questo che ha suscitato molte controversie in passato, e molte ne suscita ancora oggi.

Il colore degli occhi e dei capelli segue le regole dei geni dominanti e recessivi. Due genitori bruni possono procreare un figlio biondo, se sono portatori di geni recessivi che, uniti insieme, sono in grado di esprimersi.

Negli Stati Uniti, parecchi anni fa, un biologo aveva creato un centro per la raccolta di sperma di uomini molto intelligenti (premi Nobel, eccetera). E varie donne avevano utilizzato quegli spermatozoi per la loro fecondazione artificiale. Ci si rese rapidamente conto però che gli spermatozoi dei premi Nobel non erano molto consigliabili, perché, provenendo da persone anziane, potevano presentare alcuni inconvenienti per il buon andamento della gravidanza. Si fece quindi ricorso ad altri donatori più giovani, anch'essi dotati di quozienti di intelligenza molto alti, superiori a un punteggio di 145.

I risultati? Non esistono pubblicazioni al riguardo, né risulta siano stati compiuti studi sui bambini nati da queste inseminazioni, seguendoli nel loro sviluppo, a scuola, e valutando le loro prestazioni intellettuali. Va rilevato comunque che è sempre difficilissimo separare la genetica dall'ambiente, cioè capire quanta parte dell'intelligenza sia dovuta veramente ai geni e quanta invece agli stimoli ambientali: tanto più che, in questo caso, le madri erano certamente molto motivate a circondare i loro figli di tutti gli stimoli e le opportunità possibili.

In ogni caso non esistono dati. Né sembra che l'iniziativa abbia avuto un grande successo, nel senso che le «clienti» non pare siano state moltissime.

Questo esperimento è stato guardato con scetticismo dai genetisti. Infatti, se è certamente vero che il nostro cervello (come il fegato, lo stomaco o i reni) è il frutto di una costruzione biologica regolata dai geni, e che quindi anche l'intelligenza ha una base genetica, non è per niente detto che un individuo possa trasferire al figlio le sue strutture genetiche intelligenti.

Anche perché l'intelligenza è uno di quei caratteri che risulta dall'azione di molti geni (non si sa neppure di quanti). E nella lotteria che avviene per la trasmissione da una generazione all'altra, questi geni possono ricombinarsi nei modi più diversi.

Tutto ciò fa venire in mente la famosa battuta del commediografo e umorista inglese George Bernard Shaw che, quando la famosa danzatrice Isadora Duncan gli disse «Ah! maestro, se potessimo fare un figlio insieme, con la sua intelligenza e la mia bellezza...», rispose: «E se venisse fuori con la mia bellezza e la sua intelligenza?».

Certo che da 2 genitori e 4 nonni intelligentissimi è molto probabile che la lotteria genetica fornisca al neonato dei numeri buoni. Ma non è detto...

Che cos'è l'intelligenza?

Del resto, che cos'è esattamente l'intelligenza?

Con la parola «intelligenza» noi indichiamo qualcosa che in realtà non sappiamo ben definire. Solitamente si dice che è la capacità di risolvere problemi (cosa che nella storia dell'evoluzione umana è risultata essere una carta vincente nella lotta per la sopravvivenza). Ma anche questa capacità può avere molte componenti.

Studiando il cervello dei ratti si è visto, per esempio, che alcuni posseggono più di altri la capacità di orientarsi, di trovare la strada giusta. Questa è stata definita «intelligenza spaziale», che consente di riconoscere i luoghi e trovare le soluzioni giuste in un labirinto (o, per un uomo preistorico, di orientarsi bene in un territorio di caccia).

Nei conigli è stata osservata una differenza genetica tra conigli «esploratori» e conigli «sedentari», due diversi tipi di comportamento (uno più adatto per cercare cibo e nuovi partner, l'altro più adatto per evitare rischi di predazione), entrambi utili alla sopravvivenza, a seconda delle circostanze. E anche qui viene da pensare a certi uomini che posseggono un maggior spirito di intraprendenza, e che sanno lanciarsi con successo in nuove imprese; oppure ad altri che sono invece più inclini a ripiegarsi sulla riflessione, e magari sullo studio. Due tipi diversi di «intelligenza» (non intercambiabili).

Poi c'è chi ha una maggiore capacità di concentrarsi, di mantenere alto il livello di attenzione (cosa collegata, sembra, al sistema di attivazione dopaminergico). Questa capacità è una componente molto importante, perché consente per esempio una maggiore concentrazione nello studio, e un atteggiamento migliore nei confronti della scuola (e, di riflesso, nei confronti della cultura in generale), atteggiamento che molti ragazzi più «dinamici» non hanno.

Si comincia così a provare piacere (e a ottenere successo) in certe attività intellettuali. E quindi a coltivarle. Così come chi comincia ad avere successo nell'atletica è incentivato ad allenarsi di più per ottenere risultati sempre migliori (per questo è così importante «allenarsi» a leggere). È insomma una «carriera verso l'intelligenza» che è frutto di una spirale positiva. Si diventa intelligenti se si ha la capacità (forse genetica) di cercare nuovi stimoli, di «processarli», di mantenere alta la concentrazione.

Già questi pochi esempi possono far capire la complessità del problema, in quanto possono entrare in gioco moltissimi fattori (fra gli altri, la stessa capacità di memorizzare), che determinano un risultato complessivo da noi chiamato «intelligenza» (ma forse dovremmo usare il plurale: «intelligenze»).

Trovarne la struttura neurologica o biochimica o genetica si è rivelata finora un'impresa senza successo. Si è capito invece che cos'è il contrario dell'intelligenza: smontando le varie parti del cervello e provocando certe lesioni o deficit (neurologici o biochimici), si è riusciti a diminuire le capacità intellettive. Ma non si è capito come si possano *aumentare* queste capacità.

Quantità e qualità

L'unica indicazione interessante viene forse dalla comparazione tra il cervello umano e quello animale. Osservando al microscopio le cellule nervose dell'uomo e del topo (o di altri mammiferi), si è visto che esse sono quasi indistinguibili. Anche il topo infatti ha nella corteccia cerebrale lo stesso tipo di cellule piramidali e stellate. Anche la densità dei neuroni per millimetro quadrato è uguale. E le sinapsi? Stesso discorso: sono simili. Persino la densità delle sinapsi per millimetro cubo è la stessa.

La differenza più appariscente sembra consistere nella quantità di neuroni, più che nella qualità. La corteccia umana è infatti molto più estesa e più spessa di qualsiasi altra. È quasi 3 volte più grande di quella di uno scimpanzé, e 150 volte più grande di quella di un mammifero insettivoro primitivo.

Nell'uomo, quindi, il numero dei neuroni è enormemente più elevato: decine di miliardi di neuroni, contro i 7 miliardi dello scimpanzé, o i 65 milioni del topo.

Ma la cosa più importante, forse, è che nella storia dell'evoluzione questo aumento è avvenuto in aree strategiche, quelle preposte alle funzioni superiori (come l'area del linguaggio o quella prefrontale, dove le informazioni vengono processate). Il maggiore spessore della corteccia umana ha, di riflesso, fatto aumentare la quantità delle cellule nervose stellate, cioè di quei neuroni che si collegano in modo molto ramificato con le altre cellule, aumentando così i processi di associazione ed elaborazione delle informazioni.

Da qui a dire che la quantità di neuroni, e il loro «affollamento» in certe aree piuttosto che in altre, determini un maggior flusso di informazioni, di elaborazioni e quindi un maggior talento (o maggiori talenti in certi campi), ce ne corre. Ma certo è un'ipotesi suggestiva.

In realtà, dentro questa Amazzonia cerebrale, fra i suoi miliardi di intrecci e ramificazioni, entrano in gioco troppi fattori che ancora non conosciamo.

I geni e la famiglia

A chi assomiglierà, quindi, vostro figlio dal punto di vista dell'intelligenza? Nessuno lo può dire. Si possono però fare due considerazioni.

La prima è che l'impronta della famiglia non è certamente ininfluente. L'intelligenza (o anche la scarsa intelligenza) non è automaticamente ereditata, ma partendo da certi buoni mazzi di carte iniziali è più probabile avere buoni giochi (tenendo però sempre presente la grande variabilità individuale a ogni generazione).

L'altra considerazione riguarda invece l'educazione. Questo è forse l'aspetto più importante. I geni, infatti, non li possiamo scegliere, perché non sono sotto il nostro controllo: l'educazione invece sì. Qualunque sia il patrimonio biologico del cervello alla nascita, è possibile sviluppare le sue potenzialità in modo decisivo, grazie a un ambiente adatto.

Ci sono sportivi (anche vincitori di medaglie olimpiche) che hanno cominciato a fare sport come fisioterapia per recuperare i postumi di un handicap: e il loro lavoro sui muscoli è stato così intenso che a un certo punto sono diventati dei veri atleti. E poi persino dei campioni.

«Il genio» diceva Honoré de Balzac «è lunga fatica e perseveranza.» Non è esattamente così, tuttavia senza fatica e perseveranza le potenzialità del cervello non riescono a esprimersi.

Per questo occorre un ambiente che dia le migliori opportunità educative, offra stimoli e occasioni per sviluppare i talenti innati, e dia la possibilità di esplorare, di esercitare la curiosità e l'immaginazione. Ne riparleremo meglio in uno dei capitoli conclusivi.

La timidezza è ereditaria?

Ma il bambino potrà assomigliare ai genitori anche sotto altri punti di vista? Non solo per quel che riguarda gli occhi, il naso, o l'intelligenza, ma anche per quel che riguarda il carattere?

I genetisti, da qualche tempo, stanno effettivamente scoprendo l'esistenza di certi geni che sembrano collegati al comportamento. È una ricerca ancora agli inizi, ma estremamente interessante. Anche perché mostra quanta influenza abbia, nel comportamento umano, la base biologica. E ci rivela anche come tante cose, che si pensava fossero il risultato di situazioni ambientali, o di conflitti psicologici, trovino in realtà la loro spiegazione in una predisposizione genetica.

Per esempio, quante teorie sono state fatte sul problema della «pipì a letto»? Oggi è stato scoperto il gene della «pipì a letto», localizzato sul cromosoma 13. Nella loro ricerca i genetisti procedono un po' come faceva l'abate Mendel, sia pur in un modo molto più complicato: cercano nell'albero familiare la presenza ricorrente di talune caratteristiche e, seguendo certi schemi e marcatori, riescono pian piano a stringere le alternative fino a individuare il gene.

Ma non sempre le cose sono così chiare, perché spesso entrano in gioco molti geni, ed è difficile trovare il bandolo della matassa. Tuttavia, anche senza esser riusciti a localizzare i geni coinvolti, si è capito che esiste una certa continuità familiare in taluni comportamenti: per esempio la timidezza.

La timidezza è stata studiata oltre che negli uomini anche negli animali, in particolare nei cani. E si è giunti alla conclusione che esista effettivamente una base genetica di questo comportamento. In altre parole se siete una coppia costituzionalmente timida, c'è una certa probabilità che anche vostro figlio lo sia. Al di là, ovviamente, dell'influenza psicologica che avrà su di lui il vostro modello di comportamento.

Geni della felicità e dell'infelicità?

Qualche tempo fa è stata annunciata la scoperta del cosiddetto «gene della felicità», o meglio del fatto che un atteggiamento positivo verso la vita (in pratica un certo temperamento ottimista) sia il risultato di una predisposizione genetica. È possibile, anche se è tutto da verificare. Del resto è ormai largamente diffusa l'idea che anche la depressione sia legata a una predisposizione genetica, pur non essendo ancora stati identificati i geni coinvolti (pare che ve ne siano diversi).

Anche molti altri tipi di comportamento, come per esempio la tendenza a essere violenti, sembrano avere una predisposizione genetica. Persino la mancanza di paura, tipica di certi personaggi «coraggiosi», come gli eroi in guerra o, più in generale, coloro che mostrano sprezzo del pericolo compiendo azioni rischiose, potrebbe avere una base biologica innata.

È noto, del resto, che somministrando degli ormoni androgeni si possono rendere più aggressivi tutti gli animali. È probabilmente questo, del resto, il motivo per cui gli uomini, mediamente, hanno comportamenti più aggressivi delle donne (con tutte le eccezioni che conosciamo...).

Ciò non significa che l'ambiente non abbia importanza: ne ha moltissima. Anzi, molti studi mettono in risalto quanto l'ambiente possa plasmare un individuo, canalizzando, tra l'altro, anche le sue esuberanze verso manifestazioni più creative. E quanto, naturalmente, possa anche esaltare o incoraggiare certe tendenze negative, fornendogli il terreno adatto per esprimerle.

Geni anche per l'omosessualità?

Un'ultima cosa, prima di concludere. A volte si creano equivoci sulla parola «ereditarietà» (che di proposito non abbiamo usato in queste pagine): in molti casi sarebbe forse meglio definire certi caratteri genetici, anziché ereditari. È evidente che i geni che noi portiamo nelle nostre cellule non provengono da Saturno, provengono dai nostri genitori, quindi li abbiamo «ereditati». Ma, per le ragioni che abbiamo più volte illustrato, non li abbiamo ereditati come si eredita una credenza, un tappeto o una casa in campagna. Perché quel che conta è come questi geni si combinano.

Da una generazione all'altra, malgrado le molte somiglianze, possono esservi anche molte dissomiglianze. Quindi, pur essendo di natura genetica, certi caratteri non sono necessariamente l'eredità del padre o del nonno.

Tra l'altro, talune ricerche sembrano indicare che anche l'omosessualità (o certi tipi di omosessualità) possa avere una base genetica, innata. Eppure si tratta di geni che provengono da genitori, nonni e bisnonni esenti da questo tipo di preferenze (anche se è vero che oggi la situazione culturale permette all'omosessualità di uscire allo scoperto, cosa quasi impossibile in passato). Si tratta di ragazzi che hanno delle *rêveries* maschili sin dall'adolescenza, così come gli altri a quell'età hanno fantasticherie femminili.

In casi come questi, i genitori si sentono smarriti, non si riconoscono in questa «eredità», è come se si ritrovassero di fronte a un marziano. E molti hanno difficoltà ad accettare una tale diversità. Eppure anche questa fa parte della «schedina» genetica.

Naturalmente c'è da tener presente una cosa fondamentale: l'importanza dello sviluppo fetale, nella storia di un individuo, perché in quella fase il feto può essere influenzato da molti fattori (per esempio dai dosaggi ormonali in circolo): e a volte delle caratteristiche che supponiamo «innate» sono forse dovute non tanto alla genetica, quanto all'azione dell'ambiente uterino sullo sviluppo del feto. Questo vale per molte delle cose che abbiamo detto in questo capitolo.

Miliardi di antenati

Non bisogna infine dimenticare che nei circa 100 mila geni del nostro patrimonio genetico (e nelle loro combinazioni) c'è di tutto: non ci sono soltanto i nostri 2 genitori, ma i nostri 4 nonni (che hanno trasmesso i loro geni ai nostri genitori), gli 8 bisnonni, che hanno trasmesso i loro geni ai nostri nonni, e così via. Andando indietro per sole 10 generazioni (circa 3 secoli) si arriva già a 1000 antenati diretti. Arrivando al tempo delle crociate si arriva a 1 miliardo di antenati diretti. E al tempo dei romani, a 1 miliardo di miliardi di antenati diretti!... Fate voi stessi il conto.

È evidente che la maggior parte di questi nostri antenati diretti erano la stessa persona, perché non sono mai vissuti tanti uomini sulla Terra dall'origine della specie umana.

Ma cosa vuol dire questa sorprendente piramide di antenati? Vuol dire che in soli 2000 anni (poca cosa per la vita di una specie) noi abbiamo collezionato per strada una enorme quantità di geni diversi, e che il nostro patrimonio genetico è come un abito di Arlecchino, composto da un'enormità di sequenze e di frammenti, alcuni dei quali risalgono addirittura a milioni o a miliardi di anni fa. Infatti risalendo di padre in padre, di madre in madre, si può arrivare alle alghe unicellulari, le prime forme viventi apparse sulla Terra.

Vostro figlio che sta per nascere porta dentro di sé tutto questo: il suo corredo genetico (come il vostro) è il riassunto della vita sul pianeta e della storia della nostra specie. O, per meglio dire, è quel che è rimasto nel setaccio dopo una lunghissima storia evolutiva. Raccoglie quel che la selezione ha conservato per la continuazione della sua e della nostra specie. In questo noi tutti ci assomigliamo molto, perché ciascuno di noi consiste in un patrimonio straordinario che sarà a sua volta trasmesso alle generazioni seguenti.

Ma torniamo ora dalla madre, per seguire le ultime fasi della gravidanza. Il parto è ormai vicino e il travaglio sta per cominciare.

Parte III

LA NASCITA

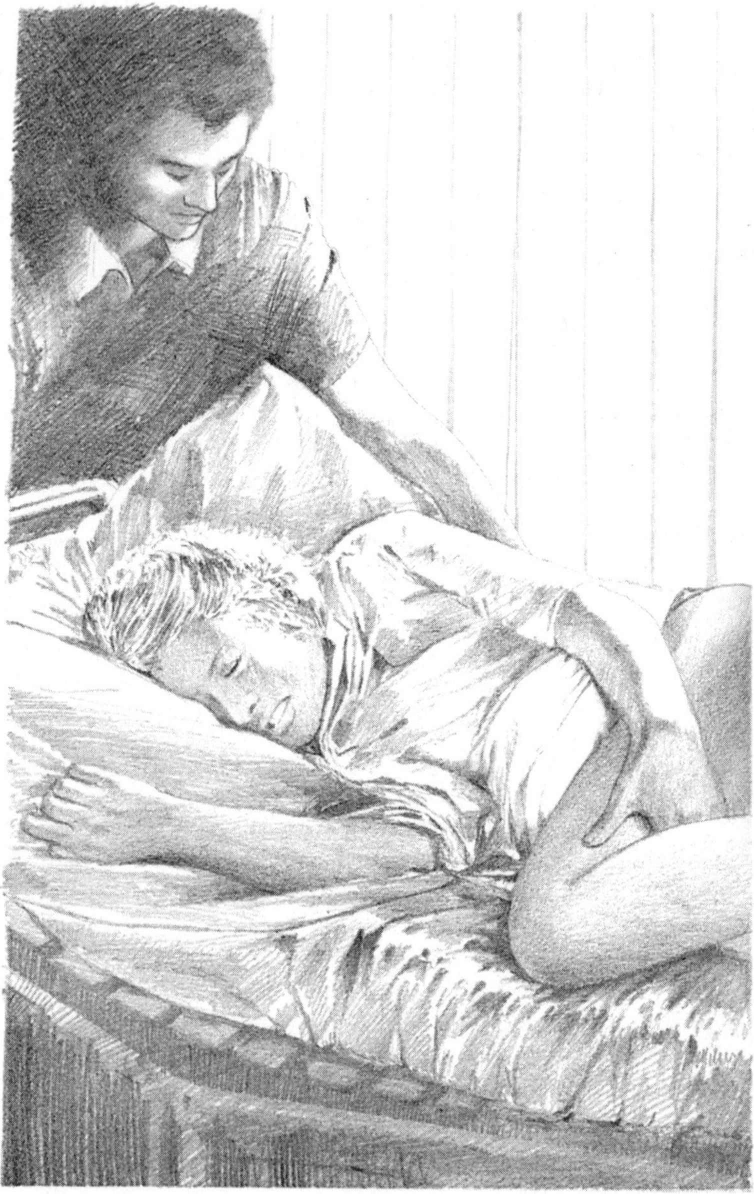

XII

Il travaglio

La fine di un lungo viaggio

Il lungo viaggio del feto nel corpo della madre sta giungendo alla fine. Dopo mesi di trasformazioni e di crescita il futuro bambino è pronto a uscire. Ma non sarà facile. Sarà il momento più delicato perché passerà da un mondo subacqueo alla terraferma: dovrà cominciare per la prima volta a respirare, a mangiare con la bocca, a fare i conti con il freddo e le temperature che cambiano (nel ventre materno la temperatura è calda e costante), eccetera. E tutto dovrà funzionare alla perfezione, nello spazio di pochissimi minuti, senza mai aver fatto delle prove, come per esempio dilatare i polmoni per vedere se funzionano... Sebbene siano ormai milioni di anni che questo processo si ripete, non si può fare a meno di rimanere meravigliati dalla complessità e dalla precisione dei meccanismi che si mettono in moto.

Se volessimo semplificare il travaglio e il parto riducendolo a un unico concetto basterebbe dire che tutto il processo della nascita è rallentato da un «ritardatario»: il collo dell'utero. Alla fine della gravidanza infatti, l'utero comincia a produrre delle contrazioni per espellere il feto (che già è in attesa di uscire), ma il collo dell'utero non è ancora pronto. Come quei cancelli automatici azionati col telecomando, si apre lentamente. Ha bisogno di varie ore per ammorbidirsi e assottigliarsi, in modo da consentire il passaggio del bambino. Il problema in fondo è tutto qui.

Il travaglio insomma non è altro che la lenta apertura del collo dell'utero, mentre l'utero stesso già spinge impaziente. Questa situazione può provocare dolori, e una grande tentazione da parte della madre di assecondare questa pressione con delle spinte. Ma bisogna saper aspettare, altrimenti si rischiano pericolose lacerazioni.

Solo quando l'utero è completamente dilatato, il parto può cominciare. E infatti, da quel momento in poi, l'uscita del bambino avviene di solito in breve tempo.

Insomma è un po' la stessa situazione del semaforo in città, con un automobilista che preme impazientemente sull'acceleratore in attesa del verde. Quando arriva, la macchina passa subito.

L'importanza della preparazione

I medici e gli ostetrici suddividono il parto in tre tempi: nel primo si assiste, come abbiamo detto, alla lenta apertura del collo dell'utero, nel secondo avviene il parto vero e proprio e nell'ultimo avviene un «secondo parto», quello della placenta, che viene quindi espulsa. Ognuna di queste fasi richiede degli interventi particolari da parte dell'équipe medica e coinvolge la madre in sforzi fisici e psicologici molto diversi.

Il parto è anche il punto d'arrivo di un lungo periodo di preparazione, durante il quale il ginecologo ha avuto un ruolo fondamentale. Oltre a seguire, monitorare e controllare il buon decorso della gestazione (e a chiarire con spiegazioni e consigli ogni fase della gravidanza) ha avuto l'opportunità di preparare anche psicologicamente la madre, allontanando le paure, i timori e i preconcetti che potevano crearle tensioni nei nove mesi di attesa. In questo delicato compito è stato coadiuvato dai corsi di maternità dedicati a entrambi i genitori. In questi corsi, come si sa, vengono impartiti consigli e spiegate tecniche per affrontare correttamente la gravidanza (dal modo di respirare a quello di dormire). Solitamente a questi incontri intervengono anche altri medici con piccole conferenze, e si ha anche l'opportunità di effettuare delle visite negli ospedali per conoscere i luoghi, il personale, le tecniche e gli strumenti che aiuteranno la donna al momento del parto. Si cerca insomma di rendere familiare tutto ciò che la donna troverà intorno a sé quando sarà arrivato il momento di mettere al mondo il figlio.

Chi decide il momento della nascita?

Sebbene tutta l'attenzione sia rivolta alla madre, anche il feto si sta preparando silenziosamente alla nascita. Durante l'ultimo mese di gravidanza, infatti, comincia a mandare dei segnali alle strutture che lo mantengono in vita, come la placenta, e indirettamente anche alla madre. Un po' come un astronauta all'interno di un razzo pronto a decollare, anche il feto comunica con la sala di controllo poco prima del decollo. Questo dialogo non è fatto di parole, ma di messaggi chimici. Sono informazioni molto precise che il suo cervello, tramite l'ipofisi, invia alla placenta. A un certo punto la stimola a produrre molecole particolari, che trasformano il progesterone (un ormone che inibisce le contrazioni dell'utero) in estrogeni (che al contrario stimolano le contrazioni). È come se il suo cervello avesse girato la chiave del quadro, «mettendo in moto» la nascita vera e propria.

Alcuni ricercatori, come Peter Nathanielsz, della Cornell University, ritengono infatti che sia proprio il feto a decidere il momento della nascita. Questo meccanismo ormonale è stato accertato nella pecora e in altri animali: è quindi probabile che funzioni anche nell'essere umano.

L'«innesco» prodotto dal feto produrrebbe una sequenza di scambi ormonali che darebbero il via al travaglio.

Saltano le sicure

Il travaglio non inizia all'improvviso, ma dolcemente. La donna sente che il bambino è sceso e lo sente grazie a un alleggerimento della pressione contro il diaframma.

Contemporaneamente si verifica però un graduale aumento della pressione contro la vescica e la donna comincia ad andare più spesso al bagno per fare la pipì. È un segnale che qualcosa si sta muovendo, in ogni senso.

L'utero per tutta la gravidanza è stato come un sacco che si è ingrandito sempre più. A questo punto ricorda una grande damigiana rovesciata, con uno spesso collo e un tappo di sughero. Il collo dell'utero (la cervice) infatti, è spesso e duro e strozza l'unica via d'uscita per il feto. Il suo sbocco è ostruito da un «tappo» di muco che sigilla tutto ermeticamente (anche se il feto e il liquido non potrebbero comunque uscire perché rinchiusi nella membrana amniotica). Ed è proprio questo tappo che cede per primo. Il suo scopo era soprattutto quello di bloccare la via a eventuali infezioni batteriche, ma ora non serve più, perché tra poche ore dovrà passare il bambino.

Quando il tappo di muco viene espulso dalla vagina non sempre una donna se ne accorge. A volte è evidente, a volte no. Può staccarsi addirittura una settimana prima del travaglio: non è quindi un segnale sicuro che il travaglio e il parto siano imminenti.

Si apre la via

Saltato il tappo, è ora il momento del «collo della damigiana», cioè del collo dell'utero: per nove mesi aveva stretto la sua morsa per impedire al sacco amniotico (e quindi al feto) di uscire, ma ora si allenta, si ammorbidisce. Questa parte terminale dell'utero non contiene muscoli, ma è costituita da un tessuto fibroso che comincia a rilassarsi, e a dilatarsi sempre più col passare delle ore. Il risultato di arrivo di questa trasformazione sarà davvero straordinario. Immaginate che l'entrata di casa vostra si trasformi in pochissime ore in un Arco di Trionfo: è quello che accade al collo dell'utero.

A questo punto, in teoria, la via è aperta, e il bambino potrebbe già provare a uscire nel nuovo mondo. Da solo però non ce la farebbe, non ne avrebbe la forza. È necessario l'intervento di un motore, costituito dalle contrazioni dell'utero, le quali hanno già cominciato a farsi sentire. Ecco come funzionano.

Le contrazioni

L'utero è costituito da due fasce principali di muscoli: una circolare e l'altra longitudinale. Se pensate a come si preme un tubetto di maionese («strozzandolo» con le dita e spingendo verso l'uscita), vi apparirà chiaro come agiscono queste due fasce muscolari al momento di una contrazione.

Il problema è che si tratta di muscoli involontari, fibre cioè che non si possono comandare volontariamente. Proprio come quelli del cuore (nessuno può decidere di bloccare il proprio battito cardiaco). Ecco perché una donna non può controllare le contrazioni.

Il travaglio mette in moto una vera e propria rivoluzione chimica, con una pioggia di ormoni e di sostanze chimiche che inondano le vie sanguigne. Alcune, come le prostaglandine (che provocano l'ammorbidimento del collo dell'utero e la sua dilatazione), quando sono prodotte in modo massiccio hanno anche un altro effetto: fanno aumentare in intensità e potenza le contrazioni. Queste ultime, a loro volta, stimolano la produzione di nuove prostaglandine, e così via.

Le contrazioni insomma, come tutto il travaglio, sono innescate e regolate da una vera e propria cascata di ormoni. Si tratta di un complesso meccanismo a catena che la donna, pur partecipandovi attivamente, non può più controllare. La sua ipofisi, per esempio, secerne ossitocina, un ormone che induce l'utero a contrarsi vigorosamente. E più c'è ossitocina nel sangue, più viene stimolata la sua produzione, generando una spirale apparentemente senza fine.

La situazione della madre a questo punto ricorda molto quella degli astronauti, per i quali, dopo il decollo, è impossibile tornare indietro. Infatti è difficilissimo arrestare il travaglio.

A volte però, malgrado la donna avverta delle contrazioni, non si tratta affatto di travaglio, ma di spasmi muscolari non previsti, che nulla hanno a che fare con il travaglio. Sono dei falsi allarmi.

E se fosse un falso allarme?

La maggior parte delle donne è in grado di riconoscere immediatamente le vere contrazioni dai falsi allarmi, provocati da spasmi, a volte anche dolorosi, che si fanno sentire proprio verso la fine della gravidanza. Come riconoscere le contrazioni vere da quelle false?

Un sistema molto semplice è quello di misurare la loro durata con un orologio. Le contrazioni da travaglio, infatti, hanno una cadenza regolare (più o meno ogni 15-20 minuti) e tendono a ravvicinarsi col tempo. All'inizio durano tra i 15 e i 30 secondi, per poi arrivare a 60 secondi e più. Non scompaiono se la donna si muove; anzi, se prova a camminare le sente ancora più forti. Man mano aumentano di durata, intensità e dolore.

Le vere contrazioni, inoltre, agiscono su più fronti. Iniziano con la sensazione che il ventre si tenda e si irrigidisca sempre più (a volte questa sensazione si propaga anche sulle cosce): si prova un dolore strano, nuovo, che parte dalla schiena e avvolge progressivamente la parte anteriore del corpo, dove si trova il bambino.

Le contrazioni false invece tendono a essere quasi esclusivamente addominali (cioè sulla pancia), e sono meno intense e molto irregolari nel loro ritmo. Inoltre non aumentano mai progressivamente la loro durata, e tendono a scomparire se ci si muove.

L'inizio del travaglio

Può capitare che una donna non si accorga neppure di avere le prime avvisaglie delle vere contrazioni. A volte lo scopre durante una visita di routine, quando in base ai conti fatti, il parto sembra ancora lontano. Molto spesso, del resto, l'inizio del travaglio avviene quando la donna meno se l'aspetta: di notte, mentre sta svolgendo alcune faccende domestiche, per strada…

Non c'è da perdere la calma, perché la nascita di solito è ancora molto distante, bisognerà attendere parecchie ore. È inutile andare all'ospedale, perché anche in ospedale bisognerebbe semplicemente aspettare che evolva la situazione. In questa primissima fase quindi è meglio stare a casa, in un ambiente familiare. E rilassarsi.

Cosa è meglio fare? Gli esperti non pongono limiti. Si può fare tutto, o quasi. Si può guardare la TV, dormire, camminare, leggere, giocare a carte, fare la doccia o anche un bel bagno caldo. Soprattutto è consigliabile conservare le energie per le ore che seguiranno… È un'attesa che può durare fino a 20 ore, ma di solito si tratta di circa 8-10 ore per il primo figlio e molto meno per quelli successivi (il secondo parto è sempre più veloce del primo).

Si rompe la diga

Il segno più evidente che il travaglio è in atto, tuttavia, è la cosiddetta «rottura delle acque». In realtà a rompersi sono le membrane che avvolgono il feto e il suo liquido amniotico: è come se si rompesse l'acquario in cui per nove mesi è vissuto il feto.

È opinione diffusa che la rottura delle acque sia un fenomeno violento e improvviso, simile al crollo di una diga. In realtà questo capita solo a 1 donna su 10: non di rado accade proprio il contrario, cioè che il liquido amniotico esca goccia a goccia. È bene che la donna sia sempre attenta a tutto ciò che fuoriesce dalla vagina, durante la gravidanza. A volte è da piccoli segnali che si hanno preziose informazioni su cosa sta accadendo dentro l'utero.

Il partner

Adesso ci siamo. Le contrazioni sono iniziate, e tra poco nascerà il bambino. Come può rendersi utile il partner in queste ultime ore?

Il suo aiuto e la sua assistenza durante tutto il periodo del travaglio (e della gravidanza in generale) sono molto importanti. E non è detto che debba necessariamente trattarsi del padre, può essere anche un genitore, una sorella, un parente o un'amica. Avere una persona vicina che capisca lo stato d'animo della partoriente e ne condivida le sensazioni è di grande conforto per la donna.

Questo angelo custode può essere d'aiuto in molti modi: misurando la durata delle contrazioni e il tempo intercorso tra una e l'altra, incoraggiando la donna, respirando assieme a lei, aiutandola a camminare, leggendole un libro, chiacchierando con lei per distrarla.

In proposito molti ostetrici consigliano di praticare leggeri massaggi alla parte bassa della schiena, magari servendosi di una palla da tennis da fare ruotare lentamente. L'uso di creme idratanti durante il massaggio può invece alleviare la tensione della pelle.

Il partner deve tenere a mente che, benché all'inizio la futura madre sia molto eccitata all'idea del parto imminente, potrebbe in seguito provare un po' di paura per tutto quello che dovrà affrontare. Sarà quindi compito suo calmarla e confortarla se apparirà tesa (i segnali sono sottili ma evidenti: denti stretti, pugni chiusi, fronte corrucciata, oppure respiro affannoso), evitando soprattutto di ricorrere a farmaci.

È importante, in proposito, sottolineare che i medici sconsigliano nel modo più assoluto l'assunzione di ansiolitici per calmare la paura e la tensione. Potrebbero infatti avere l'effetto di deprimere la respirazione nel bambino, con la conseguenza che al momento della nascita il neonato rischi di avere problemi respiratori.

Il momento di recarsi all'ospedale ora si avvicina. Occorre essersi ben preparati in anticipo a quest'ultima fase della gravidanza.

Preparare il trasferimento

Non è mai possibile prevedere la data esatta del parto: può accadere infatti che le contrazioni arrivino parecchio prima del previsto. Non bisogna quindi lasciarsi cogliere di sorpresa.

Come prepararsi? Ecco in proposito che cosa suggeriscono gli esperti:
– essere in grado di contattare il ginecologo o il proprio medico anche fuori dall'orario di studio;
– ripercorrere più volte, insieme a chi guiderà, la strada per l'ospedale, misurando le distanze e i tempi, scoprendo percorsi alternativi. Bisogna considerare che, a seconda delle stagioni (pioggia, neve) o dell'ora (traffico), il viaggio può allungarsi notevolmente;
– tenere il mezzo di trasporto in perfetta efficienza, assicurandosi, fra l'altro, che sia sempre ben rifornito di carburante;
– se si hanno altri bambini, mettersi d'accordo con qualcuno che se ne possa occupare;
– elaborare con un amico, o eventualmente con un vicino di casa, un piano di emergenza qualora tutto dovesse avvenire in assenza del partner;
– preparare due valigie (una più piccola per il travaglio, l'altra più completa per la degenza in ospedale) con lo stretto necessario e tenerle sempre pronte. Che cosa è meglio metterci dentro? Tutto quello che serve (senza esagerare), come una vestaglia, un paio di camicie da notte (con apertura frontale per allattare il neonato), le pantofole, il *nécessaire*, un abito comodo per il ritorno a casa, un vestitino per proteggere il neonato durante il viaggio di rientro, eccetera. Ma ogni ospedale ha le sue regole, ed è quindi meglio informarsi lì su cosa includere in questa lista.

Qualche piccolo consiglio in più: è meglio portare anche dei calzettoni pesanti (nelle sale travaglio a volte fa freddo), del burro di cacao per evitare che le labbra si disidratino troppo e si screpolino (soprattutto quando si soffia durante le contrazioni da travaglio), e magari un po' di miele, l'unico eccezionale alimento adatto durante il travaglio per recuperare energie senza provocare nausee e vomito. Inoltre qualcosa da sgranocchiare per il partner che assisterà la partoriente, numeri di telefono degli amici e dei parenti da tenere informati.

Un ultimo consiglio: accertarsi che la videocamera o la macchina fotografica siano pronte, cariche e soprattutto con le batterie nuove.

È ora di andare in ospedale

Saranno le contrazioni a dire quando bisogna uscire di casa. Per il primo parto è importante essere già in ospedale quando le contrazioni si susseguono a intervalli di circa 5 minuti. Per quelli successivi bisogna andarci prima, cioè quando la loro frequenza è di una ogni 10-15 minuti. A questo punto le contrazioni sono forti e possono essere anche abbastanza dolorose. La loro intensità varia da una donna all'altra.

Quando la partoriente arriva all'ospedale, la prima tappa è il reparto di ostetricia, dove avverranno le fasi più lunghe del travaglio. Non è un'area di «parcheggio», ma di controllo, in attesa del «via libera» al parto.

In questo reparto la donna verrà visitata per valutare la progressione del travaglio, attraverso soprattutto il grado di dilatazione del collo dell'utero (che dovrà raggiungere i 10 cm di apertura prima di far passare il bambino) e la posizione del feto. Solitamente si procede alla depilazione del pube e a un clistere per svuotare l'intestino. Il cuore del feto verrà regolarmente auscultato per verificare che non ci siano complicazioni in atto.

Il medico probabilmente non sarà sempre presente, ma controllerà regolarmente l'andamento del travaglio. In un certo senso è la futura madre a dirigere l'orchestra in questa fase del parto.

Poi bisogna solo aspettare che il collo dell'utero completi la sua dilatazione. La donna potrà sentirsi a disagio, in questo nuovo ambiente. È bene che non esiti a porre domande ai medici e alle infermiere se ha qualche timore, e a informarsi sul regolare decorso del travaglio. Questo aiuterà anche a stabilire un contatto diretto con l'équipe che l'assisterà nel far nascere il bambino.

Durante questa fase del travaglio è meglio non bere né mangiare. Qualora la sete dovesse diventare intollerabile, magari a causa delle particolari tecniche di respirazione durante le contrazioni, un ottimo espediente è quello di succhiare un pezzetto di ghiaccio.

Ora il momento della nascita è davvero vicino.

XIII

Il parto

Quanto manca adesso alla nascita del bambino? Esistono, come dicevamo in precedenza, tre fasi principali: il travaglio, il parto vero e proprio e l'espulsione della placenta.

La prima fase dura molte ore, la seconda dura di media 1 ora (o molto meno, 20 minuti, se si tratta del secondo figlio), e la terza solo 10-15 minuti.

La futura madre, ora, è ormai a buon punto: il collo dell'utero sta raggiungendo la massima dilatazione e le contrazioni sono sempre più forti.

Si può evitare il dolore?

In questa fase, molte donne si chiedono: quanto sarà doloroso il parto? Oggi, rispetto al passato, si ha la fortuna di poter scegliere fra parti totalmente indolore, grazie ad anestesie, e parti naturali nei quali si provano tutte le sensazioni, dolore compreso.

Alcune donne scelgono una via intermedia, e richiedono la somministrazione di antidolorifici leggeri in modo da alleviare, almeno in parte, il dolore.

È importante ricordare, però, che la decisione finale spetterà sempre al medico presente al momento del parto, il quale valuterà lo stato di salute della partoriente, quello del bambino, l'evoluzione del travaglio.

Non bisogna vergognarsi di chiedere l'aiuto di sedativi per sentire meno dolore. Di solito, quando il parto è ancora nelle sue primissime fasi, alla madre viene somministrato un sedativo molto leggero che ha soprattutto lo scopo di tranquillizzare la paziente. In seguito, però, quando il parto è già in fase avanzata e le doglie possono diventare davvero dolorose, allora il medico deciderà se è il caso di passare alla somministrazione di antidolorifici.

Esistono quattro livelli di anestesia, con effetti molto diversi: si va dall'anestesia locale (simile a quella praticata dai dentisti), che addormenta solo una zona circoscritta come per esempio il perineo (l'area tra la vagina e l'orifizio anale, sottoposto a forte trazione al momento del parto), ad anestesie con effetti un po' più estesi, praticate in profondità sotto la parete della vagina, dove scorrono le ramificazioni del nervo pudendo (anestesia pudendale). Esistono poi anestesie che colpiscono le cosiddette «autostrade del dolore» a livello della colonna vertebrale, grazie alle quali si rende insensibile al dolore praticamente tutta la metà inferiore del corpo (anestesia epidurale o anestesia spinale). Infine c'è il livello massimo di anestesia, quella totale, adottata solo nell'eventualità di un parto cesareo.

Se i primi due tipi di anestesia sono sicuri, e sono molto comuni in sala parto, un discorso diverso vale per le altre anestesie: i loro effetti ad ampio raggio (e soprattutto la delicatezza dell'intervento, che interessa la colonna vertebrale) richiedono molta attenzione.

L'epidurale e la spinale

L'epidurale è un tipo di anestesia che viene praticata nella parte bassa della schiena, e che ha lo scopo di creare un *black out* dei dolori e delle sensazioni tattili in tutta la parte inferiore del corpo (in pratica dal punto dell'iniezione in giù, fino alle dita dei piedi, non si sente più niente, anche se ci si può muovere). È un po' come se, in questa parte del corpo, si staccassero momentaneamente tutti i fili nei quali passano le percezioni del tatto e del dolore. È un tipo di anestesia che si sta diffondendo (nei paesi Scandinavi viene praticata nel 70% dei casi).

Ecco come si procede. La paziente, sdraiata su un fianco, subisce un'anestesia locale. Dopodiché le viene infilato, tra la 3ª e la 4ª vertebra lombare, un tubicino che si ferma in prossimità del midollo spinale. Attraverso il tubicino, verrà fatto passare l'anestetico.

L'epidurale in sé non è pericolosa. Tuttavia, se l'anestesia è praticata male possono insorgere alcune complicazioni. Se per errore l'anestetico supera la guaina del midollo spinale e penetra nei fluidi del midollo stesso, possono conseguirne difficoltà respiratorie: si tratta soprattutto di un indolenzimento più o meno forte dei muscoli respiratori (a volte ci vogliono alcuni giorni perché passi). E si hanno anche fastidiosi mal di testa.

Esiste un altro tipo di anestesia profonda. È la cosiddetta anestesia spinale. È anch'essa praticata a livello della colonna vertebrale e ha un'azione più prolungata nel tempo. Viene praticata solitamente a quelle partorienti che hanno la fase finale del parto più difficile, oppure nei tagli cesarei.

È molto importante essere chiari su un punto: come già accennato nel capitolo precedente, tutte le sostanze inserite nel sistema sanguigno materno finiscono per arrivare al bambino attraverso la placenta. Per questo alcuni analgesici e anestetici particolarmente potenti vengono utilizzati solo in momenti precisi del travaglio o del parto, in modo che non abbiano conseguenze sul nascituro.

L'epidurale per esempio può abbassare la pressione sanguigna della madre e rallentare il battito cardiaco del bambino. Per non rischiare quindi di addormentare anche il neonato, che non sarebbe più capace di respirare con sufficiente energia al momento della nascita, si usa controbilanciare questa anestesia con altri farmaci. Inoltre va detto che spesso l'epidurale riduce la capacità di spinta muscolare: la madre spinge, ma non nel modo giusto, come avviene in un parto normale.

Il controllo del battito

Durante il travaglio, ma anche durante la gravidanza, il battito cardiaco del feto costituisce un prezioso campanello d'allarme qualora dovessero sorgere delle complicazioni. In un certo senso è l'unico modo con il quale il feto può comunicare con il mondo esterno e segnalare gli eventuali problemi.

Un battito cardiaco normale significa che il feto sta ricevendo sufficiente ossigeno dalla placenta. Se invece il battito è alterato può voler dire che non c'è abbastanza ossigeno nel suo sangue e nei suoi tessuti, con il rischio di danni al cervello e agli altri organi.

È una specie di codice morse che il medico ascolta continuamente tra una contrazione e l'altra. Per farlo ha a sua disposizione vari tipi di strumenti: oltre al classico stetoscopio, usato da tutti i medici nelle visite, esistono anche particolari apparecchiature elettroniche munite di fasce che avvolgono il pancione della partoriente come se fossero cinture, o munite di sensori che vengono a volte inseriti direttamente all'interno dell'utero.

Non tutti gli esperti sono d'accordo nell'indicare quale sia lo strumento più efficace, ma raccomandano che il monitoraggio sia frequente e continuo.

Lo sforzo finale

L'ultima fase del travaglio è la più difficile, ma anche la più breve. Di solito dura circa mezz'ora (ma può arrivare anche a un'ora e mezza): è la fase del parto vero e proprio. Il collo dell'utero infatti si sta dilatando sino a raggiungere i fatidici 10 cm di diametro. Le contrazioni, che ormai durano più di un minuto ognuna, sono molto intense.

La donna avrebbe già una gran voglia di spingere a ogni contrazione, ma è meglio che rinunci a questa tentazione, perché, se il collo dell'utero non è ancora totalmente dilatato, si corre il rischio di danneggiarlo. Per resistere, l'espediente migliore è quello di soffiare a piccoli sbuffi con le guance, a ripetizione, come per spegnere tante candeline una dopo l'altra.

Quando finalmente è giunto il momento di spingere, allora è meglio cambiare tecnica: bisogna prima fare due profonde inspirazioni, poi spingere con tutte le forze a livello dell'utero per 5-6 secondi, e infine soffiare profondamente. Quindi ricominciare daccapo.

Ogni volta che si avverte l'arrivo delle contrazioni, bisogna (un po' come negli attacchi degli indiani nei western) aspettare che siano più vicine prima di «sparare». Molti ostetrici consigliano di contare fino a dieci e poi spingere con tutte le forze, aggrappandosi alle gambe. In effetti, spingere fa sentire meno il dolore, cioè lo rende assai più tollerabile. L'errore da non compiere è quello di arrendersi, perché comunque il dolore non cesserà, e anzi sembrerà ancora più forte.

Nella maggioranza dei parti, il feto scende nel collo dell'utero a testa in giù. Il suo viso è rivolto verso un'anca, la nuca verso quella opposta. Durante il parto la sua posizione cambia. Mentre sta passando nel collo dell'utero, si gira e il suo viso «guarda» la schiena della madre. Quindi emerge dalla vagina e si affaccia al nuovo mondo.

Il bambino non si limita a fuoriuscire sempre più, ma di solito tende a rientrare un po', dopo ogni contrazione. Compie, insomma, «due passi avanti e uno indietro».

Sul versante psicologico c'è un punto fondamentale sul quale insistono i medici: la partoriente non deve affatto sentirsi intimorita e imbarazzata di trovarsi mezza svestita di fronte a sconosciuti, magari di urlare e lamentarsi o di avere un corpo che non riesce più a controllare, e dal quale possono uscire, in alcuni casi, vomito, rumori e urine. È del tutto normale che ciò accada, anzi spesso è necessario per la nascita del bambino. Superare questo pudore, molto diffuso in sala parto, è assai importante perché consente una più proficua collaborazione con l'équipe medica che è attorno alla futura madre.

Il medico, l'ostetrico e le infermiere sono lì per far nascere il bambino e spesso partecipano al parto quasi fossero amici o parenti. Sono dei complici, non degli estranei.

Se la porta è troppo stretta

Senonché, può sorgere una difficoltà: la testa del bambino sta uscendo dal collo dell'utero, e comincia ad apparire all'esterno, ma la vagina dilatata al massimo non è abbastanza larga da permettere il suo passaggio. E rischia di lacerarsi.

Avete mai provato a infilarvi una camicia abbottonata, come se fosse un maglione? Tutto va bene fin quando si arriva al colletto, che però è troppo stretto per far passare la testa. Per evitare strappi, basta sganciare il primo bottone. È esattamente quello che fa il medico con un taglietto al margine della vagina, sul perineo. È l'episiotomia. Non c'è da preoccuparsi, è una procedura abbastanza comune: qualche punto di sutura dopo il parto rimetterà la ferita a posto e la cicatrizzazione sarà rapidissima.

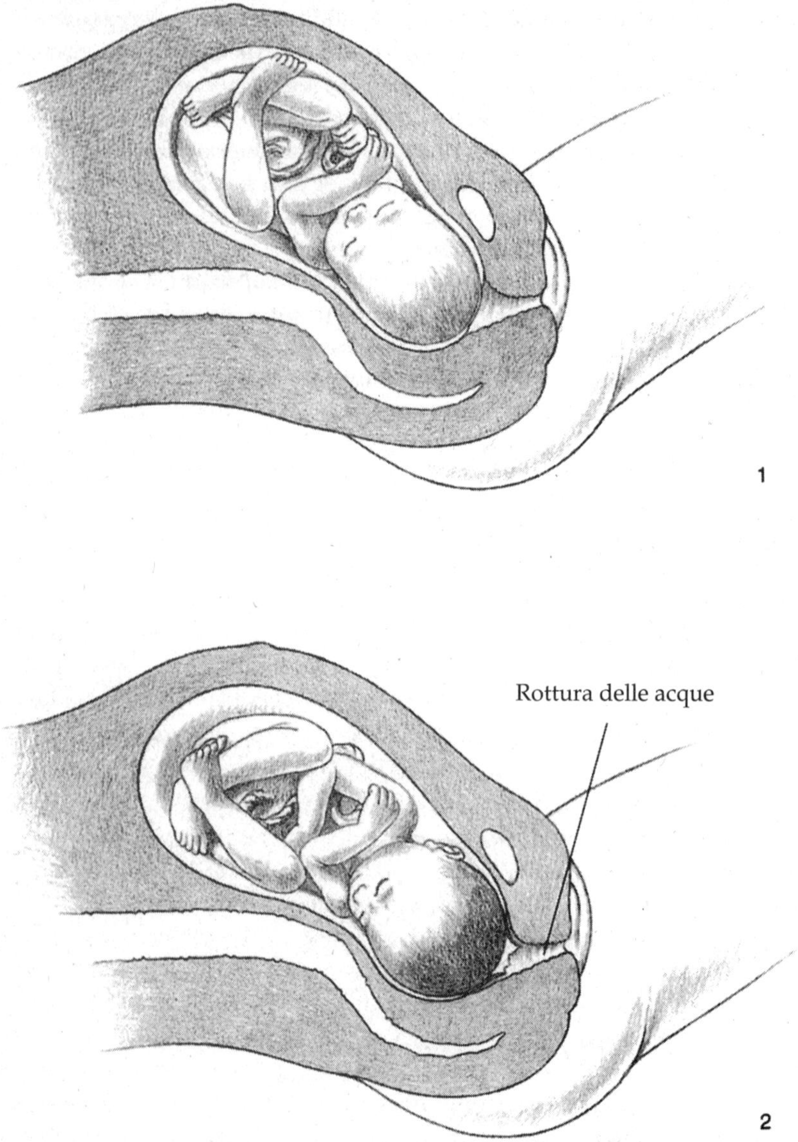

Il movimento di rotazione del bambino al momento della nascita.

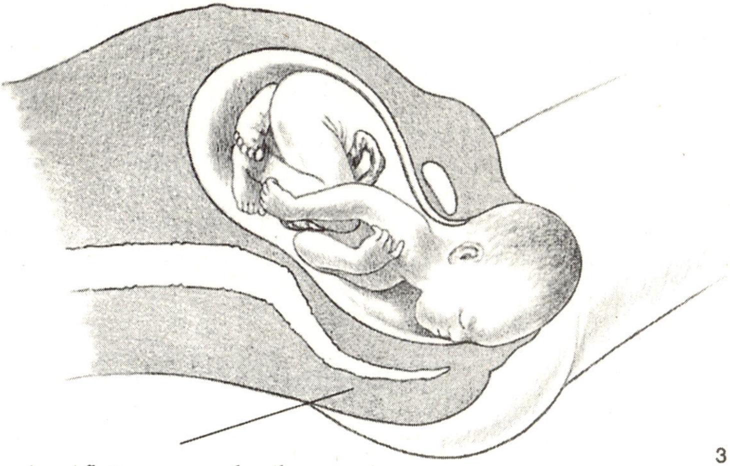

3

Il coccige si flette per agevolareil passaggio.

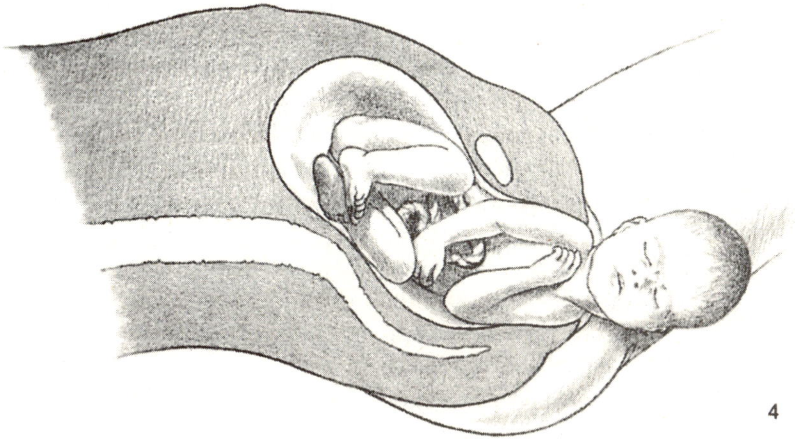

4

In fondo, se la porta è troppo stretta, la colpa è dei nostri antenati. Nel corso dell'evoluzione, infatti, le dimensioni del cervello sono molto aumentate, parallelamente al livello d'intelligenza. Si è passati da cervelli grandi quanto un'arancia, 5 milioni di anni fa, a cervelli delle dimensioni di meloni, oggi. Anche se il neonato al momento della nascita, ha un cervello piccolo, le sue dimensioni creano già qualche problema d'ingombro. È un piccolo scotto che dobbiamo pagare per essere diventati degli Homo sapiens.

Una preoccupazione molto diffusa, durante il parto, è che le contrazioni possano danneggiare il feto. In effetti l'utero, contraendosi, provoca forti pressioni sulla sua testa. Ma non è un problema, al contrario: la pressione stimola il feto a liberare degli ormoni e anche cospicue dosi di adrenalina che regoleranno la sua temperatura interna.

La forte pressione, inoltre, gli impedirà di respirare durante tutto l'attraversamento del canale, fatto provvidenziale, perché, respirando, inalerebbe liquidi.

Durante l'attraversamento del canale uterino, il livello di ossigeno nel sangue del feto non diminuirà quasi, grazie al cordone ombelicale. Il bambino comincerà a respirare non appena la sua testa sarà uscita dal canale, e a quel momento non ci saranno pericoli, perché si troverà all'aria aperta.

Le madri non devono comunque preoccuparsi: il bambino ha strategie efficaci per affrontare il lungo processo della nascita. Esse sono il risultato di milioni di anni di evoluzione (e di nascite). Molti stress in realtà hanno un effetto positivo sul bambino perché, rispetto al cesareo, lo preparano meglio alla vita extrauterina. Il cranio allungato e il viso tumefatto dei neonati usciti per via normale, sono soltanto effetti passeggeri. Rapidamente recupereranno l'aspetto normale e disteso, identico a quello dei bambini nati con il taglio cesareo.

Il bambino viene alla luce

Ci siamo. Il bambino, spinto dalle contrazioni, sta per affacciarsi.

Emerge innanzi tutto la testa (nel caso che il bambino sia nella posizione corretta). L'ostetrico la prende delicatamente con le mani e partecipa attivamente alla sua uscita assecondando i movimenti del corpo del neonato. Una volta uscita la testa, infatti, il bambino ruota per consentire la fuoriuscita di una spalla e in seguito dell'altra. A questo punto il resto del corpo esce molto rapidamente, quasi scivola via, perché la parte più voluminosa e ingombrante del neonato (testa, spalle e torace) è già passata.

Appena uscito, il piccolo deve cominciare subito a respirare, ma le sue vie respiratorie sono ostruite dal liquido amniotico e dal muco. Per facilitare la loro espulsione il neonato può venir preso per i piedi, un po' come quando un bambino ha inghiottito qualcosa di pericoloso, ma il più delle volte si usa un piccolo tubo che aspira questi liquidi.

Nelle sale parto di buona qualità a questo punto il neonato viene adagiato sul ventre materno per un primo, fondamentale, contatto con la madre. Gli esperti, in effetti, consigliano che tale contatto avvenga subito.

Il cordone della vita

Liberate le vie respiratorie, dopo i primi vagiti, il piccolo viene coricato, e il suo cordone ombelicale reciso. Lo si annoda a poca distanza dalla sua pancia e poi lo si taglia con forbici speciali. È la fine della sua dipendenza totale dalla madre, ora dovrà darsi da fare da solo per sopravvivere: dovrà respirare attivamente, succhiare e deglutire se vuole del latte, eccetera.

Con il taglio del cordone ombelicale cessa anche il passaggio di prostaglandine, gli ormoni che contribuivano a inibire la respirazione. Nel sangue del neonato questi ormoni spariscono nel giro di qualche minuto, lasciandolo più libero di respirare.

C'è una cosa importante da dire, a proposito del cordone ombelicale: esso può essere un prezioso serbatoio di cellule staminali utilissime per la lotta contro la leucemia. Le cellule staminali sono le antenate da cui prendono origine tutte le cellule del sangue (globuli rossi, globuli bianchi, piastrine): iniettate in pazienti leucemici stimolano il loro patrimonio immunitario, indebolito da pesanti dosi di chemioterapia.

Attualmente questi trapianti di cellule vengono realizzati utilizzando il midollo osseo di un donatore: è un intervento che richiede solitamente la disponibilità di un parente, e non è indolore. Le cellule del cordone ombelicale, invece, sono già disponibili, senza la necessità di alcun intervento chirurgico.

Molti ospedali ne hanno già organizzato la raccolta, chiedendo alla madre il consenso di donare il cordone ombelicale (che comunque è destinato a essere distrutto in un inceneritore).

Tenute a bassa temperatura, queste cellule staminali possono essere conservate, e il loro utilizzo può contribuire a salvare vite umane.

Addio alla placenta

Ma torniamo in sala parto. In questo momento la madre e il padre (se è presente) stanno ammirando il neonato. Ma il parto non si è concluso. Deve ancora uscire quello straordinario organo che ha consentito lo svolgimento di tutta la gravidanza: la placenta.

Essa viene estratta tirando dolcemente il cordone ombelicale, un po' come se si tirasse un salvagente per la corda. Di solito si stacca spontaneamente dalla parete uterina (in caso contrario, il medico lo farà manualmente). Per agevolare la sua uscita, a volte viene anche fatta una lieve pressione sul ventre.

Dopodiché sparisce rapidamente dalla vista dei genitori. È una liquidazione un po' sbrigativa. In fondo, la placenta è stata la prima vera madre del feto: lo ha nutrito, ha respirato per lui, lo ha difeso...

Espulsa la placenta, il medico effettua una rapida visita alla vagina e al collo dell'utero per verificare che non vi siano problemi. È in questa fase che vengono messi i punti di sutura, se si è fatta l'episiotomia.

E il neonato? Il neonato nel frattempo viene asciugato, ripulito, e avvolto in una coperta; nei suoi occhi verranno anche instillate alcune gocce per evitare infezioni. Poi riceverà la prima visita medica della sua vita, che si tradurrà in una pagella del suo stato di salute (grazie alla cosiddetta «tabella Apgar», di cui parleremo nel prossimo capitolo).

A questo punto il parto si è concluso, e il neonato viene dato in braccio alla madre. È un momento importante, perché tra i due comincia un rapporto che durerà per tutta la vita. Il piccolo sarà rassicurato dal calore del corpo materno e la madre (assieme al padre) potrà per la prima volta guardarlo e toccarlo. Il fatto straordinario è che già sin d'ora può cominciare l'allattamento. Molti neonati infatti sentono immediatamente il bisogno di succhiare il latte materno. È una sensazione unica per la madre, che sente ancor più la totale dipendenza della creaturina dalle sue cure. Dal punto di vista scientifico è interessante constatare come certi complessi meccanismi, mai collaudati prima, riescano a funzionare regolarmente e entrino in azione in modo sincronizzato (respirazione, nuovo circolo sanguigno, allattamento, digestione, eccetera).

Alla fine del capitolo riassumeremo rapidamente in immagini la sequenza completa delle diverse tappe del travaglio e del parto. Ma prima di concludere questa sezione vorremmo tornare su alcuni aspetti collegati al parto, cominciando dal pianto del bambino al momento della nascita.

Il primo pianto

Perché un bambino appena nato si mette a piangere e a urlare?

Esistono al riguardo numerose ipotesi. Secondo alcuni il motivo sarebbe legato principalmente alla mancanza di ossigeno nel suo corpo.

In effetti, nell'ultima parte del parto, al feto giunge una minor quantità di ossigeno, perché la placenta, che glielo fornisce, si è progressivamente staccata dalla parete uterina. A ogni contrazione il cordone ombelicale, già allungato, è stato progressivamente compresso, riducendo l'afflusso di sangue, e quindi di ossigeno (un po' come quando si pesta il tubo di gomma che innaffia un giardino). Infine, ogni contrazione comprime i vasi sanguigni della madre, e questi di conseguenza portano meno ossigeno alla placenta.

Il pianto del neonato, quindi, secondo ricercatori come Peter Nathanielsz, sarebbe un segnale d'allarme, un grido d'aiuto.

Perché, allora, il neonato non tenta di respirare mentre sta uscendo? Perché rischierebbe di morire soffocato: nei suoi polmoni infatti rischierebbero di finirvi muco, liquido amniotico, sangue (col pericolo di infezioni, tra l'altro). Ma come fa il feto a sapere che è meglio non respirare? Dietro a questa «saggezza» sembra esserci un meccanismo biochimico straordinario.

Il principale impedimento a respirare, infatti, sembra essere costituito dall'azione delle prostaglandine che sono prodotte dalla placenta. Dopo il taglio del cordone ombelicale (ne accennavamo prima), al neonato non arrivano più questi ormoni e ciò costituisce un «via libera» chimico alla respirazione. Ma non basta, ci sono altri stimoli. La nuova temperatura esterna, più fredda, e soprattutto la fine della pressione attorno alla testa a opera del canale uterino, stimolano il cervello a compiere il primo profondo (e probabilmente bruciante) respiro. Al quale segue ovviamente il primo forte vagito. Insomma sarebbe un insieme di fattori molto diversi che controllano il momento preciso nel quale il neonato deve compiere il primo respiro.

Forse il primo vagito ha anche un obiettivo strategico: chiedere, anzi pretendere, l'attenzione degli altri. È un modo per affermare la propria esistenza. Come un uccellino nel nido, il neonato deve pigolare per segnalare le proprie esigenze, scatenando così il flusso delle cure materne.

Ma la natura non avrebbe potuto fare meglio le cose? Per esempio dotare la donna di un bacino più ampio?

Il neonato: un feto immaturo?

Il bacino femminile, come tutti sanno, ha già una forma particolarmente ampia rispetto a quello dell'uomo. In realtà le sue dimensioni sono il risultato di un compromesso evolutivo. Deve essere sufficientemente ampio per permettere al bambino di passare. Ma non troppo, altrimenti la donna avrebbe dei grossi problemi a camminare e a correre.

Bisogna tener conto, inoltre, che la nostra specie, sapiens sapiens, ha un grosso cervello. Ciò significa che il feto dovrebbe aver bisogno di un bacino molto ampio, troppo ampio per la donna. La natura ricorre allora a un trucco: agisce direttamente sulle ossa, divaricandole.

In effetti, durante la gravidanza, la placenta secerne molta rilassina, un ormone che ammorbidisce i legamenti che tengono

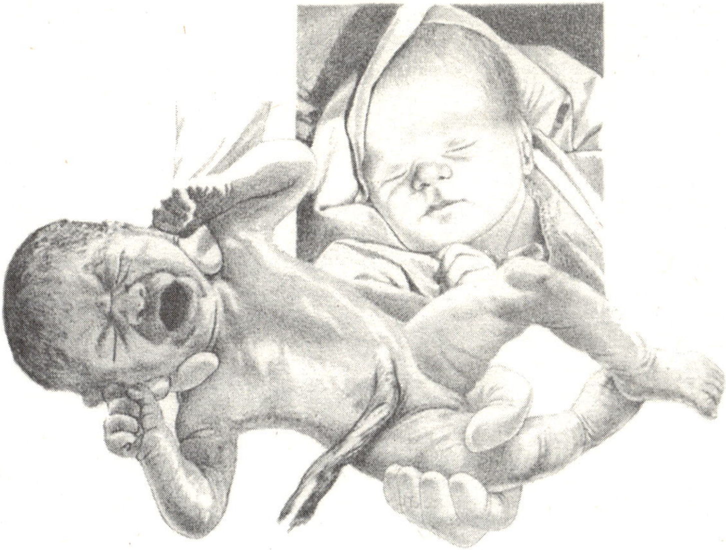

Il primo pianto. Ma già poco dopo il trauma della nascita, i lineamenti del bambino appaiono distesi.

unite le 6 ossa del bacino (2 ossa ialiche, 2 pubi, 2 ischi), in modo che il bacino stesso ceda e si allarghi un po', per contenere meglio il feto, e soprattutto per agevolare la sua uscita. Questo ammorbidimento delle pelvi è tra l'altro una delle cause del modo di camminare «aperto» delle donne in gravidanza.

Ma non basta. Anche così, il canale di uscita continua a essere troppo stretto.

Allora, secondo alcuni studiosi, la natura ha trovato un'altra soluzione strategica: il feto nasce un po' immaturo, e quindi con le dimensioni giuste per passare attraverso il bacino (anche se la sua testa dovrà deformarsi un po' nel passaggio: le ossa del suo cranio non sono ancora saldate).

Il ritmo di crescita del neonato umano infatti, per molte settimane dopo la nascita, è di tipo fetale. Quello che i genitori hanno in braccio, insomma, è in un certo senso ancora un feto, capace di succhiare, ma per diversi aspetti in fase di maturazione.

Quando il parto è provocato

Può accadere che il medico decida di far nascere il bambino prima che arrivino le doglie. I motivi possono essere vari: o perché la gravidanza ha superato le 42 settimane, o perché, malgrado le membrane si siano già rotte, il travaglio (con le contrazioni) non è ancora iniziato, o per cause più gravi riguardanti la salute della madre o del bambino.

Come si fa a «mettere in moto» un parto? Esistono due sistemi: uno meccanico e l'altro chimico, che quasi sempre vengono usati assieme.

Il primo consiste nel rompere il sacco amniotico che avvolge il feto con un piccolo strumento. Una manovra semplice e indolore. Il risultato è che nelle 12 ore successive, di solito, inizia il travaglio.

L'altro sistema sfrutta i complessi equilibri chimici e ormonali della gravidanza. Si fa maturare il collo dell'utero utilizzando delle prostaglandine sintetiche (simili a quelle che il collo dell'utero produce autonomamente nei travagli normali): le fibre del collo si sciolgono, e il collo comincia a dilatarsi. Questo richiede da 8 a 24 ore. A questo punto si inietta dell'ossitocina, un ormone solitamente prodotto dalla madre al momento del parto, che innesca le contrazioni (a volte l'ossitocina viene utilizzata anche durante i parti normali per rendere le contrazioni più forti).

Riprenderemo questo discorso nel capitolo sui postmaturi.

Il parto provocato viene eseguito molto più spesso di quanto si creda: non solo in situazioni di emergenza, ma anche per gravidanze normali. In effetti consente di stabilire il momento giusto della nascita e programmare nel modo migliore l'evento. È come andare a farsi togliere le tonsille: in ospedale tutto lo staff medico è pronto, a casa tutto è già preparato per il ritorno della coppia con il nuovo figlio, e il futuro padre, nell'azienda dove lavora, si è preso dei giorni di ferie... Naturalmente le condizioni devono essere ottimali, cioè la gravidanza deve aver almeno superato la 38ª settimana, il feto deve stare bene, presentarsi di testa, eccetera.

Problemi e parti difficili

Esistono parti speciali in cui il feto si presenta in posizioni inconsuete (in fondo è anche un suo diritto...), creando qualche difficoltà agli ostetrici. Può capitare che il feto cambi posizione quando il parto è già in corso, giocando un brutto scherzo al medico e alla sua équipe. In passato, nelle società primitive, queste nascite erano pericolose perché non si disponeva delle tecniche e delle conoscenze odierne e si lasciava fare alla natura. Spesso con esiti fatali, sia per la madre che per il feto.

Oggi, fortunatamente, queste nascite non rappresentano più un problema. Un esempio per tutti: i parti podalici. In questi parti, com'è noto, il feto, anziché con la testa, spunta con il sederino, le ginocchia, o i piedi. Si tratta di casi rari, ma non rarissimi (uno ogni 25-30 circa).

La madre non deve preoccuparsi: il bambino nascerà. A volte è possibile spostare il feto premendo sulla pancia, anche se non pochi ostetrici preferiscono evitare questa manovra. Se dovessero sorgere difficoltà o vi fossero delle complicazioni, si può sempre procedere con il taglio cesareo.

In altri casi, rarissimi, il cordone ombelicale può fuoriuscire dal collo dell'utero prima del bambino: il rischio è che venga schiacciato dal feto stesso nella fase del travaglio o in quella del parto: sarebbe come se un sub strozzasse il tubo che gli porta l'ossigeno. È un inconveniente grosso, ma non irrimediabile: se compare nelle fasi finali del parto, e manca poco all'espulsione, si può cercare di andare avanti confidando nei tempi rapidi. Altrimenti si procede con il taglio cesareo. È il medico che decide.

Se invece il cordone ombelicale dovesse fuoriuscire quando la donna è ancora a casa e si trova all'inizio del travaglio, è fondamentale chiamare subito l'ambulanza, senza cercare nell'attesa di rinfilare il cordone ombelicale dentro all'utero, ma tenendolo umido con un panno caldo e facendo mettere la donna a quattro zampe, con il petto a contatto del suolo. In questo modo, per forza di gravità, il feto tenderà a scendere verso il diaframma senza premere contro il cordone.

Il forcipe e lo «sturalavandino»

A volte il problema sorge quando il neonato sta emergendo ma non vuole uscire, e il medico decide di utilizzare il famigerato forcipe.

Il suo impiego è molto controverso, ma in realtà lo strumento in sé non ha colpe; di grande importanza invece sono il modo e il momento in cui lo si utilizza. La mano deve essere molto esperta e il momento quello giusto, altrimenti si possono effettivamente arrecare danni al neonato.

Esistono due tipi di forcipe, entrambi ricordano quelle pinze utilizzate in pasticceria per prelevare i dolcetti e i pasticcini. Alcuni servono per estrarre il bambino che si presenta in posizione podalica, cioè rovesciata. Altri invece agevolano la sua fuoriuscita, per esempio girando delicatamente la testa. Se usato correttamente, il forcipe aiuta il bambino ad accelerare la sua nascita. È ancora molto usato in Inghilterra e negli Stati Uniti (1 parto su 20). In Italia invece il forcipe è quasi scomparso dalla sala parto: negli anni Cinquanta si usava nel 15% dei casi, oggi solo nell'1%, quando è necessaria un'estrazione rapida.

Esiste anche un altro sistema per aiutare un piccolo a nascere. Si tratta di un vero e proprio «sturalavandino» che viene applicato sulla testa del bambino, una ventosa che si attacca alla testa e consente all'ostetrico di esercitare una trazione. Anche questo strumento si usa poco: solo nel 2-3% dei casi.

E poi c'è il taglio cesareo.

Il taglio cesareo

L'origine del taglio cesareo è antichissima. Probabilmente non deriva dal nome di Giulio Cesare, che si racconta sia nato proprio in questo modo, ma deriva da una legge romana, la Lex cesarea, che stabiliva l'obbligo di intervento chirurgico, nel caso la madre fosse morta o moribonda, per estrarre il bambino e farlo sopravvivere. Ma non tutti sono d'accordo: c'è chi ritiene, invece, che questa parola sia più tardiva e derivi semplicemente dalla

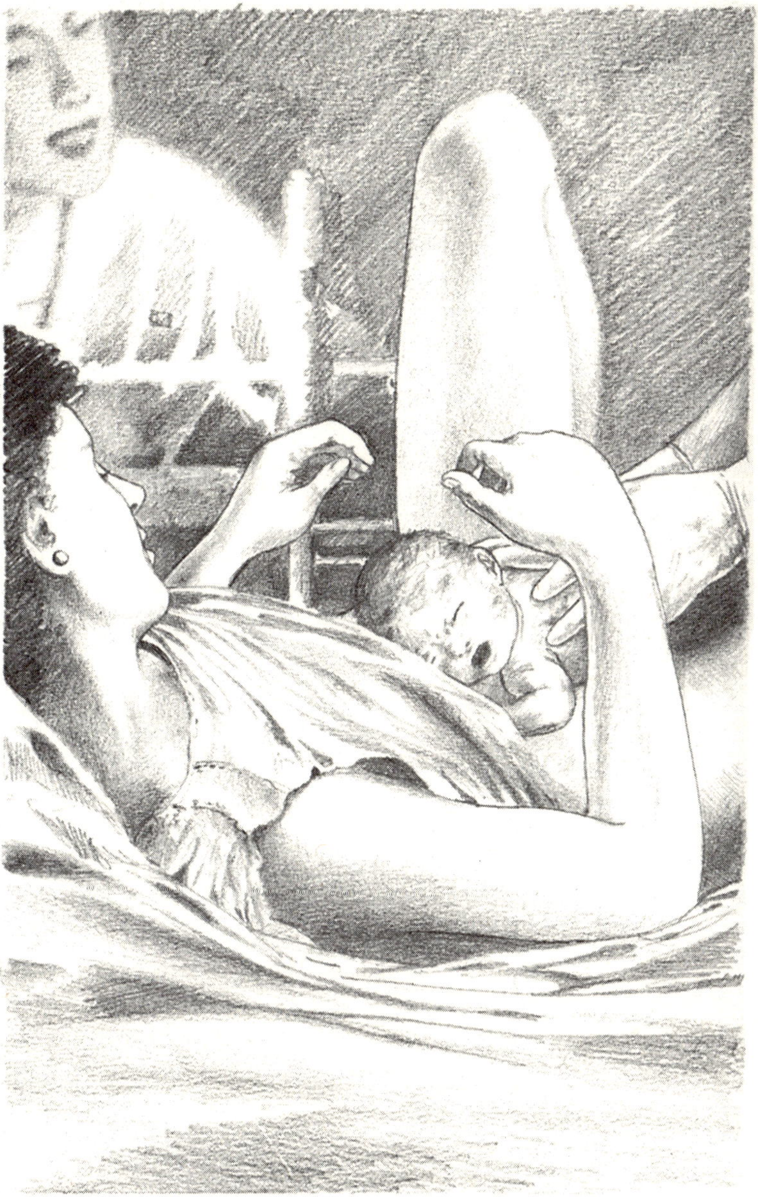

radice latina *caedere*, un verbo che significa proprio tagliare (basta pensare alla parola cesoia).

In passato il cesareo veniva praticato solo in casi estremi. In effetti il taglio cesareo potrebbe essere definito come una «uscita di sicurezza» in caso di emergenza.

Oggi è una operazione che presenta pochissimi rischi. Ecco come si procede. Contrariamente a quanto spesso si crede, non è necessario addormentare la madre con un'anestesia totale. Basta un'anestesia spinale.

Viene fatto un taglio orizzontale o verticale, a seconda dei casi, a livello del ventre (oggi si tende a farlo orizzontale, per ragioni estetiche). Appare subito la parete dell'utero, tesa come un tamburo che avvolge completamente il feto. Tagliarla non comporta rischi: è un fascio di muscoli che si rimargineranno rapidamente. Una volta aperto l'utero, il bambino viene estratto a mano senza problemi. E così la placenta.

Ormai, un po' come i parti provocati, il cesareo ha preso molto piede nelle cliniche e negli ospedali. Tuttavia, malgrado l'assenza quasi totale di rischi (sono gli stessi di una normale operazione), non è una passeggiata, e i tempi di ripresa sono un po' lunghi: negli ospedali pubblici la degenza dopo questo tipo di intervento si aggira sui 5 giorni, contro i 3 di un parto normale. Già dopo un giorno, tuttavia, la donna può alzarsi senza pericolo.

Il cesareo non comporta conseguenze per la donna che, in futuro, potrà avere tranquillamente altri parti, sia per via normale, sia attraverso altri cesarei.

Recentemente sono nate polemiche sull'uso ritenuto troppo estensivo che si fa di questa tecnica (in Italia, come negli Stati Uniti, si è arrivati al 20-25% di parti cesarei, con notevole aumento dei costi assistenziali). Si ritiene che gli ostetrici siano propensi ad adottare il cesareo non solo per aumentare la parcella, ma forse ancor più per tutelarsi in presenza di un parto a rischio: col cesareo infatti sono praticamente sicuri di avere una nascita senza problemi, e quindi senza implicazioni medico-legali (oggi la contestazione in campo ostetrico è altissima). Occorre però anche considerare il fatto che le nascite col forcipe si sono parallelamente ridotte dal 15% all'1%; la nascita è pur sempre un evento che può presentare rischi, e il cesareo, dicono gli ostetrici, è, per certi feti, il modo meno pericoloso di nascere. Fino agli inizi degli anni Cinquanta il cesareo rappresentava l'ultima spiaggia, l'estremo rimedio, perché non c'erano gli antibiotici. Certo non bisogna esagerare nel praticarlo: occorre tuttavia tener presente tutti i vari aspetti della questione.

Altri tipi di parto

E il parto in acqua? Cosa si può dire di questa nuova tecnica?

Il parto in acqua consiste in questo. La donna entra in un'apposita vasca, molto più grande di quella normale; la parete frontale, quella rivolta verso il medico, è trasparente ed è dotata di due oblò con guanti di gomma incorporati, grazie ai quali il medico può operare all'interno senza bagnarsi.

La donna entra nella vasca già al momento delle contrazioni (il calore dell'acqua, 37°, ha un'azione rilassante) e tutto avviene come in un parto normale, sia pur in una dimensione subacquea.

I sostenitori di questa tecnica (molto poco diffusa) affermano che si tratta di un parto più naturale e che in questo modo il bambino non conosce il trauma di passare dal calore del ventre materno alla temperatura molto più fredda della sala parto.

Le obiezioni che vengono fatte al parto in acqua sono molteplici. Intanto, chi ha detto che è un parto naturale? In natura non si conoscono esempi di culture umane (e neanche di mammiferi terrestri) che entrano in acqua per partorire. Tantomeno in acque calde (a 37°). Inoltre il passaggio da 37° alla temperatura ambiente deve comunque avvenire poiché il neonato deve emergere per respirare (del resto nelle normali sale parto esistono spesso apposite lampade per riscaldare il neonato).

Gli inconvenienti sono di non poco conto: anzi tutto il medico non ha grande libertà di movimenti e visibilità, poiché si trova a dover intervenire attraverso un vetro (per esempio per fare un'incisione perineale). Inoltre non va dimenticato che durante il travaglio e il parto molte sostanze organiche emesse dalla madre finiscono per mescolarsi all'acqua (sangue, urina, feci): certamente c'è un continuo ricambio, ma non sembra rappresentare il massimo della piacevolezza.

Comunque, ognuno è libero di scegliere.

C'è un altro tipo di parto che ha conosciuto negli scorsi anni un ritorno di moda: il parto in casa. Anch'esso più naturale, più umano, rispetto all'ambiente asettico e impersonale dell'ospedale. È vero che il parto in casa rappresenta un'antica tradizione: ma in passato era inevitabile, non era una scelta.

E, non bisogna dimenticarlo, a quell'epoca la mortalità era molto alta: per il bambino, ma anche per la madre. Perché rinunciare alle garanzie che offre un ospedale attrezzato? Tanto più che anche una gravidanza che si presenta in modo normale può rivelare degli imprevisti al momento del parto. Come ci diceva un medico: «Parto in casa sì, ma con l'autoambulanza sotto il portone».

Probabilmente (ed è una cosa che si sta già facendo) è più facile dare alle sale di travaglio un aspetto casalingo, che ospedalizzare la camera da letto.

Un'ultima notazione, sempre per quel che riguarda il parto «naturale»: molti ritengono che la posizione sdraiata della donna in sala parto possa andar bene per la prima fase delle spinte; ma nella fase finale sarebbe probabilmente meglio che la donna assumesse una posizione verticale, in modo che il bambino possa scendere anche per gravità. Ciò significa accucciarsi, oppure stare in piedi, con le ginocchia piegate, appoggiandosi con le braccia su un sostegno. È un tipo di parto naturale che si trova in molte popolazioni primitive.

Vediamo ora di riassumere le varie fasi del travaglio e del parto, che abbiamo descritto in questi due ultimi capitoli, in modo da avere, per comodità, un quadro riassuntivo d'insieme.

Poi torneremo a osservare da vicino il neonato, subito dopo la nascita. Vedremo più in dettaglio cosa succede nei suoi primi minuti e nelle sue prime ore di vita.

Passo dopo passo, ecco come si nasce

Ogni parto è diverso dall'altro. Persino due fratelli nascono in modo diverso (il travaglio dura mediamente 8-10 ore per il primo figlio, mentre è di solito molto più rapido per il secondo). Le tappe che segue un parto tuttavia sono molto precise.

Prima fase

Inizio dilatazione cervice
È di solito la più lunga. Comincia quando si è ancora a casa e la cervice, cioè il collo dell'utero, comincia a dilatarsi. Siamo all'inizio del travaglio. Le contrazioni durano 60-90 secondi e sono distanziate di circa 15-20 minuti. Poi diventano più regolari e si fanno sentire ogni 5 minuti. La nascita non è imminente, è importante rilassarsi. Ci si può riposare o fare un bel bagno caldo. Passeggiare aiuta moltissimo. E prepararsi al trasferimento in ospedale.

La cervice ora è dilatata di 5-8 cm.
Le contrazioni si fanno più frequenti (ogni 3 minuti) e durano 45 secondi. A questo punto le acque si rompono, e il bambino spinge (eventuali dolori alla schiena sono dovuti alla sua pressione contro la colonna vertebrale). Possono esserci moderate perdite di sangue dalla vagina, non c'è da preoccuparsi, è tutto nella norma.

La madre, dopo l'iniziale stato di eccitazione ora è più preoccupata, e stanca: è normale, perché sente che si sta avvicinando il momento della nascita vera e propria. Per alleviare la pressione del feto, molti esperti consigliano a questo punto di fare pipì il più frequentemente possibile: la vescica, svuotandosi, lascerà un po' più di spazio al bambino.

È possibile che in questa fase la futura madre abbia crampi alle gambe: è molto utile che ci sia qualcuno pronto ad aiutarla, piegandole il piede come si fa con i calciatori.

A questo punto è bene che si concentri sulla respirazione e attui le tecniche di autorilassamento: d'ora in poi, infatti, le contrazioni saranno sempre più forti.

È importante in questa fase evitare di stare in posizione supina (cioè sulla schiena) perché in questo modo il bambino avrà meno ossigeno.

La cervice continua a dilatarsi
La sua apertura raggiunge gli 8-10 cm. Le contrazioni ora arrivano ogni 2-3 minuti, e durano circa 60 secondi.

Forse è il momento peggiore per la partoriente. La pressione a livello della schiena da parte della testa del bambino è molto forte, e lo è anche sul retto. Ci sono cospicue perdite di sangue dalla vagina. Spingere non serve a nulla perché il collo dell'utero non è ancora completamente dilatato: bisogna soffiare o ansimare, anziché spingere.

La donna è irritabile, nervosa, forse anche un po' confusa. Alcune madri hanno un singhiozzo nervoso, o la nausea. Altre reagiscono vomitando. Sentono molto caldo o, al contrario, molto freddo.

È importante a questo punto la presenza di qualcuno (medico, infermiera o marito), per incoraggiare la partoriente, darle sollievo con massaggi, consigli su come respirare, lavarle e rinfrescarle il viso o darle dei pezzetti di ghiaccio da succhiare. Bisogna anche aiutarla a concentrarsi su ogni singola contrazione, senza pensare alle successive.

Seconda fase

Il peggio è passato, perché il collo dell'utero si è ora completamente dilatato e il bambino può passare. È meglio dirlo alla partoriente. Questo non significa però che il parto stia per concludersi: l'attesa può durare anche 2 ore...

Le contrazioni adesso rallentano a un ritmo di una ogni 2-5 minuti, e durano nuovamente 60-90 secondi. Sono più regolari.

È ora di spingere a ogni contrazione. In effetti molte donne sentono che in questo momento spingere dà sollievo.

Man mano che il bambino passa nel collo dell'utero si possono sentire piccole fitte sopportabili (simili alle punture di piccoli aghi) e una maggiore pressione sul retto.

Se necessario, si procede con una episiotomia per allargare il passaggio finale (vagina-perineo).

La partoriente a questo punto deve trovare la posizione più comoda. Alcune donne stanno sdraiate, altre preferiscono inginocchiarsi, altre ancora accosciarsi, o accovacciarsi con le gambe larghe. Non ha importanza la posizione: quello che è molto utile, secondo gli esperti, è che si concentrino sulle spinte da dare.

Non bisogna aver paura di chiedere, per esempio, un panno caldo applicato contro il perineo per capire meglio dove bisogna spingere. Molte donne richiedono anche uno specchio per partecipare ancor più emotivamente alla nascita del proprio figlio. Oppure tra una contrazione e l'altra toccano la testa del bambino che sta lentamente uscendo per concentrare gli sforzi nel punto giusto.

È comunque fondamentale seguire le indicazioni del medico su come e quando spingere.

In questa fase avviene la nascita vera e propria. Ostetrici e ginecologi consigliano alla madre di tenere in braccio il neonato il più presto possibile.

Terza fase

Dura pochissimo (al massimo 15-20 minuti) e si conclude con l'espulsione della placenta che si stacca da sola.

Le contrazioni sono assai meno dolorose, e il medico dirà in quale momento la madre dovrà spingere per espellere la placenta.

Poi vengono applicati dei punti di sutura, se c'è stata episiotomia.

Ora ci si può concentrare sul nuovo nato.

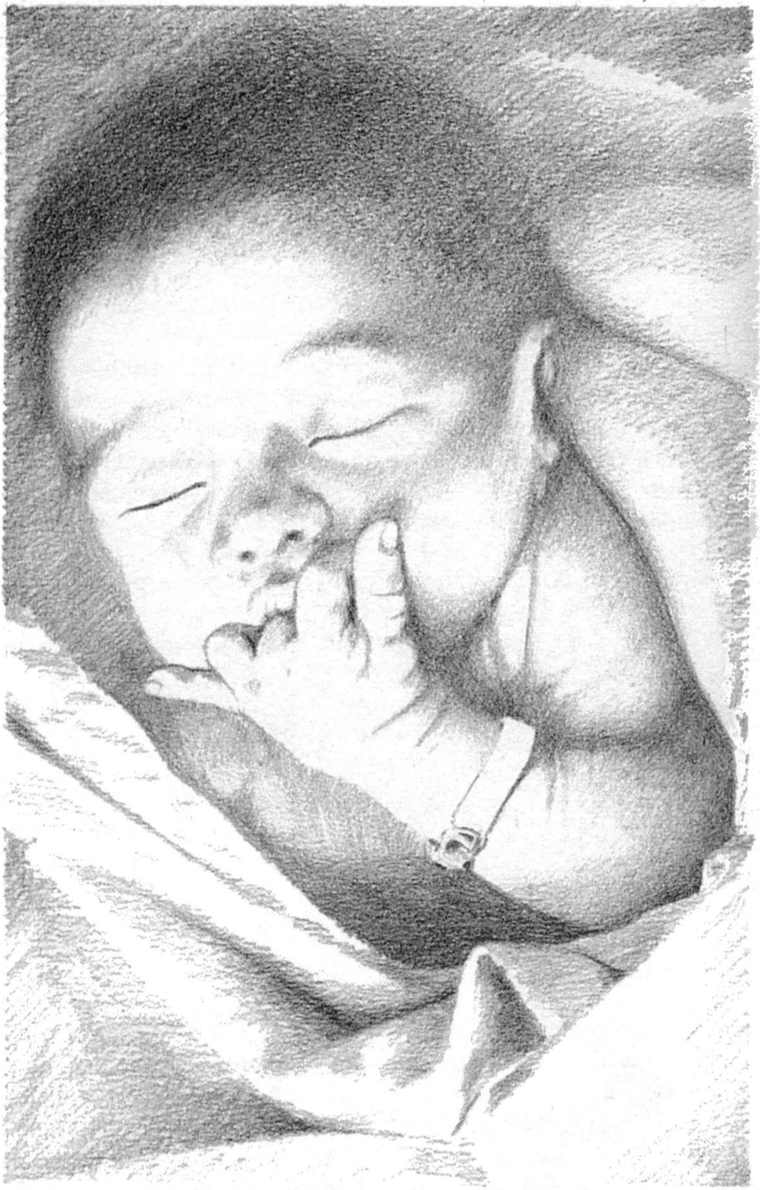

XIV
Le prime ore

Come un pugile dopo un incontro

Le prime ore dopo il parto sono una scoperta reciproca. I genitori finalmente vedono quella minuscola creatura che per nove mesi è stata vicinissima (separata solo da pochi centimetri di tessuto), ma anche lontanissima, invisibile nel suo piccolo universo buio e subacqueo: e il neonato finalmente vede la luce, nel vero senso della parola, e comincia a scoprire un universo di suoni, di immagini, di contatti e di affetti.

Come dopo il traforo del Frejus, caduto l'ultimo diaframma c'è il grande abbraccio.

Per molti mesi i genitori si sono chiesti: come sarà questo nostro figlio? E ora lo stanno scrutando con meraviglia e tenerezza. E forse anche con un pizzico di... delusione. Perché?

Perché i neonati non sono belli come i bebè che si vedono negli spot televisivi, quando fanno pubblicità a un borotalco o a un pannolino. I neonati, appena usciti dalla loro faticosissima traversata, sono come un pugile al termine di un incontro: gli occhi sono gonfi, il naso un po' appiattito, il corpo è bagnato, ci sono qua e là persino macchie di sangue, i pochi capelli sono appiccicati alla testa. La testa, del resto, è deformata dalla strettoia dell'uscita. A volte i genitori si spaventano: «Ma non rimarrà mica così?!».

Il medico e le infermiere li tranquillizzano. La testa, che durante il parto si è allungata a pera, nel giro di un giorno o due riprenderà il suo aspetto normale. Le placche ossee che formano il cranio del neonato, infatti, non sono saldate (ed è questo che consente loro di deformarsi per poter uscire). Sopra la testa c'è la cosiddetta «fontanella», cioè una zona romboidale in cui manca del tutto l'osso. È come un puzzle cui manchi un pezzo. Toccando la testa (con delicatezza) si sente questa zona morbida. È un sistema che consente anche la crescita del cranio nei mesi seguenti: infatti la fontanella si allargherà ancora un poco nei primi 6 mesi: ma il tessuto che la ricopre pian piano si indurirà, e quando il bambino avrà 1 anno e mezzo sarà diventato definitivamente osso. A quel punto tutte le varie placche si saranno trasformate in calotta cranica, dove saranno però sempre visibili i punti di congiunzione, come leggere zigrinature.

Anche il colore del neonato di solito non è per nulla attraente: la sua pelle è in parte ricoperta da una patina biancastra, una «vernice al formaggio» (vernix caseosa, più spiccatamente presente nei prematuri). Certe zone del corpo sono a volte un po' bluastre o grigie. Spesso occorrono alcuni minuti prima che la respirazione del neonato diventi normale, e porti in circolo un sangue rosso ben ossigenato, quello che darà alla sua pelle un colorito roseo.

I controlli medici

Il respiro, del resto (assieme al battito cardiaco), è la prima preoccupazione del medico. Nei primi istanti dopo la nascita, infatti, occorre che il liquido contenuto nei polmoni venga sostituito con una quantità equivalente di aria. Questo liquido polmonare va via in parte attraverso il naso e la bocca, nel momento del passaggio nella «strettoia», quando il torace viene compresso: ma soprattutto viene eliminato dai polmoni al momento della prima respirazione, a causa della pressione dell'aria.

In ogni caso, il medico o le infermiere aspirano immediatamente con una pompetta e una cannula il fluido che può trovarsi nel naso o nella bocca. Alcuni neonati sono sfiniti dallo sforzo e hanno qualche difficoltà a far partire la respirazione: in questo caso il personale in sala parto fa il necessario perché ciò avvenga, usando al limite una maschera d'ossigeno.

Il cuore, in quei pochi minuti, deve compiere una performance altrettanto importante: tutto il sistema circolatorio cambia, perché non deve più fare rifornimento d'ossigeno nella placenta, ma nei polmoni. Cambiano quindi i «sensi unici», e i «raccordi»:

all'interno del cuore il passaggio fra i due atrii (il forame) deve chiudersi quasi immediatamente e in qualche minuto si chiuderà anche il raccordo tra arteria polmonare e aorta. Nel corso delle prime settimane, normalmente, i margini della membrana del forame si saldano in modo permanente (altrimenti può rendersi necessario un intervento chirurgico).

I vari esami che l'équipe della sala parto compie si susseguono molto rapidi, e quasi sfuggono ai genitori, che sono tutti tesi a scoprire i tratti del loro figlio (e magari a contare le dita, per vedere se ci sono tutte...). I primi rapidi esami di solito si basano su una tabella internazionalmente adottata da vari decenni: la tabella Apgar, dal nome di una ginecologa finlandese che la propose negli anni Cinquanta. Si tratta in sostanza di una serie di parametri molto semplici, ma vitali, che consentono al medico di valutare subito se c'è qualche reale problema di sopravvivenza per il piccolo.

Riportiamo qui sotto questa tabella, che si basa su 5 osservazioni: il colorito del bambino, il battito cardiaco, i riflessi, il tono muscolare e la respirazione. Ognuno di questi aspetti viene valutato con un punteggio da 0 a 2. Quindi, in teoria, un bambino a punteggio pieno dovrebbe ottenere 10.

Il test viene effettuato 2 volte: a 1 minuto dalla nascita, poi a 5 minuti. In questa seconda prova la maggior parte dei bambini in buona saluta ottiene almeno un punteggio di 7. Un punteggio inferiore significa che il neonato ha bisogno di un'attenta sorveglianza.

Colorito	pallido (o blu)	corpo roseo estremità blu,	roseo
Battito cardiaco	non udibile	sotto le 100 pulsazioni	sopra le 100 pulsazioni
Riflesso di irritabilità	niente risposta	smorfia	pianto, tosse, starnuto
Tono muscolare	flaccido (attività debole o nulla)	qualche movimento delle estremità	movimento attivo
Respiro	assenza	lento, irregolare	buono, pianto
PUNTI	0	1	2

Naturalmente si tratta di indicazioni utili solo per un «primo approccio»: ci sono infatti bambini che ottengono un punteggio insufficiente, secondo questa tabella, ma che si rivelano poi in buona salute.

Esami e analisi alla nascita

Tra le varie cose che l'équipe medica deve fare, in questi primi momenti, c'è anche l'aspirazione del meconio (le prime feci verdastre), nel caso che il neonato, nelle ultime fasi del parto, lo abbia inalato nei polmoni (eventualità però abbastanza rara), e c'è la disinfezione degli occhi (fino agli inizi del secolo, una gonorrea della madre poteva rendere cieco il piccolo).

Il neonato deve anche essere protetto dal freddo, poiché, essendo bagnato, perde rapidamente calore. Non bisogna dimenticare che nel ventre materno la temperatura era di 38°, e di colpo il neonato si trova in un ambiente molto più freddo: anche questo è un adattamento notevole, che il neonato affronta adottando una vaso-costrizione, per evitare un'eccessiva dispersione di calore. È per questo che viene subito asciugato e avvolto in coperte calde (i prematuri vengono addirittura messi in una incubatrice).

A volte, dopo qualche giorno, la pelle può diventare gialla: è l'itterizia, provocata da un'eccessiva quantità di bilirubina nel sangue. Quando era nel ventre materno, il piccolo aveva un efficiente depuratore naturale, la placenta, che rimuoveva la bilirubina dal circolo sanguigno. Ora deve farlo da solo e la bilirubina è a volte in quantità superiore a quella che il fegato riesce a filtrare. Occorrerà qualche giorno perché il sistema riesca a funzionare di nuovo. Non c'è da preoccuparsi se ciò non avviene: esistono eventualmente delle cure per risolvere il problema.

Un altro controllo è quello che riguarda i testicoli (se si tratta di un maschio), per accertarsi che siano discesi nello scroto nell'ultima fase della gravidanza. A volte uno, o entrambi i testicoli (specialmente nei prematuri) tardano a scendere: ed è una cosa che va sorvegliata.

Al neonato viene anche applicato un braccialetto di riconoscimento. Uno dei timori delle madri è infatti lo scambio di neonati, in un momento di distrazione del personale: con il braccialetto il piccolo viene «targato», e questo servirà non solo per il suo riconoscimento ma soprattutto per disporre di una specie di carta di identità al momento degli esami clinici, in modo che i dati vadano sempre nella giusta cartella.

Altri esami, per controllare la buona salute del piccolo, riguardano l'eventuale esistenza di anomalie: per esempio difetti dell'anca, problemi al cuore. La palpazione dell'addome permetterà di valutare le condizioni di alcuni organi interni.

Altre analisi, nelle ore o nei giorni seguenti, completeranno il quadro. Tra queste l'esame del sangue per accertarsi che il piccolo non soffra di fenilchetonuria, una malattia genetica che può provocare gravissime conseguenze se non viene curata immediatamente con un semplice cambio di dieta. La fenilchetonuria è il risultato di un enzima che non funziona bene (perché il gene che lo regola è difettoso): e siccome gli enzimi sono gli strumenti del metabolismo, in questo caso il guasto è così grave che può dar luogo a un ritardo mentale.

Il rimedio, appunto, sta nell'evitare di dar da mangiare al neonato cibi che non riesce a metabolizzare in modo corretto, creando delle scorie per lui micidiali. Questa dieta dovrà poi essere seguita per tutta la vita, ma soprattutto (e in modo molto stretto) per il primo periodo dello sviluppo.

Occhi, capelli, riflessi

Intanto i genitori cercano di capire qualche altra cosa sul loro piccolo. Per esempio: di che colore ha gli occhi?

È molto difficile capire sin dal primo giorno il colore degli occhi: all'inizio è quasi sempre un impasto tra il blu e il nero o il marrone. Già verso i 2-4 mesi si può capire meglio la linea di tendenza, ma soltanto verso i 6-9 mesi gli occhi avranno assunto il loro colore definitivo.

Anche il colore dei capelli non è definitivo: l'impronta di base rimarrà, ma la gradazione cambierà nel corso del 1° anno di vita. E scomparirà anche la lanugine che talvolta ricopre alla nascita certe parti del corpo, in particolare le spalle e la schiena (come per ricordarci la nostra origine di mammiferi pelosi...).

È invece subito evidente il riflesso del neonato di cercare il seno della madre: se gli tocca una guancia con un dito si gira da quella parte, alla ricerca di cibo. Proprio così, del resto, fanno solitamente le madri per stimolare il piccolo ad attaccarsi al seno. Un altro riflesso è quello di succhiare qualsiasi cosa gli si metta tra le labbra: un capezzolo, naturalmente, ma anche un dito.

Ma c'è un terzo riflesso molto interessante alla nascita: la capacità del neonato di afferrare. Se gli si porge un dito lo afferrerà saldamente (al punto che, tirandolo, lo si può leggermente alzare). Il fatto curioso è che, se viene toccato sulla pianta del piede, anche le dita del piede si piegano come per «afferrare». Molti vedono in questo riflesso un istinto arcaico della nostra vita di primati quando era importante, vivendo sugli alberi, attaccarsi ai rami per evitare di cadere, sin dal primo giorno di vita.

La visione del neonato

Gli occhi del neonato intanto hanno cominciato a muoversi e a esplorare l'ambiente. La vista del neonato è sfocata: secondo due ricercatori francesi, Martine Barbeau e François Vital-Durand (dell'Inserm di Lione), l'acuità visiva del neonato è solo un ventesimo della nostra. Anche la sua visione dei colori non è buona: il neonato vede il mondo con toni piuttosto grigi. Sembra che il primo colore percepito sia il blu, a 2 mesi seguirebbero il verde e il rosso, e a 4 mesi tutti gli altri colori. A 6 mesi sarebbe in grado di distinguere le sfumature tra i vari colori.

Ma anche se la vista alla nascita è ancora imperfetta, il neonato può imparare sin dal primo giorno. In passato si diceva che i bambini non erano in grado di fare niente sino all'età di 6 mesi: oggi sappiamo invece che sono subito capaci, per esempio, di orientarsi usando l'udito e la vista. Ma siccome la loro messa a fuoco deve ancora svilupparsi, è necessario che lo stimolo sia molto vicino, in questa prima fase.

Il fatto è che, in un certo senso, i neonati debbono pian piano imparare a vedere, o meglio a dare un significato alle cose che vedono. Se voi comperaste, per esempio, un giornale finlandese, sareste perfettamente in grado di leggere i titoli del giornale, e anche il resto: ma non capireste che cosa significano quelle parole. Anche per il neonato è un po' così: vede intorno a sé delle forme, delle luci, delle ombre, delle cose che si muovono, ma non riesce ancora a dar loro dei significati. Per poterle capire deve riuscire a collocare queste cose al loro posto, a categorizzarle. E questo richiederà un po' di tempo, così come avviene per l'apprendimento di una nuova lingua: questa capacità di categorizzare comincia a emergere verso i 6-8 mesi, come risultato di un graduale apprendimento.

Quando comincia l'astrazione

C'è un esperimento molto interessante in proposito. Se all'età di 6 mesi si fa vedere a un neonato la maschera di un viso umano con un occhio al posto della bocca, il naso di traverso e le sopracciglia sulle guance, il suo battito cardiaco rallenta, come di fronte a un «paesaggio» da osservare. Se si ripete lo stesso esperimento a 10 mesi, il suo battito cardiaco, invece, accelera, come di fronte a un fatto insolito da capire. A quell'età, quindi, egli si rende conto che si tratta di un viso umano, ma sconnesso, con tutti i parametri fuori posto. Un viso che entra sì, nella categoria «volto umano», ma al tempo stesso non ne fa parte. Una sfida che richiede impegno per riuscire a capire.

È il meccanismo di astrazione che in questo modo comincia ad apparire, un meccanismo mentale tipico della nostra specie. Noi, per esempio, quando pensiamo al concetto di cane, non immaginiamo un singolo cane, ma una media dei cani; o meglio pensiamo a una categoria che li possa includere tutti (dal bassotto al cane lupo, malgrado la loro diversità). Se vedessimo una testa di cane su un corpo di gatto anche il nostro battito cardiaco accelererebbe, per cercare di capire di che animale si tratta (un animale non ancora categorizzato).

Appena venuto al mondo, il neonato ha difficoltà nel dare un significato preciso alle cose. E quindi anche nel memorizzarle più facilmente. E nel ricordarle (così come noi non riusciremmo a ricordare i titoli del giornale finlandese). È forse per questa ragione che le nostre memorie non possono risalire fino alla primissima infanzia. Difficilmente i nostri più lontani ricordi riescono a spingersi prima dei 2-3 anni.

Pur con questi limiti, i bambini nel primo periodo della vita hanno un'attività mentale importante. Si è visto che sin dal primo giorno riescono a fare associazioni, e a fare cose anche abbastanza complesse, attraverso il loro *feed-back* con la madre. In particolare quando sono in uno stato di attenzione, cioè tranquilli e con gli occhi aperti. Si tratta per il neonato di un periodo breve, destinato però a crescere sempre più nel tempo. È questo il momento migliore per una stimolazione mentale efficace, per uno scambio fertile, sul quale innestare poi anche il linguaggio.

Riprenderemo questo discorso nel capitolo dedicato allo sviluppo mentale del bambino.

Di che segno sei?

Un'ultima piccola considerazione, un po' più «leggera»: il segno zodiacale. È infatti sulla data e sull'ora della nascita che gli astrologi basano i loro oroscopi, che dovrebbero prevedere le tendenze e le predisposizioni caratteriali di un individuo. E anche quali influenze gli astri dovrebbero avere su di lui nei vari momenti della vita, a seconda della loro posizione.

Sull'astrologia hanno da tempo preso posizione scienziati e associazioni scientifiche, definendola «ciarlataneria»: tuttavia buona parte dei giornali, e quasi tutti i settimanali, continuano a pubblicare gli oroscopi, seguendo i desideri di una parte del pubblico (e quindi rafforzando la domanda, anzi dando a queste previsioni la dignità di notizia: il Giornale Radio della RAI lo include infatti nei suoi notiziari...).

L'astrologia trova la sua origine nell'antica credenza che gli astri rappresentassero delle divinità (e infatti i pianeti portano i loro nomi: Marte, Venere, Mercurio, Giove, Saturno...), e che quindi influenzassero i destini dei terrestri. Poi, in modo più «scientifico», studiando il movimento di questi pianeti, si pensò che la loro posizione variabile creasse influenze variabili, a seconda del momento in cui si era nati.

Ma perché gli astronomi moderni sono contro l'astrologia? Questi pianeti non potrebbero avere effettivamente un'influenza perlomeno «fisica» su di noi? La Luna non influenza forse le maree e le semine? La risposta degli astronomi è che la Luna è un corpo celeste vicinissimo, e quindi ha una certa influenza gravitazionale e anche luminosa (sia pure molto debole) sulla Terra, mentre gli altri pianeti sono troppo lontani per creare effetti fisici su di noi: la loro attrazione, infatti, diminuisce col quadrato della distanza. Un astronomo ha fatto un esempio molto sorprendente per capire questo concetto.

È noto che più ci allontaniamo dal centro della Terra più l'attrazione gravitazionale diminuisce (è come allontanarsi da una calamita). Quindi, in teoria, chi sta al 5° piano di una casa subisce meno attrazione gravitazionale di chi sta al piano terreno. E, al limite, chi sta in piedi la subisce meno di chi sta seduto. Ebbene, se noi avessimo allineati sulla nostra testa tutti i pianeti del sistema solare la loro influenza gravitazionale su di noi sarebbe inferiore alla differenza tra stare in piedi e stare seduti!... Quindi, praticamente, zero.

Al momento della nascita hanno molta più influenza gravitazionale sul neonato un autobus che passa nelle vicinanze, un ascensore, i muri, l'ostetrico, l'infermiera...

Qualche verifica sull'astrologia

Ma supponiamo, per assurdo, che questi pianeti possano avere un'influenza qualsiasi; quali sono poi in pratica i riscontri? Cioè le prove?

Se andiamo a controllare le previsioni degli astrologi, ci accorgiamo che fanno acqua da tutte le parti. Basterebbe verificare a fine anno le previsioni degli astrologi apparse sui giornali a capodanno (noi lo abbiamo fatto a «Super Quark») per rendersi conto della nullità di questi oroscopi.

In Inghilterra alcuni psicologi hanno fatto di più: sono andati a verificare le predisposizioni astrali alla nascita di migliaia di famosi artisti, atleti, scienziati: ebbene, non c'era differenza. Tutti i segni zodiacali erano presenti in ugual misura nelle tre categorie.

In un piccolo esperimento di alcuni anni fa per «Quark», abbiamo fatto fare separatamente a 4 astrologi, molto noti, gli oroscopi di 5 famosi personaggi italiani (Maria Giovanna Elmi, il colonnello Bernacca, Sandra Milo, Enzo Tortora e il calciatore Bruno Conti). Il nome di questi personaggi, però, non figurava sulla scheda (regolarmente provvista di data e ora di nascita) fornita agli astrologi. Chiedemmo poi a questi 5 personaggi di riconoscersi alla cieca in questi vari oroscopi: Maria Giovanna Elmi si riconosceva nel Colonnello Bernacca, Enzo Tortora in Sandra Milo, eccetera. E, statisticamente, anche in se stessi. Come se avessero estratto dei bigliettini da un cappello.

L'elenco dei controlli a sorpresa è molto lungo: e ogni volta il risultato è lo stesso. Quindi se l'astrologia è solo un gioco di società, un innocuo *divertissement*, ognuno è libero di crederci («Ah! lo sapevo che tu eri del Capricorno!»). Ma se la si prende sul serio, come qualcosa che possa veramente influenzare il destino del neonato, o condizionare le sue scelte di vita, giorno per giorno, è meglio sapere come stanno in realtà le cose.

Ma riprendiamo ora il nostro filo conduttore e affrontiamo un aspetto particolare della nascita: quella che avviene in anticipo rispetto alla data prevista. Il parto prematuro rappresenta una preoccupazione per molte madri, che temono i rischi connessi alla nascita di un bambino non ancora del tutto pronto ad affrontare l'ingresso nella vita.

Vediamo quali sono gli effettivi rischi, e anche le soluzioni che la medicina oggi offre.

XV

I prematuri

Quanto dura una gravidanza?

Non sempre un bambino nasce a cronometro. Del resto non esiste neppure una durata precisa della gravidanza: in teoria dovrebbe durare 10 cicli lunari, cioè 280 giorni (circa nove mesi e una settimana), a partire dall'ultima mestruazione: ma nella realtà può variare. Il conteggio viene fatto per settimane: quindi 280 giorni rappresentano 40 settimane. Ma solo il 5% dei bambini nasce esattamente a questa data: moltissimi bambini nascono qualche settimana prima, o 1-2 settimane dopo.

In pratica, l'80% delle nascite avviene tra la 37ª e la 42ª settimana di gravidanza.

E poi ci sono i parti prematuri, tutt'altro che pochi: circa 1 su 8-10. Una nascita viene considerata prematura quando avviene alla 36ª-37ª settimana (poco più di 8 mesi), o prima.

Tuttavia i veri prematuri sono i bambini che nascono prima delle 34 settimane. Possono sopravvivere anche certi prematuri che nascono assai prima, addirittura a 25-26 settimane (intorno ai 6 mesi). Nelle migliori condizioni, 2 su 3 sopravvivono. È invece molto raro che sopravvivano bambini nati prima delle 23 settimane (cioè prematuri di soli 5 mesi e 10 giorni).

I postmaturi

E i postmaturi? Certe gravidanze effettivamente sembrano interminabili, e possono arrivare alle 41 o 42 settimane. A volte anche 44. Come è noto i medici, quando la gravidanza si protrae troppo, intervengono con dei farmaci per provocare il parto. Perché andando troppo oltre il limite la placenta invecchia e non nutre più il piccolo in modo adeguato. Inoltre diminuisce il liquido amniotico e il bambino può premere contro il cordone ombelicale, con il rischio di diminuire il flusso del sangue e quindi l'arrivo dell'ossigeno.

Ma è il medico a decidere se e quando intervenire, dopo un esame: perché ci sono donne con un utero già postmaturo a 41 settimane, e altre con un utero perfettamente normale a 42.

Le gravidanze post-termine non sono un fatto raro, anzi il loro numero è relativamente alto: circa il 10%. E spesso non è necessario provocare il parto. È anzi bene lasciare che vada a termine spontaneamente, per varie ragioni: innanzi tutto perché il conteggio delle settimane può non essere esatto (per questo è importante stabilire, sin dall'inizio della gravidanza, la data della nascita con la maggior precisione possibile); e poi perché non si può essere sicuri che il feto sia completamente maturo. In certi casi, anche la cervice può non essere ancora pronta per il travaglio. Insomma, la gravidanza non è come un treno svizzero: ogni bambino può avere tempi di sviluppo diversi, che non vanno valutati col cronometro.

È quindi il medico a prendere la decisione, tenendo conto di tutti i pro e i contro, non ultimo il fatto che a volte il bambino diventa troppo grosso, e questo può creare qualche difficoltà per il parto.

Comunque oggi si preferisce non superare le 41 settimane e 6 giorni, proprio perché a quel punto il 10% dei parti presenterebbe dei problemi.

I prematuri

Una delle cose che più preoccupa le madri, naturalmente, sono i rischi connessi a un parto prematuro. Rischi per il bambino e anche per sé. Dedicheremo quindi l'intero capitolo a questo tema, illustrando i risultati dell'esperienza medica di questi ultimi anni.

I parti prematuri sono tutt'altro che pochi: circa 1 ogni 8-10.

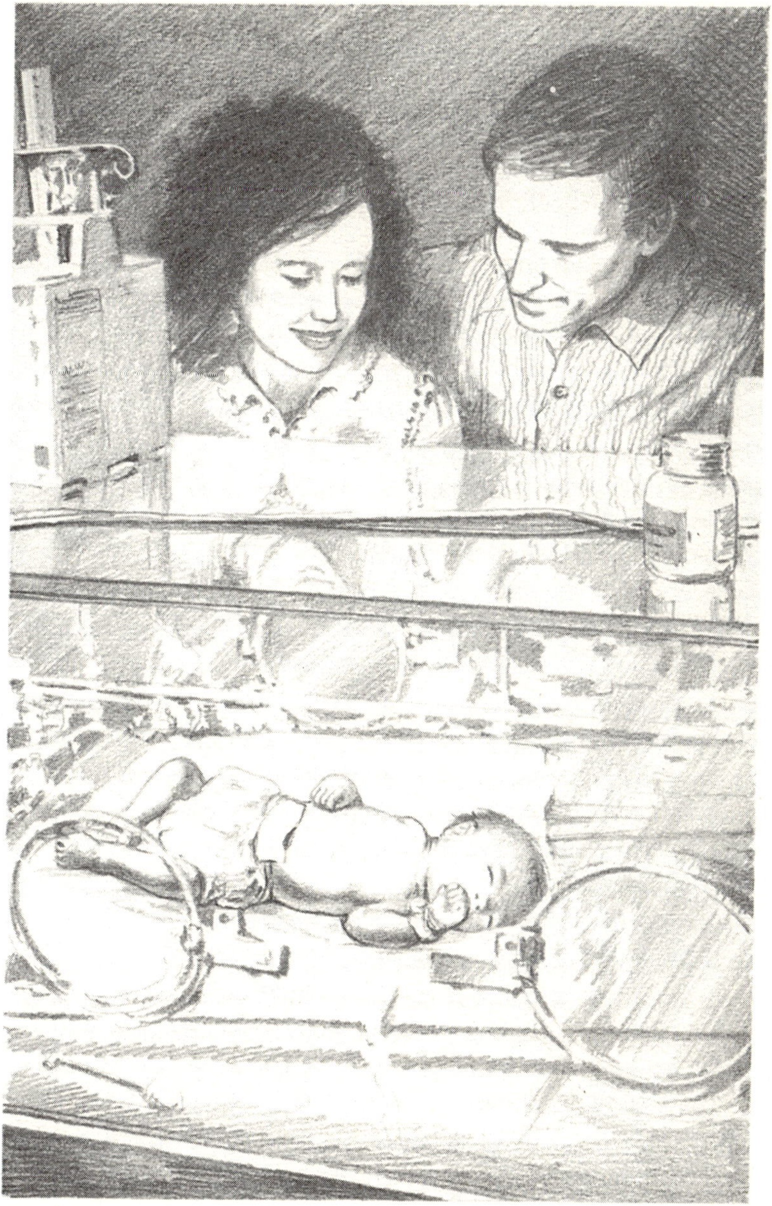

Con due avvertenze. La prima come sempre è che si tratterà semplicemente di informazioni di base. Ripetiamolo per l'ennesima volta: solo il medico potrà valutare caso per caso come stanno le cose. Guai a farsi autodiagnosi basate su occasionali letture...

La seconda è che le tecniche mediche e ospedaliere oggi disponibili sono in grado di far fronte a ogni evenienza nel migliore dei modi.

Del resto, la storia è piena di bambini nati prematuramente: molti grandi personaggi sono nati anzitempo, e sono poi riusciti a crescere in buona salute e a fare grandi cose. Come Isaac Newton, nato molto prematuro (e nel Seicento non esistevano incubatrici, né reparti di cure intensive), ma ciò non gli impedì di crescere sano e di diventare uno dei fondatori della scienza moderna.

Ma se moltissimi prematuri rientrano nell'ambito della normalità, nel senso che recuperano rapidamente il peso e le funzioni, ci sono invece prematuri gravi, che si presentano alla nascita con prospettive molto precarie.

Esistono dei parametri per valutarli in base al loro peso. Un neonato che pesa meno di 2500 grammi è considerato di peso scarso, se non raggiunge i 1500 molto scarso (l'1% dei neonati), e se è al di sotto del chilo estremamente scarso.

Ci sono prematuri che alla nascita pesano solo 750 grammi (2 su 1000) o addirittura 500 grammi, l'equivalente di mezza bottiglia di acqua minerale... Ovviamente sono casi estremi.

Ma quali sono le cause e le predisposizioni che possono provocare un parto prematuro?

Cause e predisposizioni

Le cause sono molteplici. E molte non sono state ancora capite. Perché a volte ci sono madri che appaiono in buona salute ma che hanno parti prematuri. C'è forse una componente genetica. Le cause dirette più comuni sono legate a una dilatazione prematura del collo dell'utero, cioè la «messa in moto» del parto quando non è ancora il momento.

Una delle ragioni può essere un'infezione. Essa innescherebbe una reazione immunitaria che stimolerebbe la produzione di certi ormoni, che a loro volta stimolerebbero la contrazione dell'utero. Provocando il parto prematuro.

Un fattore sul quale gli studiosi dell'NICHD stanno richiamando l'attenzione, è la presenza nella vagina di un batterio molto comune nelle donne in gravidanza (uno streptococco del gruppo B). Prevenire e curare questa vaginite batterica può permettere di evitare un parto prematuro, e le sue conseguenze. Infatti questa piccola infezione, di cui molto spesso le donne non si accorgono, sembra possa a volte filtrare attraverso la cervice ed entrare nell'utero, causando una reazione a catena che provoca le contrazioni.

L'utero, inoltre, potrebbe reagire anche alla supertensione dovuta a un eccesso di liquido amniotico, con conseguenze analoghe.

Anche l'anemia, una dieta sbagliata, o la pressione del sangue troppo alta possono contribuire a compromettere lo svolgimento regolare della gravidanza. Così pure l'eccessivo stress, con il conseguente innalzamento di certi ormoni (precursori di quelli che innescano le contrazioni).

E poi ci sono certe predisposizioni individuali, legate a particolari situazioni: per esempio le gravidanze multiple (2 o 3 gemelli).

Studi americani hanno inoltre rilevato un'alta percentuale di parti prematuri tra le donne giovanissime (sotto i 18 anni), appartenenti a classi socioeconomiche e culturali basse, con nutrizione non adeguata e ambiente degradato, tipico di certe periferie urbane.

Anche altre categorie sono predisposte ad avere parti prematuri.

1) Quella (in aumento) di donne che hanno gravidanze in età non più giovanile. E che hanno avuto problemi di infertilità, magari con gestazioni multiple.

2) Quella delle donne a loro volta nate prematuramente. Per loro il rischio aumenta di 6 volte, rispetto alle donne normali.

Infine una nascita prematura può essere causata sia dall'eccessiva magrezza (al di sotto dei 45 chili), sia dalla cosiddetta placenta previa, la cui posizione bassa ostruisce la via che il bambino dovrà percorrere al momento della nascita: nella grande maggioranza dei casi ciò porta a gravidanze che non superano le 32 settimane (circa 7 mesi e mezzo).

Si tratta di predisposizioni che tuttavia non escludono che una nascita prematura avvenga anche in gravidanze apparentemente prive di problemi. È quindi utile essere preparati, senza eccessive ansie, a questa eventualità.

Sintomi e analisi

Molte future madri si chiedono come ci si può accorgere che un parto prematuro è imminente. I sintomi sono numerosi.

Il segno più grave sono delle perdite vaginali: possono essere acquose o con muco, con sangue e senza, fino ad arrivare alla rottura delle acque vera e propria, un segnale inconfondibile.

Spessissimo, anche se non sempre, si avvertono delle contrazioni dell'utero: se sono più di 5 in un'ora, è bene contattare il proprio ginecologo o un ospedale.

Gli indizi di una nascita prematura a volte possono essere poco chiari o quasi impercettibili. Un indolenzimento a livello del fondoschiena, delle pelvi o della parte alta delle cosce. Oppure un senso di pressione a livello addominale, con piccoli crampi.

Molte gestanti (dal 10% al 30%) manifestano sintomi del tipo di quelli che abbiamo descritto, e, per la maggior parte, non entrano poi in travaglio. Quindi, nel caso, non bisogna allarmarsi. Ma neanche sottovalutarli.

Non abbiate paura o vergogna di preoccuparvi per un falso preallarme: se avvertite questi sintomi, chiamate comunque il vostro medico per una visita. L'unico modo per sapere con certezza se è iniziato un travaglio prematuro, infatti, è quello di verificare con una visita se la cervice ha cominciato a modificarsi in previsione del parto. Se ciò è avvenuto, il medico effettuerà un monitoraggio completo anche con l'uso di un'ecografia, verificando il battito cardiaco del nascituro, la sua posizione nell'utero e soprattutto il suo stadio di sviluppo. E potrà a quel punto decidere come procedere.

Ritardare la nascita

La prima cosa che il medico cerca di fare, naturalmente, è permettere alla madre di continuare comunque la gravidanza. Molto spesso è possibile. Ci sono farmaci per fermare il travaglio che sta cominciando. E, se la situazione non è irreversibile, più della metà delle madri può superare questo incidente di percorso e portare a termine la gravidanza.

Ma fino a che punto si può evitare (o ritardare) un travaglio prematuro?

È una decisione medica non facile. Il vantaggio di rinviare la nascita è evidente: quanto più il piccolo rimane nel ventre materno, tanto più potrà maturare i suoi organi in modo naturale, soprattutto i polmoni. E questo migliorerà molto le condizioni in cui verrà alla luce.

Ma per fermare il travaglio bisogna che la situazione lo consenta: il medico dovrà valutare le condizioni della madre, del piccolo, quelle della cervice, e anche quelle della placenta. E controllare che non ci siano rischi di infezione. Se tutto è a posto, si può procedere.

I farmaci antitravaglio (i tocolitici) sono efficaci, anche se possono produrre qualche effetto collaterale, come tachicardia, senso di oppressione, vertigini, mal di testa. Malesseri sopportabili, se teniamo conto dei benefici che comportano.

La cura migliore, in tali casi, è il letto. I vantaggi di stare distesi sono soprattutto di tipo «meccanico». Intanto la posizione fa in modo che il peso del bambino non vada a gravare sulla cervice, evitando così uno stiramento che potrebbe provocare contrazioni. Permette inoltre una migliore circolazione sanguigna nella placenta (e quindi un più regolare arrivo di ossigeno e sostanze nutrienti al nascituro). E infine diminuisce i rischi di ipertensione, migliorando il funzionamento del cuore e dei reni.

È bene che la madre beva più del solito, oppure utilizzi delle fleboclisi con speciali liquidi, per portare acqua ai suoi tessuti.

Guadagnar tempo

In certi casi le condizioni generali non consentono di continuare a lungo la gravidanza. Il medico cercherà allora, se possibile, di guadagnar tempo. Anche pochi giorni possono essere utilissimi. Infatti, lo sviluppo degli organi nell'ultima parte della gravidanza è fondamentale per il bambino. In particolare, come abbiamo ripetuto, lo sviluppo dei polmoni. Con il parto il bambino passa in pochi minuti dal mondo subacqueo a quello terrestre: deve avere polmoni efficienti sin dal primo istante, o rischia moltissimo.

Per capire quale sia lo stato dei polmoni, una semplice analisi del liquido amniotico può stabilire il loro grado di maturazione. Nell'ultima parte della gravidanza, infatti, le cellule delle pareti più interne dei polmoni, a livello dei sacchi alveolari dove avverranno gli scambi respiratori, cominciano a produrre sostanze particolari (i surfattanti) che impediranno a questi sacchi di incollarsi l'uno all'altro, dopo la nascita, compromettendo la respirazione. Queste sostanze finiscono per entrare in circolo anche nel liquido amniotico, un'analisi di questo liquido consente di valutare se la loro produzione (che comincia dopo la 32ª settimana) è sufficiente per la sopravvivenza del nascituro.

Esistono in proposito dei farmaci (corticosteroidi) che aiutano la maturazione dei polmoni e aiutano anche a evitare eventuali emorragie nel cervello del piccolo. Questi farmaci richiedono un giorno o due per essere efficaci, a conferma di quanto sia conveniente ritardare, anche di poco, la nascita.

Il parto prematuro

Nel capitolo dedicato al travaglio abbiamo visto cosa significhi la rottura delle acque: le membrane che racchiudono il liquido amniotico, nel quale si trova il nascituro, cedono e lasciano uscire il liquido stesso.

Se questa rottura avviene quando la gravidanza non è ancora giunta al termine, il medico cercherà di far fronte alla situazione. Ma se c'è un rischio serio di infezione o di ipertensione, potrà decidere che la soluzione migliore, per la madre e per il piccolo, sia quella di arrivare rapidamente a un parto prematuro.

In casi simili si ricorre spesso al taglio cesareo, di cui abbiamo già parlato. Ma in altri casi il parto avviene seguendo la via normale, provocando (o rafforzando) le contrazioni mediante ossitocina, un farmaco che imita una sostanza naturale che l'organismo produce in questa fase.

Molti bambini prematuri, quindi, se le circostanze sono favorevoli (tanto più se la posizione nell'utero è quella corretta, a «testa in giù»), nascono come i bambini a termine.

Anche loro saranno subito sottoposti a una serie di esami, per valutarne la vitalità, e il funzionamento dei vari organi. Ovviamente, come abbiamo visto, c'è prematuro e prematuro: c'è chi pesa 2 chili e mezzo e c'è chi pesa 1 chilo e mezzo, o meno. C'è chi nasce a 8 mesi, chi a 7 mesi e chi ancora prima. Si tratta di grosse differenze.

Recenti studi fatti sulla «popolazione» dei prematuri indicano che è più importante la durata della gravidanza che il peso del neonato alla nascita. Insomma, è più importante la maturazione che la dimensione del piccolo appena nato.

A seconda del loro stadio di sviluppo, i prematuri hanno bisogno di maggiori o minori cure. I rischi principali, oltre alla respirazione (che può essere coadiuvata da una ventilazione meccanica), riguardano l'apparato digerente (quando non è ancora pronto a funzionare a dovere) e la possibilità di danni cerebrali nei primi giorni, a causa di emorragie.

Piccoli ranocchietti

I neonati, in generale, non sono belli alla nascita, ma i prematuri sono ancora meno belli, specialmente nei primi giorni. Poiché mancano di grasso la loro pelle è grinzosa, come quella di un vecchietto. E a volte sono davvero minuscoli: dei ranocchietti con braccine piccole quanto un nostro dito. Eppure, la loro volontà di vivere è straordinaria.

Proprio perché hanno poco grasso sono meno resistenti al freddo: per questo vengono messi in speciali incubatrici, la cui temperatura ricorda quella del ventre materno. E dove esistono anche tubi e tubicini che li aiutano a vivere. E che variano a seconda dello stadio di prematurità. Accanto agli strumenti di rilevazione, c'è per esempio un tubicino che alimenta dall'esterno il neonato: mandandogli direttamente nello stomaco il nutrimento. Questa alimentazione forzata continuerà fin quando il piccolo avrà abbastanza forza per succhiare da solo.

Per allenarlo a succhiare e a deglutire gli viene anche messo fra le labbra, appena possibile, un succhiotto. Il latte che la madre comincia a produrre viene somministrato attraverso il tubicino, in attesa di poter passare all'allattamento diretto al seno. Il

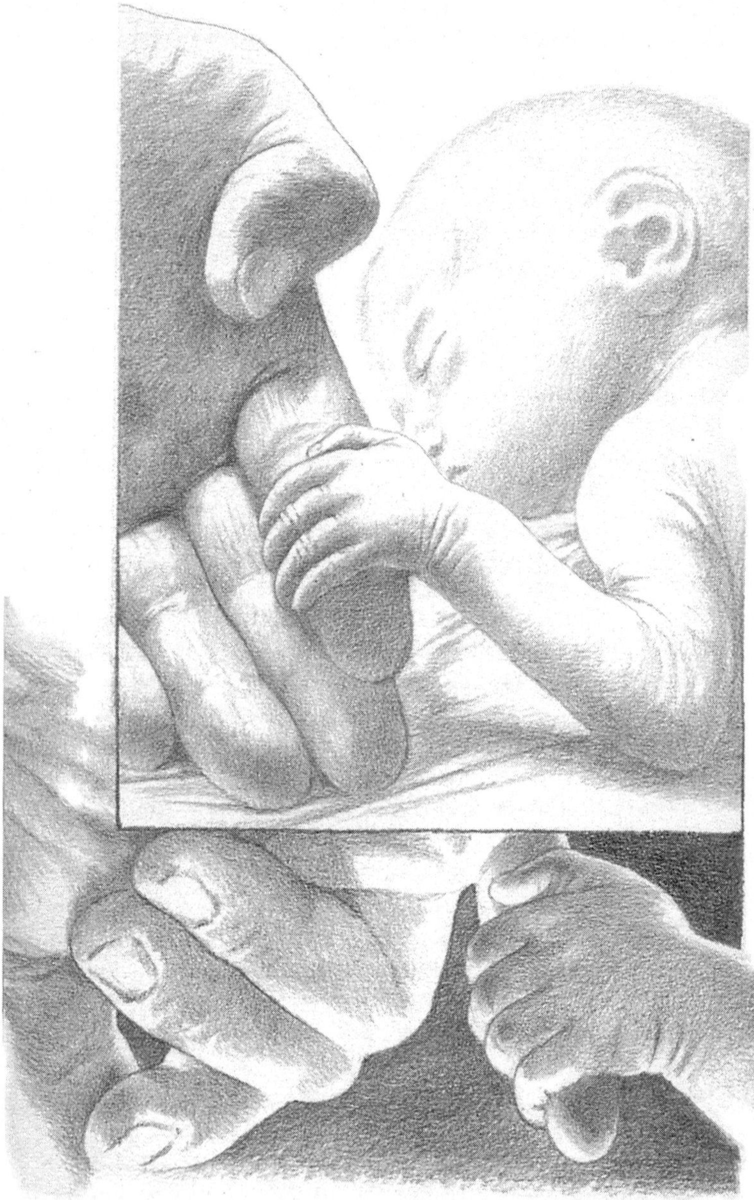

latte di una madre che ha partorito un figlio prematuro è un po' diverso da quello di una madre che ha portato la sua gravidanza a termine: per questo, a volte, il latte viene integrato con varie proteine, vitamine e altre sostanze.

Il ruolo dei genitori

I genitori vengono sempre invitati ad avere al più presto un intenso contatto con il loro piccolo. Appena possibile (dipende dalla situazione: dopo qualche giorno o qualche settimana) debbono cercare di avere con lui un rapporto normale, toccandolo, accarezzandolo, tenendolo in braccio, facendogli il bagnetto quando è il momento. Questo contatto è molto importante, ed è sorprendente vedere quanto rapidamente il piccolo risponda agli stimoli. E anche quanto rapidamente si riprenda da questi inizi difficili.

Ma quali danni a lungo termine potranno avere questi prematuri?

Non è facile prevedere i danni a distanza. Ovviamente ciò dipende da quanto era grave la situazione di prematurità, e dalle condizioni in cui il piccolo è venuto al mondo. Ci sono prematuri gravi che porteranno per sempre il segno di questo trauma precoce, con un ritardo nella crescita (e anche ritardi negli studi, a causa di una minore capacità di concentrazione).

Gran parte dei prematuri invece recupererà completamente e a scuola essi saranno indistinguibili dagli altri ragazzi.

C'è un piccolo consiglio che i medici danno ai genitori, specialmente per il loro primo periodo: «Non guardate le tabelle di sviluppo che di solito vengono pubblicate, perché vostro figlio ha due date di nascita: quella ufficiale dell'anagrafe e quella biologica della natura. La sua vera età va calcolata a partire dal giorno previsto per il parto a termine».

Una neonata molto prematura (poco più di mezzo chilo). Sotto: una bambina nata dopo nove mesi. La differenza è impressionante.

Effettivamente il prematuro vive la sua prima parte della vita come un essere che, per sbaglio, invece che nell'utero ha completato la gravidanza in una incubatrice.

Ma per tutti, prematuri e no, arriva presto il momento del ritorno a casa. A volte la madre si sente un po' ansiosa di fronte alla responsabilità di accudire nel migliore dei modi l'esserino che si porta a casa avvolto nei golfini e nelle coperte. Che fare?

Parte IV

DOPO LA NASCITA

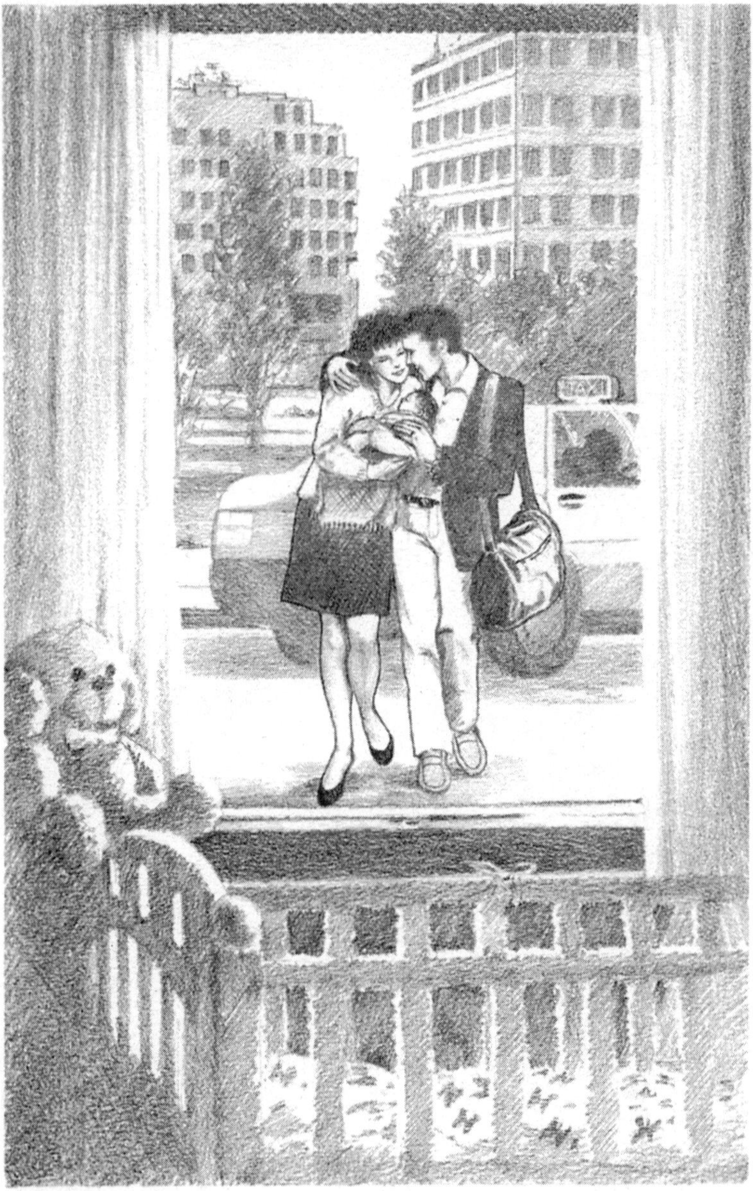
TAXI

XVI

Il ritorno a casa

L'allattamento al seno

Una delle prime cose di cui si deve occupare la madre (quando torna a casa, dopo il periodo passato in clinica o in ospedale), è naturalmente l'allattamento del figlio.

Abbiamo visto che il piccolo, attaccandosi al seno per la prima volta poco dopo la nascita, aveva succhiato uno strano liquido chiaro, giallastro: il colostro. Il colostro è una specie di aperitivo biologico che la natura ha previsto per preparare il neonato a un nuovo tipo di alimentazione: non più attraverso l'ombelico ma attraverso la bocca.

L'ombelico ora si sta rimarginando (e la madre avrà imparato a pulirlo), mentre il tubo digerente deve ancora «passare il collaudo». Il colostro quindi è destinato a fare da apripista prima dell'arrivo massiccio del latte. È una sostanza che da un lato aiuta il neonato a dar inizio alla sua attività gastrointestinale e a eliminare per la prima volta delle feci; ma dall'altro è anche un'eccellente medicina naturale, che lo aiuta a proteggersi dalle malattie in agguato. È ricco di anticorpi materni che il neonato acquisisce per difendersi.

Ripulito grazie al colostro, il suo corpicino è ormai pronto per alimentarsi non più attraverso la flebo della placenta, ma attraverso il tubo digerente, cosa che non smetterà più di fare per il resto della vita.

Ed ecco finalmente arrivare in gola il latte materno, il più ricco e il più sano dei cibi che si possano immaginare: niente sarà più adatto di questo latte ai suoi bisogni dei prossimi mesi.

La madre comincia a produrre latte 2 o 3 giorni dopo il parto. È la cosiddetta «montata lattea»: il seno diventa gonfio e turgido e, a volte, crea un ingorgo fastidioso, destinato a passare dopo 1 o 2 giorni, appena il corpo avrà cominciato a regolare il flusso di latte in funzione delle esigenze del bambino.

I vantaggi

I vantaggi del latte materno sono stati tante volte illustrati: comunque eccone un breve elenco.

I bambini allattati al seno sono meglio protetti dalle allergie e dalle malattie, grazie agli anticorpi che il latte e soprattutto il colostro contengono. L'allattamento al seno è più economico (anzi è gratuito) ed evita tutte le scomodità dell'allattamento artificiale (comperare, scaldare, misurare, lavare...). È sempre disponibile, a qualunque ora e in qualunque luogo. Fa «girare» il sistema ormonale materno, e questo giova alla madre e permette all'utero di tornare alla condizione di pre-gravidanza. Inoltre l'allattamento al seno consente un importante contatto pelle-pelle e occhi-occhi in un momento cruciale, quello della nutrizione, rafforzando il legame madre-figlio.

Molte madri si chiedono se avranno abbastanza latte per nutrire il piccolo. La risposta dei medici è che la madre avrà abbastanza latte se nutrirà il bambino regolarmente. Il latte viene prodotto in base al principio della domanda e dell'offerta (come le leggi di mercato): più la madre allatta più è in grado di produrre latte.

Il consiglio è di allattare almeno 6-8 volte al giorno, usando entrambi i seni in ogni poppata, in modo che tutti e due i seni siano stimolati a produrre latte. Sei cambi di pannolini e una «popò» al giorno sono il segno che il cibo è sufficiente.

Ma il seno piccolo contiene meno latte? No. La dimensione del seno è solo il risultato della quantità di grasso (tessuto adiposo) che si trova all'interno, non delle ghiandole che producono latte. Donne con il seno di qualsiasi dimensione possono allattare i loro figli. Piuttosto, come abbiamo già detto, qualche problema può sorgere con la fragilità della zona dei capezzoli, che in certe donne può dar luogo a ragadi nell'areola durante l'allattamento (e a richiedere, a volte, l'uso di paracapezzoli in lattice): ma è un problema che può essere prevenuto con una buona preparazione nei mesi precedenti, grazie a robusti massaggi e frizioni.

E se si è avuto un parto cesareo? Non c'è ragione per non allattare dopo un cesareo: tutte le madri dopo il parto producono spontaneamente latte indipendentemente da come sono nati i loro piccoli.

Mediamente, la secrezione del latte durante i primi 6 mesi di allattamento è di 750 ml al giorno. Nei successivi 6 mesi scende a 600 ml al giorno.

Tornata a casa dopo il parto, la madre può regolarsi sulla quantità di latte assunto dal piccolo pesandolo una volta al giorno. Nel 1° trimestre l'aumento medio del peso del neonato è di 200 g alla settimana, cioè di circa 25-30 g al giorno. Non è utile angosciare la madre con consigli di doppia pesata: per fortuna il piccolo è perfettamente in grado di far capire quando ha fame.

Naturalmente ai medici e al personale ospedaliero va rivolta ogni più specifica domanda in tema di allattamento, per tutti gli eventuali problemi che possono sorgere.

Consigli alle nonne

Come sempre, è agli esperti che la madre deve far riferimento, evitando di dar retta a tutto quello che sentirà dire da amici e parenti, i quali si basano spesso su esperienze personali che non fanno testo, o su situazioni diverse, o lontane nel tempo.

In proposito l'Associazione Internazionale per l'Educazione sulla Nascita ha pubblicato negli Stati Uniti un divertente opuscoletto dedicato alle nonne. Comincia così: «Complimenti! Vostra figlia (o vostra nuora) ha scelto di allattare al seno il neonato: lei ne deve essere molto orgogliosa». Dopo aver magnificato le virtù del latte materno, l'opuscolo suggerisce cortesemente alle nonne di non pronunciare mai le seguenti frasi: «Sei sicura di avere abbastanza latte?» oppure: «Il tuo latte sembra molto magro» (il latte materno appare diverso dal latte di mucca perché è adatto al neonato umano, che notoriamente non è un vitello): «Ma stai di nuovo allattando?» (il latte materno viene digerito più facilmente e rapidamente, quindi il bambino ha bisogno di esser nutrito più spesso, ogni 2-3 ore, anche 10 volte al giorno: è lui che guida).

Aumento del peso durante il 1° anno di vita

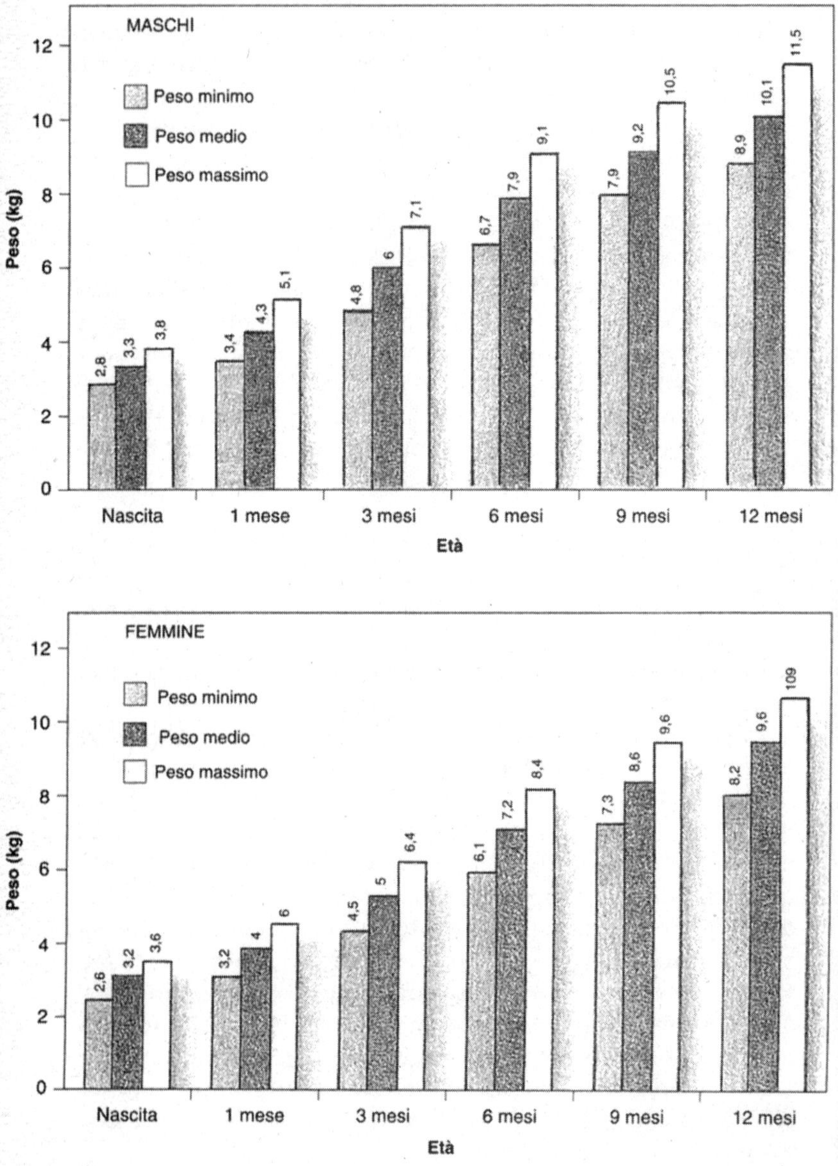

«Un po' di latte in polvere non gli fa male: il bambino deve abituarsi al biberon. Altrimenti ti sfinisci» (i bambini devono assuefarsi all'allattamento al seno: passare dal seno alla bottiglia può confonderli, dal momento che il modo di succhiare è diverso e richiede l'uso di tipi diversi di muscoli. Quando il rifornimento materno è ben collaudato, dopo circa 6 settimane si può occasionalmente dare una poppata di latte non materno se la madre si deve assentare per più di un paio d'ore, ma è bene evitarlo fino ad allora). «Dei cereali possono aiutarlo a dormire meglio di notte» (rispetto al latte, i cereali sono un cibo di qualità inferiore, e l'apparato digerente del piccolo non è pronto a digerire cibi solidi fino all'età di 4-6 mesi: i medici oggi consigliano di aspettare fino a quell'età). «Io avevo cercato di allattare, ma il mio latte si è prosciugato» (certe condizioni del passato, come pesanti interventi per il parto, la separazione della madre dal bambino, certi schemi erronei e la mancanza di supporti oggi presenti, possono aver abbreviato l'allattamento; ma oggi una madre può usufruire di molti vantaggi e conoscenze che un tempo non esistevano).

Un ultimo consiglio. A volte il bambino non riesce ad alimentarsi perché la deglutizione gli provoca dolore (otalgia): succhia per un po' poi piange o rimette il latte, e non riesce a finire la poppata. In questi casi è bene rivolgersi al pediatra e non precipitarsi a dargli del latte artificiale come spesso consigliano parenti o amici, convincendo la madre a pensare che il suo latte sia pesante. Il latte materno, è utile ricordarlo, non solo è l'alimento ideale per il neonato, ma anche quello più digeribile.

Una dieta sana

E la madre, come deve alimentarsi? Esistono diete specifiche per le madri nutrici (da seguire sempre in base ai consigli del medico, che conosce le varie situazioni personali). Comunque è sempre necessaria un'alimentazione variata con prevalenza di cibi ricchi in proteine animali, come uova, carne, pesce, latte, formaggi (il calcio è importante). E naturalmente molta verdura e frutta.

L'allattamento non fa ingrassare, anzi molte madri scoprono che allattare le aiuta a perdere i chili acquisiti durante la gravidanza. Anche se ora è necessario mangiare più abbondantemente che durante la gravidanza: 200 chilocalorie in più (quindi mediamente 500 kcal in più del periodo precedente la gravidanza ed esattamente 640 kcal nei primi 6 mesi, e circa 500 nei 6 mesi successivi).

L'energia in più richiesta durante l'allattamento deriva in parte dai cibi che la donna ingerisce e in parte dalle riserve di grassi accumulati durante la gravidanza. In effetti, una donna che aumenta, mediamente, di 12 chili, dovrebbe disporre all'inizio dell'allattamento di circa 3-4 chili di riserve di grasso, che vengono utilizzate per l'allattamento e che forniscono circa 150 chilocalorie al giorno nei primi 6 mesi. È evidente che l'utilizzo di queste riserve di grasso permette alla madre di riacquistare il proprio peso corporeo nel giro di qualche mese.

E poi bisogna bere abbastanza acqua o succhi, o latte, per via dei molti liquidi che escono dal seno (il latte contiene acqua per l'87% del peso).

È inutile ricordare che il bambino non ha bisogno di fumare né di bere alcolici... attraverso il seno materno.

Un'altra cosa importante è il riposo: la madre deve approfittare di ogni momento per fare pisolini, tenuto conto del fatto che di notte ha frequenti risvegli.

E poi bisogna che intorno a lei si crei un'atmosfera serena, gioiosa. E che gli amici vengano a trovarla, in modo che abbia contatti con il mondo: ma seguendo orari che deve essere lei a stabilire.

La madre che lavora

E se la madre deve tornare al lavoro? Questo è un problema che la madre ha interesse a porsi in anticipo, prima comunque della nascita, per capire in quale modo può rendere compatibili l'allattamento e il lavoro. Pianificando bene le cose, si può fare. E infatti molte madri lo fanno, cercando di combinare gli orari in modo giusto, una volta terminato il periodo di maternità.

Naturalmente le situazioni possono essere molto diverse: ci sono madri che possono continuare comunque ad allattare, perché il loro lavoro lo consente (un lavoro part-time, o un posto di lavoro vicinissimo a casa, con orari flessibili); c'è poi la possibilità di raccogliere il proprio latte e conservarlo in frigorifero, in modo che chi accudisce il bambino possa somministrarglielo con il biberon. Il latte può essere «pompato» sul luogo di lavoro, ogni 4 ore, poi conservato nel frigorifero per 24 ore.

Nel caso ciò non sia possibile, le poppate durante le quali la madre è assente possono essere eventualmente integrate con latte non materno.

Quando il neonato non dorme…

Nei primi giorni del ritorno a casa (e poi man mano nelle settimane e nei mesi successivi), la madre comincia a scoprire la personalità del figlio. Così come ogni adulto ha un suo carattere o temperamento ben definito, analogamente un neonato mostra la sua personalità già nel modo di succhiare il latte, o nel modo di piangere o di dormire. Un neonato, insomma, non è una bambola fatta in serie, ma un individuo con il suo particolarissimo patrimonio genetico, la sua storia di nove mesi di vita nell'utero materno, e quindi con un suo modo di essere, unico.

Quindi i genitori debbono accettarlo e amarlo per quello che è, e non per quello che essi vorrebbero che fosse. Anche se ciò comporta disagi. In particolare per quel che riguarda il sonno.

Ci sono infatti bambini che «prendono la notte per il giorno», come si dice. Dormono quando i genitori sono svegli e viceversa. Molti genitori hanno conosciuto questa esperienza scombussolante. Il paradosso è che tutti i neonati dormono moltissimo: alcuni fino a 18 ore al giorno. Ma è diverso il loro modo di suddividere queste ore di sonno. Alcuni dormono per due lunghi periodi, alternati con altri periodi più brevi: se il periodo lungo cade di notte i genitori sono fortunati, ma se di notte capitano i periodi più brevi è una sofferenza. E la si paga il giorno dopo, a casa o in ufficio. Comunque ben pochi bambini dormono l'intera notte prima di raggiungere i 3-4 mesi di vita (o anche più tardi).

A volte, per evitare di alzarsi troppo spesso, certi genitori portano il bambino a letto con loro: altri invece non riescono a dormire con il bambino accanto. In ogni caso c'è spesso un periodo di aggiustamento da attraversare, un periodo durante il quale i genitori (e anche i bambini) possono trovare dei rituali che funzionano meglio di altri per l'addormentamento.

... e quando piange

Il problema è che il bambino non soltanto è sveglio, ma piange. Sui diversi tipi di pianto del bambino si è scritto molto. I neonati, per la verità, nel primo periodo non piangono molto: man mano che passano le settimane e i mesi il pianto aumenta e diventa per il piccolo una primitiva forma di comunicazione, un modo inconsapevole e istintivo per esprimere certi bisogni, certi malesseri o certi desideri. La madre imparerà man mano a capire questo linguaggio (un pianto di dolore è diverso da un pianto di stanchezza).

Il bambino può piangere per molte ragioni differenti, dalle più banali alle più serie.

C'è il pianto che semplicemente esprime il desiderio di sentirsi qualcuno vicino. È un richiamo d'attenzione.

Oppure è un modo per reclamare il cibo, una protesta d'appetito.

C'è un pianto di disagio, che indica che il bambino deve essere cambiato. Oppure che qualcosa gli dà fastidio (un elastico, una spilla, un pannolino. O la difficoltà di respirare attraverso il naso).

C'è anche il pianto di stanchezza, che viene risolto mettendo il neonato a dormire, dopo averlo cullato un po'.

Il pianto di dolore è inconfondibile: indica che qualcosa non va. Spesso si tratta semplicemente di gas interni, che possono creare un fastidio passeggero. Altre volte si tratta di coliche, che creano problemi invece più seri, che durano nel tempo. Solitamente scompaiono quando il bebè ha 3 o 4 mesi, ma nel frattempo i genitori passano un periodo difficile, non solo perché il loro sonno viene interrotto, ma perché si sentono disarmati e incapaci di calmare il malessere del piccolo.

Spesso queste coliche non vengono diagnosticate e curate adeguatamente. Secondo gli studi compiuti dagli specialisti del sonno, se è vero che questi disturbi tendono spontaneamente a risolversi nel giro di qualche mese, è altrettanto vero che se non vengono curati subito, il sonno notturno dei bambini diventerà più difficile. Anche quando i disturbi saranno passati, loro piangeranno di notte, e reclameranno la presenza della mamma; il che ritarderà l'instaurarsi di un corretto ritmo sonno/veglia.

Secondo certe ricerche, molti risvegli notturni sarebbero causati dalla carenza di un ormone, il progesterone, che a quell'età il bambino non è ancora in grado di produrre in quantità sufficiente. Il progesterone agirebbe come un sedativo naturale, impedendo le interruzioni del sonno.

Col passare dei mesi, altri problemi possono sorgere nel ritmo del sonno: ci sono bambini di 8 mesi che si svegliano in piena notte e non si riaddormentano se non vengono cullati o se non ricevono una tettarella: o bambini che addirittura vogliono essere portati a dormire nel letto dei genitori.

In questi casi gli specialisti del sonno ritengono che il bambino non sia ancora adattato al ritmo circadiano delle 24 ore. A quell'età, di solito, dovrebbe averlo acquisito, con un sonno notturno continuo di 6-7 ore; capita invece che il bambino si svegli all'ora della vecchia poppata e trovi un appagamento nelle attenzioni che la madre gli riserva (lo coccola, lo cambia, gli offre una tettarella, lo prende in braccio). Se poi lo porta nel letto con sé aggrava la situazione, perché in questo modo ritarda ancor più la comparsa di un ritmo notturno normale.

Gli sciroppi non servono in questi casi: sono i genitori che debbono cercare di instaurare dei ritmi giusti, non solo nel loro interesse, ma anche nell'interesse del bambino. Affiancare il lettino al lettone per tenerlo in «comunicazione» con loro può essere una transitoria soluzione di compromesso.

La morte in culla

Ma per quanto riguarda il sonno c'è un altro aspetto molto importante: la cosiddetta «morte in culla», un'improvvisa e inspiegabile morte del neonato. È la principale causa di morte tra i bambini nati sani e normali nel primo anno di vita. In Italia si calcola che colpisca circa 500 neonati l'anno (quasi l'un per mille).

Sulle cause di questa morte in culla si sa ancora poco. Nel capitolo dedicato ai prematuri abbiamo indicato una delle ipotesi che vengono avanzate (e cioè una specie di riflesso condizionato sbagliato, risalente all'età fetale, quando il nascituro sospendeva i suoi movimenti respiratori nelle situazioni di carenza d'ossigeno). L'ipotesi è che il neonato, se non respira bene nella culla (perché è raffreddato o magari perché è un po' soffocato tra materassi morbidi e cuscini), smetta di respirare in base a questo antico riflesso. Morendo così per asfissia.

Sono state fatte ricerche per capire se quei bambini avevano qualcosa di diverso dagli altri, in modo da riuscire a prevenire simili drammi. Perciò è stato registrato il battito cardiaco e il ritmo respiratorio di 6914 neonati normali di un'età compresa tra 2 e 65 giorni. Di costoro, 16 morirono poi della Sindrome di morte improvvisa. Comparando i vari tracciati si è scoperto che i bambini morti avevano, tra un respiro e l'altro, intervalli meno variabili. In altre parole, il loro respiro era più «rigido», più automatico, se così si può dire. Meno flessibile ai normali impulsi fisiologici. Si è anche visto, attraverso uno studio statistico, che questo rischio di morte improvvisa è molto più elevato nei figli di madri fumatrici.

C'è qualche sistema per prevenire o diminuire un così alto numero di morti bianche? Sembra di sì, e anche molto semplice: far dormire i neonati sulla schiena.

L'Istituto Nazionale di Sanità negli Stati Uniti ha iniziato una campagna per convincere le madri a non mettere più i neonati in una posizione laterale, e ancor meno bocconi, a ventre in giù. Dormendo sulla schiena, diminuiscono nettamente i rischi respiratori: e i risultati lo stanno dimostrando.

Abbiamo chiesto ai responsabili della campagna se dormendo sulla schiena il neonato non rischia di essere soffocato da un rigurgito di latte, o di altro cibo. E se non è consigliabile comunque una soluzione intermedia, quella di far dormire il neonato di fianco. Risposta: l'esperienza ha dimostrato che il rischio minore è quello della posizione supina, cioè di schiena. I primi risultati sono incoraggianti, e la campagna ora in corso tende a far sì che almeno il 90% di neonati dorma in questo modo.

Altri sistemi? In taluni ospedali sono stati predisposti particolari dispositivi di allarme, collegati al neonato, che entrano in funzione quando lui smette di respirare. Ne esiste ora anche una versione domestica, una fascia che circonda il torace del bambino e che segnala la dilatazione dei polmoni: se questa dilatazione cessa, vuol dire che i polmoni hanno smesso di respirare. E scatta l'allarme.

Il ritorno alla normalità del corpo

Ma naturalmente la madre deve anche badare a sé, non soltanto al piccolo. E ci sono molte cose alle quali deve dedicarsi, una volta tornata a casa. Il ritorno alla vita normale, dopo la gravidanza comporta infatti una serie di attenzioni fisiche, mentali, psicologiche. Ne daremo qui un breve elenco, sotto forma di semplice promemoria.

Per quanto riguarda l'aspetto fisico, la madre deve riprendersi dai cambiamenti importanti che sono avvenuti sia nei mesi precedenti che durante il parto. L'utero, in particolare, deve tornare alle sue dimensioni normali, dopo essersi ispessito e gonfiato come un palloncino: anche la cervice si restringerà (tornando a una dimensione quasi normale dopo una settimana).

Il ciclo mestruale riapparirà nel giro di 4-9 settimane, per le donne che non allattano. Per le nutrici, invece, potrà continuare a mancare per mesi, magari sino alla fine dell'allattamento. Ma attenzione: l'ovulazione potrà ugualmente aver luogo, e una donna potrà entrare nuovamente in gravidanza prima del ritorno delle mestruazioni. I medici consigliano l'uso di metodi contraccettivi già dopo 2-3 settimane, nel caso che la donna non desideri subito una nuova gravidanza.

Per tutti gli eventuali problemi e problemini che possono insorgere durante questo periodo di recupero, è sempre il medico a dover valutare e decidere. Ma in quali casi il medico va chiamato, per evitare di disturbarlo di continuo? Quando c'è qualcosa di chiaramente anomalo (sia per la madre che per il bambino, beninteso).

In particolare, per la madre, febbre, nausea, forti bruciori, presenza di sangue, dolori al petto; e, per il bambino, difficoltà di respirare, pianti anormali, rifiuto del cibo, stato di intontimento, eccetera.

Ma quand'è che il corpo riprenderà il suo aspetto di prima?

Ci vorrà un po' di pazienza: quello che è stato costruito in nove mesi non può certo scomparire di colpo.

Nelle prime 4 settimane dopo il parto si possono perdere fino a 9 chili (compresi naturalmente quelli eliminati con la nascita), per il resto ci vuole un po' più di tempo: almeno qualche mese (ma le situazioni individuali sono molto variabili).

Molto utile è una ginnastica che consenta di riprendere il tono muscolare: una ginnastica che solitamente viene insegnata alle madri dalle persone che l'hanno assistita durante il parto. Tra l'altro, camminare all'aria aperta, quando si porta a spasso il bambino, è un esercizio molto utile (cercando di evitare il più possibile i gas di scarico delle auto...).

La depressione post-partum

C'è però un aspetto sul quale bisogna fare molta attenzione: è la cosiddetta depressione post-partum, o depressione puerperale, un perfido male in agguato. Il meccanismo ipotizzato pare sia il seguente.

Nella gravidanza, la natura ha previsto che certi ormoni (in particolare, sembra, il progesterone, ma anche altri ormoni steroidi) abbiano un'azione distensiva, sedativa sulle cellule nervose. Alcuni metaboliti del progesterone hanno addirittura evidenziato (in vitro e in vivo) un effetto sedativo 200 volte superiore a quello dei barbiturici. Si ritiene che questi neurosteroidi, nel corso dell'evoluzione, abbiano avuto persino un ruolo difensivo contro i predatori: alcuni coleotteri acquatici, infatti, secernono questi stessi ormoni quando sono ingurgitati dai pesci predatori. I predatori si addormentano e i coleotteri acquatici possono nuotare fuori e liberarsi. Durante la gravidanza, quindi, la donna beneficia, dal punto di vista psicologico, del ruolo «rasserenante» svolto da questo cambiamento ormonale. Si verificano, certo, casi di depressione anche in gravidanza, ma solitamente per le donne questo è effettivamente un periodo sereno: persino le donne che durante la loro vita hanno sofferto di ansie o depressione dicono di non essersi mai sentite così bene.

Anche certe gravidanze inizialmente rifiutate, con conflitti e tensioni, vengono poi accettate forse grazie anche all'azione di questi ormoni.

Il problema può invece emergere al termine della gravidanza (o anche dopo un aborto). E si ipotizza che sia, almeno in parte, collegato all'espulsione della placenta, un organo dotato (lo abbiamo visto) di un'importante attività ormonale. È un cambiamento improvviso, che scombussola ancora una volta gli equilibri ormonali interni della donna. In particolare, provocherebbe la mancanza degli ormoni dotati di un'azione sedativa, e forse anche antidepressiva.

Spesso, quindi, durante l'allattamento, affiora un lieve stato melanconico, che col passare dei giorni si associa a uno stato di ansia e di apprensione dovuto alle responsabilità delle cure nei confronti del bambino. Poi c'è la stanchezza causata dal sonno interrotto, e anche dai pianti del bambino.

Alcuni ritengono invece che sia soprattutto la montata lattea, e l'azione della prolattina, ad agire sui centri dell'emotività, rendendo certe madri più sensibili e più inclini al pianto.

In passato, quando si viveva in famiglie allargate, tutto ruotava intorno al neonato, e anche intorno alla puerpera, che aveva così un maggior sostegno. Oggi la madre invece torna a casa e spesso rimane tutto il giorno sola, senza nemmeno il marito, assente per lavoro.

Queste «melanconie», peraltro, sono passeggere, e scompaiono da sole abbastanza rapidamente. Non si può parlare quindi di depressione vera e propria.

La vera depressione, invece, è cosa ben diversa. È una brutta bestia, che colpisce un numero ristretto di madri, e che può peggiorare col tempo. A volte in modo drammatico. Perché può essere l'innesco di una malattia molto seria, che scatena i disturbi dell'umore (psicotici e non) e disturbi dell'ansia (con forme depressive, attacchi di panico, oppure con disturbi ossessivi-compulsivi). In particolare, certe donne che hanno in famiglia casi di depressione bipolare (quella che alterna periodi cupi a periodi euforici), hanno maggiori probabilità di «esordire» con una loro depressione dopo il parto.

Naturalmente bisogna distinguere tra varie forme depressive di diversa gravità (nei casi estremi possono essere ad alto rischio di suicidio, e in certi casi persino di infanticidio, come a volte si legge sui giornali) e che sono tutt'altra cosa rispetto a quella transitoria melanconia che invece è spesso associata al solo periodo che segue il parto.

In passato molte donne hanno sofferto di depressione suscitata dal parto. Ma allora non si conoscevano i meccanismi biochimici legati a questa malattia. Veniva vista come un proble-

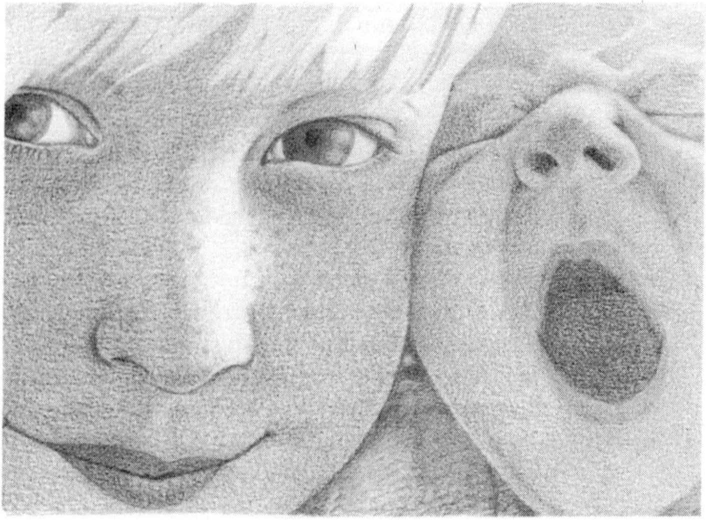

Le attenzioni dei genitori nei confronti del neonato non debbono essere percepite in modo distorto dal fratellino o dalla sorellina più grande: un po' di psicologia può evitare che il primogenito si senta «detronizzato».

ma psicologico, una condizione dovuta anche alla prostrazione del dopo parto, un esaurimento nervoso da curare con ricostituenti e con frasi affettuose: «Su! non fare così... Tutti ti vogliono bene! Pensa al tuo bambino, vedrai che ti passerà! Esci, distraiti un po'!...».

Oggi si sa che non è un problema di nutrizione, né tanto meno di buona volontà da parte di chi è veramente depresso. È un male che colpisce dentro, in profondità: il depresso si sente come in fondo a un pozzo dal quale non riesce a uscire. Per questo è importante non lasciare che la depressione si installi: anche perché non è una malattia mentale, ma un disturbo nervoso che può essere curato. Un aiuto psicologico naturalmente è sempre importante (ciò vale del resto per tutti i momenti della vita), ma ci sono persone che per anni sono andate dallo psicoanalista continuando a stare male, e che poi rapidamente sono guarite quando hanno incontrato il medico giusto che ha prescritto loro il farmaco giusto. È un problema che richiede molta attenzione, e l'aiuto di persone davvero esperte.

Un po' di psicologia per gli altri figli

Altri problemi (stavolta di natura psicologica) possono invece nascere dopo il ritorno a casa quando c'è un altro figlio/a ad attendere. Qui il buon senso e un po' di finezza psicologica possono aiutare a prevenire (o a superare) eventuali inconvenienti.

In sostanza i criteri sono due: da un lato coinvolgere il primo figlio nell'attesa e nell'arrivo del nuovo fratellino, e dall'altro fare in modo che continui a sentirsi amato come prima. Per esempio, è consigliabile spiegare quello che sta accadendo nel ventre materno, preparare in anticipo la stanza, fargli vedere la foto della sua nascita, e com'era lui da neonato. È bene coinvolgerlo come un piccolo adulto in tutte le attività quotidiane che ruotano intorno al nuovo venuto, e soprattutto riservare un tempo di gioco o di lettura solo per lui, in modo che si senta sempre al centro di attenzioni e di interesse.

Insomma non farlo sentire un detronizzato o peggio un escluso. È ovvio che il neonato impegna molto di più i genitori, i quali debbono dedicargli più tempo e più cure: questo però non deve essere percepito in modo distorto dal fratellino o dalla sorellina più grande. Occorre quindi stare attenti a ridistribuire gli affetti in modo intelligente.

E poi c'è la vita di coppia

E poi è bene che i due genitori riprendano pian piano i loro normali rapporti, dopo tanto terremoto...

È evidente che nei primi tempi la madre avrà ben altro a cui pensare, tra pannolini, allattamenti, pianti e problemi della casa: e la sua mente per un po' sarà lontana da certi pensieri, come la ripresa dei rapporti sessuali.

L'uomo, qui come in tante altre situazioni, deve essere molto dolce e comprensivo. Perché in tutta questa avventura comune il suo ruolo di supporto è molto importante. Il padre lo abbiamo lasciato nove mesi fa al momento del lancio dei suoi 200 milioni di spermatozoi. E non ci siamo più occupati di lui. D'altra parte, lo abbiamo visto, tutto si svolge nell'universo chiuso dell'utero materno, e una volta uscito di scena dopo la sua prestazione, il padre dal punto di vista strettamente biologico ha esaurito il suo compito.

Ma il suo ruolo in realtà continua lungo tutti i nove mesi. Perché durante la gravidanza anche il futuro padre, in un certo senso, è «incinto»: il progetto della nuova vita è stato scritto a due, e anche lui giorno per giorno deve partecipare alla realizzazione di questo straordinario evento, condividendone gioie e dolori. Come?

In vari modi. Occupiamoci ora un po' di lui.

XVII
Diventare padre

Marito, sorella e tata

Diventare padre oggi è molto diverso che in passato. Perché il mondo è cambiato.

La maternità un tempo era una faccenda da donne. Cambiare i pannolini, spingere la carrozzella, far scaldare il biberon: un uomo si sarebbe sentito ridicolo a sbrigare queste cose, avrebbe creduto di perdere la propria «virilità» di fronte agli altri.

Ma anche il modo di vivere in passato era molto diverso, non solo la mentalità. Si viveva solitamente in grandi famiglie (soprattutto in campagna, dove abitava due terzi della popolazione) e c'erano sempre sorelle, cognate, madri, zie a dare una mano. Gli uomini, del resto, avevano orari di lavoro molto più lunghi e pesanti di oggi. Quanto alle famiglie agiate, esse potevano disporre di personale domestico, dalla tata alle cameriere, che sollevavano la madre da buona parte delle faccende di casa.

Oggi le famiglie non sono più così allargate; spesso la coppia vive da sola, lontana dai parenti, non dispone di un aiuto quotidiano né di personale domestico. Ecco quindi che la figura del padre emerge sotto una luce nuova: è lui, infatti, che deve sostituire (almeno in parte) quel che non c'è più. Deve essere non solo marito, ma anche sorella, tata e molte altre cose. Sebbene ancora oggi molte donne tendano a marginalizzare il ruolo del maschio, perché non si fidano delle sue capacità «materne».

Attenzioni e tenerezze

Ma in quale modo il maschio può rendersi utile?

In moltissimi modi. Prima, durante e dopo. Alcuni hanno più talento, altri meno, ma tutti possono imparare.

Intanto c'è l'aspetto psicologico. La donna che entra in gravidanza, lo abbiamo ripetutamente visto, subisce una serie di cambiamenti fisiologici e ormonali che incidono sul suo stato emotivo e sul suo comportamento: è infatti una vera rivoluzione, quella che avviene nel suo organismo. Senza contare le ansie per la gravidanza e per il parto, preoccupazioni (oltre che le gioie) per tutti i cambiamenti che questo evento comporterà, l'idea stessa di portare dentro il proprio corpo una creatura che si sviluppa: tutto questo crea in lei uno stato d'animo che la rende ipersensibile. È un momento in cui, più che mai, la donna ha bisogno di attenzioni e di tenerezza.

Il futuro padre deve quindi sintonizzarsi su questa lunghezza d'onda, essere più gentile con lei, farle sentire che le è accanto in ogni momento. C'è anche una ragione tecnica per tutto questo: la madre e il bambino, lo abbiamo visto, formano un sistema unico, collegato attraverso la placenta, dove passa non solo il cibo e l'ossigeno ma una quantità di molecole che circolano nel sangue. Le emozioni, gli stress, i disturbi della madre possono riflettersi in parte anche sul feto. Riuscire quindi a creare un ambiente più sereno e rilassato significa, in definitiva, essere gentili non solo con lei, ma anche con il bambino che si sta formando.

Gli psicologi consigliano di migliorare in questo periodo il rapporto a due grazie a piccole ma significative cose: un fiore, un abbraccio, una piccola sorpresa. Tutti gesti che favoriscono un'atmosfera più tenera, e un maggior legame nella coppia in un momento così importante. Questo legame cresce ancor più se si affrontano insieme tutti i vari aspetti legati alla gravidan-

Il futuro padre può avere un ruolo importante: prima, durante e dopo la nascita.

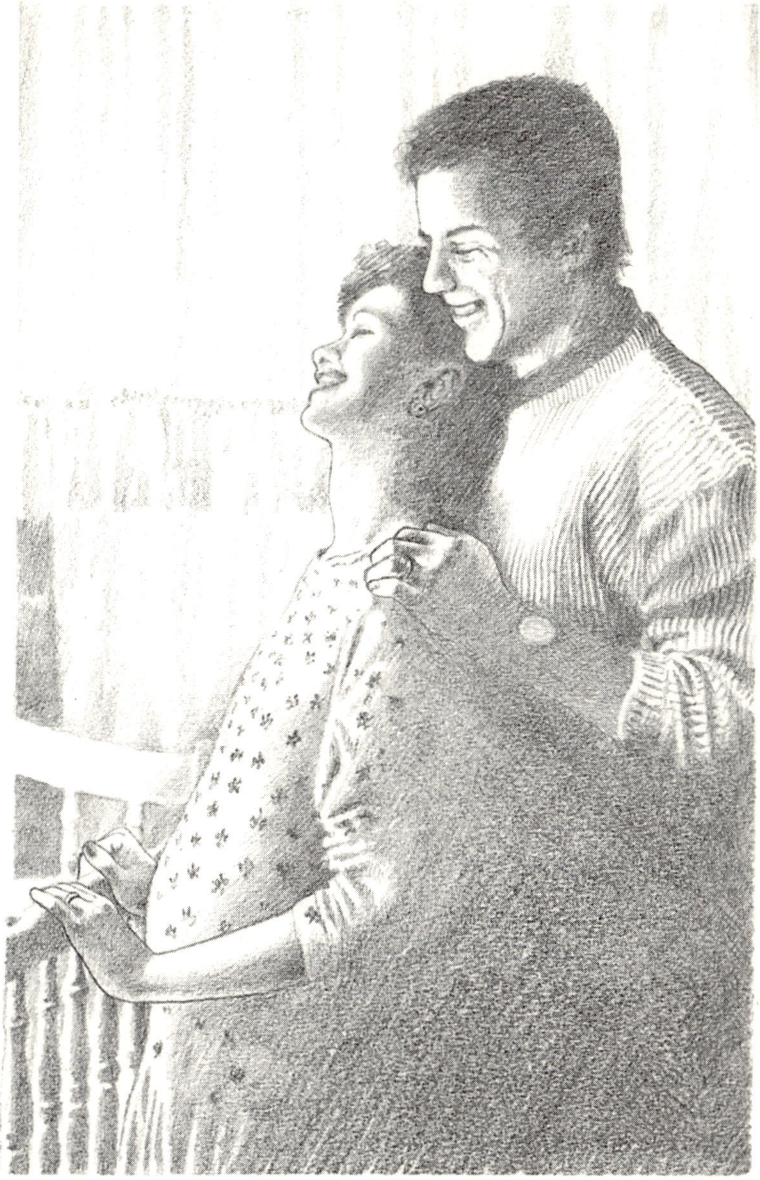

za, come se la gestazione avvenisse a due. Per esempio: andare insieme ai corsi di preparazione al parto (cosa molto importante); andare insieme dal medico per le visite di controllo, prendere insieme tutte le decisioni, piccole o grandi, che sono destinate a preparare l'arrivo del neonato; discutere insieme dei problemi che il travaglio e il parto possono comportare (e, in proposito, imparare le tecniche di rilassamento, imparare a fare bene i massaggi, nei punti giusti, con l'intensità giusta); fare eventualmente insieme gli esercizi e la ginnastica consigliata durante i corsi; trovare il tempo per stare qualche volta insieme in modo più romantico, come ai tempi del fidanzamento, e fare progetti e sogni sul bambino che arriverà.

In alcuni corsi prenatali non soltanto si prepara la madre al travaglio e al parto, ma si coinvolge direttamente il padre, insegnandogli con l'aiuto di un bambolotto come si fa a cambiare i pannolini al neonato, mostrandogli anche come lo si tiene in braccio e come si fa il bagnetto. A volte gli si fa persino indossare uno speciale grembiule che permette di simulare la gravidanza, grazie a un pancione incorporato; stringendolo alla vita, gli si fa sentire il peso che la donna prova sul corpo e sulla vescica. Ciò permette di capire meglio la stanchezza che spesso si manifesta nella madre durante il terzo trimestre. Per questo il futuro padre non solo deve essere gentile con lei, ma deve aiutarla nei lavori di casa, per evitare che si affatichi troppo. Se non può farlo, è il momento di ricorrere all'aiuto di una donna a ore.

L'approccio verso il sesso in gravidanza

Le madri generalmente sono fiere del loro pancione, proprio perché esso rappresenta il segnale ben visibile di un avvenimento importante e festoso. Ma a volte c'è anche una sensazione di disagio verso il proprio partner, perché il corpo è cambiato in modo impressionante: magari per anni lei aveva perseguito lo scopo di mantenere una silhouette invidiabile (persino con qualche sacrificio nella dieta), di vestire abiti che davano slancio alla figura, e di colpo si ritrova con 10 o 12 chili in più, e un ventre dilatato. Il partner deve allora far sentire alla donna che non ha perso il suo fascino, che il rapporto non è cambiato, che si è anzi arricchito. E che la «fiamma del desiderio» non si è spenta.

Il sesso durante la gravidanza presenta però qualche problema psicologico. La tempesta ormonale alla quale la donna è sottoposta in questo periodo modifica anche il suo normale rapporto con la sessualità: solitamente nel 1° trimestre cala il desiderio, nel 2° trimestre può aumentare e nel 3° torna a diminuire. Le ragioni sono molteplici: oltre a una variazione degli ormoni c'è il timore (specialmente nell'ultimo periodo) di causare danni interni, e magari di provocare un parto prematuro. Ma, in questo periodo soprattutto, il pensiero dominante diventa la nascita. Ogni altra cosa viene subordinata al Grande Evento, con le sue incognite, e perde importanza. È come quando si è preoccupati per qualcosa: è più difficile fare l'amore. Come dice il proverbio: il sesso non vuole pensieri.

Ciò non significa che non ci debbano essere rapporti sessuali durante la gravidanza: significa più semplicemente che il partner deve stare più attento a scegliere i momenti giusti, o a creare l'atmosfera giusta. Mettendo un po' di immaginazione anche nella ricerca delle posizioni (come dicevamo in un precedente capitolo). Non bisogna cioè che il sesso diventi una specie di rivendicazione, calendario alla mano.

Presente nel momento fatidico

Ma è al momento del parto che il ruolo del futuro padre potrà diventare molto importante.

Quello infatti che ha imparato nei corsi di preparazione potrà finalmente essere messo in pratica, in quella fatidica giornata. Durante tutto il periodo del travaglio la sua presenza e il suo sostegno saranno preziosi per la madre. Potrà non soltanto confortarla e incoraggiarla, ma seguire con lei tutta la procedura prevista per le varie fasi della dilatazione (imparata e ripassata varie volte nelle settimane precedenti). Dalla respirazione al conteggio delle contrazioni, fino al momento della partenza in macchina per l'ospedale.

Potrà darle sollievo con massaggi alla schiena (appresi durante il corso), sistemarle dei cuscini nei punti giusti. Potrà farla camminare, per evitare che rimanga sempre distesa sul letto, dal momento che la forza di gravità aiuta la discesa del bambino. Cercherà anche di evitare che troppi parenti e amici entrino ed escano dalla stanza, poiché non è quello il momento delle visite. E commenterà in chiave positiva gli aggiornamenti sulla dilatazione forniti dall'infermiera, rassicurandola sul fatto che tutto sta procedendo bene. Il travaglio è infatti un momento di grande ansia, oltre che di dolore, per la donna; e le parole in queste circostanze sono un po' come benefici farmaci.

Questo rapporto continuerà naturalmente in sala parto. Ormai è una consuetudine permettervi l'accesso del padre (secondo una statistica, negli Stati Uniti si è passati da 1 padre su 4 negli anni Settanta a 3 su 4 negli anni Ottanta). Certi padri, e anche certe madri, tuttavia, non desiderano questa presenza paterna: una forma di pudore, o più ancora il timore di scene traumatizzanti, li tiene separati al momento della nascita.

Naturalmente le scelte individuali vanno rispettate. Ma i padri che hanno assistito alla nascita del proprio figlio hanno vissuto quel momento in modo esaltante: l'emozione di partecipare a un evento così straordinario, e il fortissimo coinvolgimento nel seguire le varie fasi fino all'apparizione del piccolo, fanno dimenticare gli aspetti ginecologici del parto. Tutto si colloca su un piano diverso, e non è raro che i due genitori piangano insieme di gioia e commozione al momento in cui il neonato viene finalmente appoggiato sul ventre della madre.

È un'esperienza unica, che unisce la coppia molto più di tante altre. Anche perché durante il parto il ruolo attivo del padre può continuare (sia pure in modo più discreto, data la presenza dell'équipe medica): ma in questa fase lui può ancora massaggiarla, respirare insieme a lei, informarla sull'andamento del parto, comunicarle messaggi positivi, tenerle la mano. E tutto questo non verrà mai dimenticato.

Il padre e il ritorno a casa

Le ore del travaglio e del parto sono state intensissime ma in definitiva tutto si è esaurito in un arco di tempo abbastanza limi-

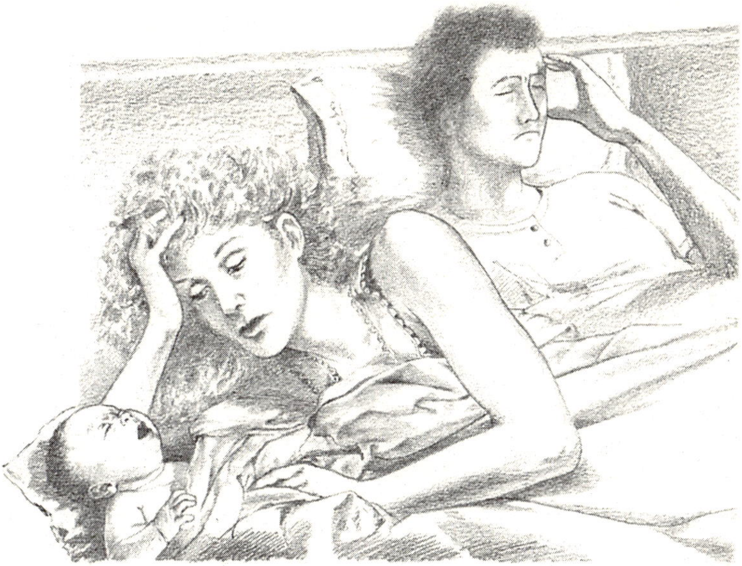

tato. Col ritorno a casa comincia invece un rapporto, e un impegno, destinati a durare molto più a lungo: mesi, anni.

Certo, l'impegno dei genitori verso i figli non finirà mai, ma in questo primo periodo della vita il rapporto è di assoluta dipendenza reciproca (perché non solo il piccolo dipende totalmente dai genitori, ma in un certo senso anche i genitori dal piccolo). Soprattutto la madre, diventata anche nutrice, si troverà fagocitata da una serie di compiti per lei del tutto nuovi: allattarlo, cambiarlo, lavarlo, sorvegliarlo, calmare i suoi pianti, capire i suoi bisogni, cercare di farlo dormire; e inoltre badare alla casa, al marito (e, perché no, anche a se stessa... Magari dopo aver passato una notte insonne).

Come si situa il padre in tutto questo? Così come era tenuto fuori dalla sala parto, il padre in passato veniva tenuto fuori anche dalle cure «materne». Ormai invece ha varcato anche questa nuova frontiera, sia pur in modi molto diversi. Ci sono coppie quasi intercambiabili, in cui il padre svolge (e sa svolgere) tutte le funzioni della madre, tranne quella di allattare al seno. Ce ne sono altre invece in cui il padre continua a rimanere ai margini.

Le ragioni di questa esclusione possono essere diverse. La prima è culturale (l'uomo non deve occuparsi di queste cose). Un'altra è legata al fatto che molte madri non vogliono delegare a nessuno le cure del piccolo. Un'altra ancora è la sfiducia che in generale la donna ha nelle capacità dell'uomo messo di fronte a certi compiti.

Dire che un uomo non sia in grado di cambiare i pannolini, o di lavare il piccolo, è come dire che una donna non è in grado di guidare un tram o di giocare a biliardo: basta che impari (e che continui a farlo) perché sappia cavarsela altrettanto bene. Il punto è che probabilmente certi uomini hanno meno talento di altri: sono più distratti, meno affidabili. E che certe madri, comunque, ritengono di avere una capacità di intuizione, una sensibilità nell'interpretare i bisogni del bambino (una specie di radar a 360 gradi) che l'uomo non ha.

Ma se l'uomo viene tenuto in disparte, non imparerà mai. E anche quando gli capiterà di prendere in braccio il bambino per consolarlo non otterrà gli stessi risultati della madre, perché non avrà stabilito con lui lo stesso tipo di rapporto. Il consiglio, infatti, che danno gli psicologi ai padri orientati a partecipare attivamente alle cure parentali, è quello di avere sin dall'inizio, col piccolo, un rapporto affettivo intenso: questo consentirà di ispirare al piccolo fiducia e sicurezza anche quando sarà lui a prenderlo in braccio.

Ma ci sono anche dei trucchi per permettere al padre di partecipare saltuariamente a certe cure del bambino, come per esempio cambiare i pannolini. Se la madre vuole essere tranquilla, può fare in modo che l'operazione avvenga per terra, posando su un tappeto tutto l'armamentario. Il rischio di cadute dal tavolo di lavoro è infatti uno dei più temuti (anche se oggi è molto diminuito, grazie a speciali contenitori che impediscono al bambino di «rotolare»). In proposito è inutile ricordare di non lasciare a portata di mano del piccolo alcun oggetto che possa essere ingoiato, e tanto meno spille di sicurezza aperte. Anche tenere una spilla tra le labbra può essere pericoloso, perché il bambino tende a imitare quello che fanno gli adulti. E la bocca, del resto, è uno dei suoi migliori strumenti di conoscenza. Ed è importante non allontanarsi mai quando lo si sta cambiando, per rispondere al telefono o per aprire la porta: bisogna portarlo con sé.

Altri modi per aiutare

Ma una madre la si può aiutare in tanti altri modi. Per esempio nelle cure di «contorno». Facendo cioè tutte quelle cose che essa può delegare senza problemi, di volta in volta. La si può aiutare soprattutto cercando di renderle la giornata meno pesante. Come ha detto qualcuno: «Lei si occupa del bambino, tu di lei».

Ciò significa, per esempio, alleviarle il peso di tante faccende domestiche, sostenerla moralmente nei momenti di difficoltà, evitare che si crei sensi di colpa se qualcosa non va bene nel bambino. E anche fare in modo di non invitare troppi amici a cena...

Ci sono pediatri come William Sears, che hanno scritto interessanti libri sull'interazione padre-bambino (e sull'interazione della coppia) lungo tutto l'arco dello sviluppo (W. Sears, *Keys to becoming a father*, Barron's editore.)

Uno dei problemi maggiori di una giovane coppia, l'abbiamo visto, è quello della stanchezza per il sonno arretrato: molti bambini si svegliano di notte, piangono, ed è difficile farli riaddormentare, anche perché il pianto è un modo per comunicare i suoi bisogni (fame, freddo, difficoltà a respirare, coliche).

La donna, di fronte a queste chiamate, ha solitamente un riflesso istintivo, che la spinge ad alzarsi e a occuparsi del piccolo, estendendo il suo comportamento materno anche nei confronti del marito («che il giorno dopo deve recarsi al lavoro»).

In realtà tale corvè, tranne casi particolari, può sobbarcarsela anche il maschio. In casi estremi, quando non c'è verso di far riaddormentare il piccolo, certi psicologi consigliano addirittura di portarlo a fare un giro in macchina, dentro il suo speciale seggiolino. Solitamente, dopo 20 minuti il piccolo cade in un sonno profondo (specialmente se si guida a una velocità il più possibile costante, con un rumore uniforme). A questo punto lo si riporta così com'è nel suo lettino, facendolo scivolare dentro. È possibile ottenere lo stesso risultato anche portandolo a passeggio infilato nel marsupio, e riportandolo poi nel suo lettino una volta addormentato.

Quando è invece la madre a fare le nottate, la si può aiutare il giorno dopo, convincendola a concedersi un sonnellino, mentre il padre si occupa del bambino.

Tra l'altro, è bene che il padre si occupi del bambino anche per stabilire con lui un rapporto diretto, al di là dell'aiuto che è bene dia alla madre. Il padre, infatti, è spesso assente e i suoi brevi momenti di contatto debbono quindi essere il più possibile fertili. Uno dei momenti più gratificanti è quello del bagnetto, perché in quella situazione il bambino è particolarmente aperto al gioco e allo scambio: scambio di sguardi, di sorrisi, di gridolini.

Come abbiamo già detto, all'inizio, la vista del bambino non è molto buona, specie nella messa a fuoco. A 2 settimane la distanza migliore per il rapporto oculare è tra i 30 e i 45 centimetri. A 2 mesi il bambino è molto attento, è attratto dai gesti, e anche dalle smorfie: se a 3-4 mesi il padre gli fa una linguaccia il bambino lo imita.

Anche il massaggio è un eccellente modo per comunicare, e il padre può far così sentire il suo tocco e anche la sua pelle, diversa da quella della madre. Ben presto le canzoni diventano anch'esse un modo per stabilire un rapporto divertente: ripetendole, il bambino finisce per reagire meglio ad alcune, a stabilire delle preferenze. Attraverso questa «Hit parade» si possono così costruire nuovi rituali e nuovi giochi.

Se il padre sta poco a casa, suggerisce il pediatra Sears, può capitare che arrivi sempre mentre il bambino dorme: si può allora pensare di regolare in modo diverso i suoi orari di sonno, in modo che in quei momenti sia sveglio, e che magari si trovi in quello stato di grazia che si verifica quando è calmo con gli occhi aperti, pronto a uno scambio stimolante.

La madre in crisi

Ma ci sono casi in cui la madre «non ce la fa più». Ed entra in crisi. Il carico è diventato eccessivo: le notti insonni, il bambino che piange, il lavoro in casa, un senso di frustrazione per i risultati finiscono per avere il sopravvento. E i nervi vanno a pezzi.

Può succedere a tutte le madri, non solo a quelle più fragili. A maggior rischio, secondo gli esperti, sono tre categorie: le madri «perfezioniste», quelle che debbono badare contemporaneamente a due bambini piccoli, e quelle che hanno avuto un parto difficile. Un'aggravante è la discordia coñiugale.

Come per la depressione, di cui abbiamo parlato nel precedente capitolo, anche queste crisi vanno scoperte in tempo, per porvi subito rimedio. I sintomi che la madre presenta sono stanchezza, insonnia, un certo disordine nella casa, cumulo di lavori arretrati, mancanza di cura per se stessa, e soprattutto un senso di colpa, l'assillo di non essere all'altezza del proprio compito.

Un aiuto psicologico è molto importante, in questi casi, ma lo è altrettanto un aiuto in casa, per alleggerire il lavoro, e ridistribuire i carichi. Facendo leva anche sull'argomento che è necessario per lei uscire da questa situazione non solo per se stessa ma anche per il bambino.

Naturalmente, in situazioni simili, è sempre bene accertarsi che non si tratti di vera depressione, perché in tal caso occorrono cure adeguate e l'aiuto di un bravo specialista.

La ripresa dell'attività sessuale

Un ultimo punto, come promemoria per il neo-padre: la ripresa dell'attività sessuale.

È un punto delicato. Perché qui si scontrano spesso due stati d'animo diversi. Quello di lui, che da tempo è in astinenza ed è quindi più «carico», specialmente ora che il pancione è scomparso, e non ci sono più rischi. E quello di lei, che invece dopo il parto prova un minor desiderio sessuale. Il cocktail di ormoni è cambiato, ed è ora orientato più verso l'allattamento, che non verso il sesso: i pensieri inoltre sono tutti rivolti in un'altra direzione, quella del bambino. Senza contare la stanchezza, le notti in bianco, e anche i postumi di un trauma certo non indifferente come quello del parto. Specialmente se è stata necessaria (cosa molto frequente) una episiotomia, cioè un taglietto per allargare la vagina, cosa che ha richiesto alcuni punti di sutura.

È evidente (e il medico lo ha certamente spiegato ai genitori) che occorre un periodo abbastanza lungo, prima della ripresa dei rapporti sessuali. Ma il confine non è mai definibile in modo preciso, proprio perché, oltre ai problemi fisici, esistono difficoltà psicologiche molto individuali. Sentire il desiderio insistente di lui, in quelle condizioni, non è una sensazione gradevole. Non è più un piacevole «ritrovarsi», ma una forzatura. Cioè proprio il contrario di quello che dovrebbe essere.

Lei sarà molto grata (e molto più partecipe) se lui saprà attendere il momento giusto, senza «pressing». E se saprà preparare un nuovo primo incontro con sensibilità e gentilezza. Magari con un tocco romantico, come i fiori, o una cena speciale. Comportandosi poi con delicatezza, al momento cruciale, per evitare di irritare certi punti ancora sensibili. A sua volta, lei potrà facilitare questa ripresa dei rapporti con qualche piccolo «aggiustamento»: lubrificando, per esempio, la vagina, che in quel periodo avrà assai meno secrezioni, e anche aiutando il partner a trovare la posizione giusta.

Dopo il parto, generare la mente

Il ciclo della gravidanza, partito con un rapporto sessuale che ha dato origine a una nuova vita, si chiude così con un nuovo rapporto che segna il ritorno alla vita di coppia. Ma le cose non saranno mai più le stesse, perché ora i partner non sono più due ma tre. Comincerà un ciclo molto più lungo, quello delle cure parentali e dell'educazione, che occuperà gran parte della vita.

Questo impegno educativo inizia subito, dall'anno zero. Il cervello del bambino, infatti, non cresce da solo, così come il fiore che sboccia ha bisogno di luce, di acqua, di calore e di un terreno fertile. Lo sviluppo mentale del bambino nei primi anni ha anch'esso bisogno di calore, di un terreno fertile e di stimoli che solo i genitori possono dargli, perché quasi esclusivamente loro gli sono vicini in questo primo periodo della vita, giorno dopo giorno, ora per ora.

Ecco perché abbiamo pensato che fosse utile dedicare un capitolo a questa nuova nascita: dopo quella del corpo, quella della mente.

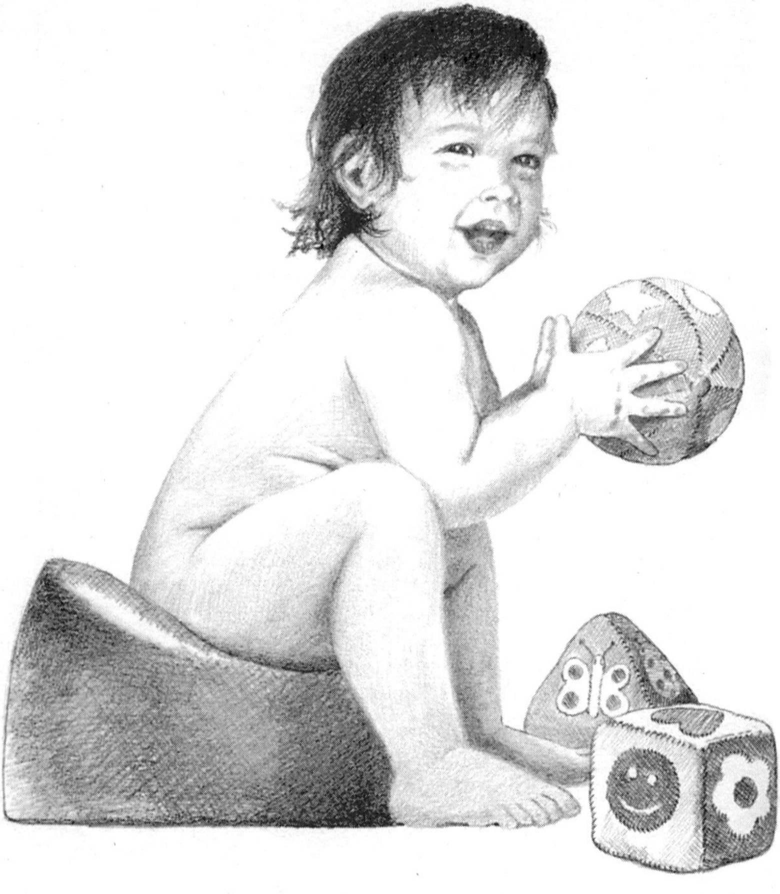

È nel primo periodo dell'infanzia che si gioca il futuro mentale del bambino.

XVIII

Lo sviluppo mentale del bambino

Il gatto con la benda

C'è un esperimento molto conosciuto e molto istruttivo, che vale la pena di ricordare: quello del gattino bendato.

A un gattino appena nato era stata applicata una benda nera a un occhio, per impedirgli di vedere. Dopo solo pochi giorni ci si accorse che questa assenza forzata di stimoli visivi aveva danneggiato gravemente la vista: nella corteccia cerebrale, infatti, le connessioni nervose collegate all'occhio rimasto chiuso risultavano anomale, meno estese. Mentre quelle collegate all'occhio aperto si erano sviluppate e ramificate regolarmente.

Se questa situazione si protraeva a lungo, l'occhio bendato perdeva quasi del tutto la sua capacità di vedere.

È del resto qualcosa che è stato osservato anche nella specie umana, nel caso per esempio di bambini nati con una cataratta a entrambi gli occhi: se questi bambini vengono operati all'età di 3 anni, è già troppo tardi. Rimangono quasi ciechi, pur non avendo alcuna lesione agli occhi.

Ciò vale non soltanto per la vista: i meccanismi del sistema nervoso sono gli stessi nelle varie aree della corteccia cerebrale. E se non vengono attivati nel primo periodo della vita, difficilmente riusciranno in seguito a recuperare. Molti esperimenti condotti su animali, confermano che, mettendoli sin dalla nascita in ambienti privi di stimoli, da adulti presentano gravi deficit e ritardi nell'apprendimento come nella capacità di orientarsi e di esplorare, perché la loro corteccia cerebrale risulta meno ricca di ramificazioni.

Vari studi sono stati condotti anche su bambini cresciuti in brefotrofi, praticamente abbandonati tra le bianche lenzuola dei lettini, in un universo privo di stimoli e di contatti: anche in questo caso si sono verificati ritardi nello sviluppo mentale e a volte vere e proprie patologie irreversibili (con il classico «dondolìo»).

C'è anche qualche caso limite, come quello del famoso «ragazzo selvaggio» ritrovato nell'Ottocento nei boschi dell'Aveyron, in Francia: si trattava di un bambino dell'apparente età di 6-7 anni, che correva a quattro zampe e viveva in tane scavate nella terra. Ogni tentativo di recuperarlo risultò inutile: malgrado gli sforzi di un intelligente istitutore, i suoi progressi furono molto limitati.

Ogni tanto si ha ancora notizia di bambini cresciuti in un ambiente privo di stimoli, come i 2 gemelli neri trovati a Boston negli anni Sessanta, praticamente abbandonati da una madre alcolizzata, sempre assente, che si limitava a lasciar loro da mangiare: a 2 anni e mezzo non sapevano camminare, né parlare, né avere un rapporto sociale. Malgrado gli sforzi di un centro medico specializzato, questi gemelli hanno imparato a parlare con molta difficoltà, e, pur essendo sani da ogni punto di vista, non son riusciti a recuperare l'enorme handicap culturale iniziale.

Come una pianta senz'acqua

L'uomo infatti, molto più di un topo o di uno scimpanzé, è un animale culturale. E se viene privato di questo «cibo» si inaridisce, come una pianta senz'acqua che emette poche ramificazioni.

E sarà molto difficile, più tardi, fargli recuperare la falsa partenza.

Nel cervello, del resto, ci sono certe sequenze di maturazione che si presentano una sola volta: se si perde il treno, non ce n'è più uno successivo. Basta pensare alla cosiddetta ridondanza delle sinapsi. Come abbiamo visto nel capitolo dedicato alla formazione del cervello nel feto, le sinapsi (cioè gli «spinotti» di contatto che le cellule nervose sviluppano nei punti in cui si collegano tra loro) curiosamente continuano ad aumentare di numero fino all'età di 2 anni. A quel momento toccano il massimo, poi cominciano a decrescere.

È come se la natura mettesse a disposizione del neonato un'immensa tastiera, con migliaia di miliardi di tasti, per suonare qualsiasi tipo di musica: ma a un certo punto cominciasse a eliminare i tasti che non vengono suonati, lasciando in funzione solo quelli che il pianista sta usando. È evidente che se il pianista suona poco (e solo musiche semplici), vedrà compromessa in futuro la possibilità di disporre di una tastiera molto più ricca ed estesa.

In altre parole, è nei primi anni di vita che si accendono i circuiti cerebrali, e cresce l'arborescenza dei neuroni, attraverso la maturazione e la produzione di «rami e rametti». Se questo non avviene, o se avviene poco e male, sarà poi difficile recuperare le occasioni perse: a 3 anni buona parte di questa fase è ormai compiuta, e ci sono bambini che hanno già perso la partita prima di scendere in campo, per via di un ambiente familiare o sociale poco stimolante. Quando a 6 anni arriveranno a scuola avranno minori capacità di apprendimento, e comincerà una spirale (anche psicologica) di insuccessi nello studio, che non di rado continuerà anche nella vita.

L'impronta iniziale

Senza ripetere cose scritte in un precedente libro (Piero Angela, *Da zero a tre anni*, Garzanti), è bene ricordare qui alcuni concetti essenziali della questione, perché la madre è chiamata a svolgere un ruolo molto importante in questa prima fase dello sviluppo. Difatti, solo l'imprinting che il bambino riceverà nel primo periodo della vita gli consentirà (oppure no) di far emergere in seguito certe qualità mentali.

Naturalmente il cervello manterrà per tutta la vita la possibilità di arricchirsi, di sviluppare continuamente nuovi circuiti, nuove ramificazioni nervose: ma l'impronta iniziale, l'impostazione di base continuerà ad avere un'influenza notevole.

Del resto lo si può capire subito con un esempio banale: l'apprendimento delle lingue. Un bambino piccolo impara rapidamente e perfettamente qualsiasi lingua: a 5 anni un bambino cinese capisce e parla correntemente la lingua cinese, senza aver avuto bisogno di grammatiche e di vocabolari. Se noi andassimo a vivere 5 anni in Cina (senza grammatiche e vocabolari) riusciremmo a fare altrettanto? Certamente no. Le lingue, si sa, si imparano da piccoli. Chi impara da adulto il cinese, o il francese o l'inglese, lo farà con molta difficoltà. E comunque in modo imperfetto, anche per quel che riguarda l'accento. Sarà immediatamente riconosciuto come straniero, per quanto s'impegni.

Ma quel che vale per le lingue vale per qualsiasi altra materia di apprendimento.

Un feto che continua a crescere

Subito dopo la nascita, il cervello cresce moltissimo anche di dimensioni. Alla nascita pesa mediamente 200 grammi (solo 120 grammi, invece, in un immaturo di 7 mesi); ma a 4 mesi il suo peso è già più che triplicato: 660 grammi. E arriverà a 1400 grammi a fine crescita. Anche la maturazione è un processo graduale, che continuerà nel corso dei primi anni.

Si è già detto che, in un certo senso, il neonato è ancora un feto, un feto che compie l'ultima parte della gestazione fuori dall'utero materno. Non esistono esempi in natura di animali che rimangono così a lungo incapaci di essere autonomi nei movimenti, nel camminare, nel procurarsi cibo. Come mai negli umani esiste questa situazione così particolare?

Certo, se il feto si sviluppasse più del dovuto non riuscirebbe più a uscire dal ventre materno: la conformazione del bacino, oltre che della vagina, non consente di andare oltre una certa misura nella crescita. Ma c'è un'altra ragione, molto più importante: un così lungo periodo di maturazione fuori dall'utero consente appunto al cervello di costruirsi e di plasmarsi attraverso una lunga esposizione agli stimoli ambientali. L'ambiente culturale in cui vive diventa una nuova placenta.

In altre parole, la fragilità e la vulnerabilità di un neonato sono soltanto apparenti: in quel momento sta semplicemente affilando la sua arma segreta, il cervello, per essere pronto alle sfide che dovrà affrontare (e vincere) quando entrerà veramente nella vita attiva.

La macchina e il programma

Il cervello però, diversamente da un muscolo o da un osso, non deve solo crescere di quantità, ma anche e soprattutto di qualità. Tutti i cervelli, quelli dei geni e quelli dei cretini, hanno mediamente lo stesso peso. Cosa cambia all'interno? Non siamo in grado di saperlo nei dettagli, ma si ritiene che sia appunto la ricchezza delle connessioni e dei circuiti (soprattutto in certe aree della corteccia) a permettere le prestazioni più elaborate. Ogni individuo è diverso da ogni altro geneticamente, quindi anche ogni cervello in una certa misura è diverso per quanto riguarda le sue potenzialità: ma la differenza sarà data soprattutto da ciò che gli si metterà dentro con l'educazione.

È un po' come nei computer. Il computer è una macchina, che da sola non saprebbe fare alcunché: non saprebbe calcolare per esempio la resistenza della struttura metallica di un grattacielo né correggere l'ortografia di un testo in tedesco, giocare a scacchi né valutare l'esattezza di una correzione di orbita per un veicolo spaziale. Tutte queste cose le sa fare quando qualcuno gli inserisce dei programmi all'interno.

Insomma l'intelligenza del computer è data da due fattori: la potenzialità della macchina (la sua capacità di elaborare dati, la velocità di calcolo, la ricchezza di memoria che può ospitare, eccetera), e i programmi che vengono inseriti. Il che vale anche per il cervello umano: l'intelligenza è data, certo, dalle potenzialità del cervello, ma soprattutto dai «programmi» che vengono inseriti attraverso l'educazione (e che modificano la struttura del cervello stesso).

Noi possediamo insomma due forme di intelligenza, quella della macchina e quella del programma (o, se volete, quella biologica e quella culturale): esse sono naturalmente complementari. Ma con la differenza che i cromosomi non li possiamo modificare, l'educazione sì.

Un bebè nasce infatti con i cromosomi ereditati dai genitori, e quelli si deve tenere: i genitori possono però inserirgli programmi educativi molto ricchi (o molto poveri), e influenzare così in larga misura il risultato finale.

«Accendere» il cervello

Ecco perché è importante stimolare al più presto le capacità del bambino, offrendogli ogni volta delle opportunità che siano a sua misura, accendendo il suo cervello nei confronti delle cose che lo circondano. Nell'educazione non sempre ciò avviene. Nemmeno a scuola. A scuola ci sono, certo, insegnanti che riescono a coinvolgere i loro alunni e a creare quello stato di «attenzione» che è necessario per l'apprendimento; ma ce ne sono altri che non ci riescono altrettanto bene.

Per suscitare interesse e accendere i cervelli occorre molto talento da parte di chi educa. Bisogna anzitutto che ciò che si trasmette sia chiaro e alla portata di chi riceve: è quella che certi psicologi dell'età evolutiva chiamano «una sfida mentale accettabile». Quando un problema è fuori portata subentra il disinteresse.

Un altro aspetto importante per il bambino (ma non solo per lui) è quello di stimolare la sua curiosità, il suo innato piacere di esplorare. E in tutto questo un ruolo importantissimo lo svolge il gioco: perché il gioco rappresenta il miglior involucro nel quale avvolgere l'insegnamento. Se fossimo capaci di sfruttare meglio le sue immense risorse, riusciremmo a ottenere risultati insospettati.

E anche la televisione potrebbe vantaggiosamente insegnare ai genitori tante cose, a cominciare appunto dal sapere giocare con il proprio bambino.

Molte ricerche mostrano che nei primi 3 anni di vita i bambini assorbono come spugne dall'ambiente familiare moltissime nozioni ed esperienze, senza che i genitori neppure se ne accorgano. E imparano di continuo, semplicemente guardando e imitando quello che vedono o sentono. A cominciare dal linguaggio.

Come dicevamo prima, imparare una lingua dal nulla, se ci pensate bene, è una cosa difficilissima: eppure i bambini ci riescono in modo stupefacente. Ma non possono inventarsi le parole. Qui il ruolo della madre (che è più spesso degli altri accanto al bambino) è ovviamente fondamentale. Ma le osservazioni fatte sul campo mostrano che vi sono tipi molto diversi di madri.

Lo sviluppo delle abilità mentali

Certe madri, per esempio, non parlano molto al loro bambino. Ciò avviene in particolare nei ceti socio-culturali più svantaggiati. Certi bambini hanno a 3 anni il linguaggio che altri bambini hanno a 2 anni, o anche prima. E questo ritardo peserà molto al momento dell'ingresso a scuola, perché è un ritardo che tende ad aumentare, e a un certo punto non sarà più recuperabile.

Molte madri inoltre danno «ordini» al bambino («non fare questo», «non fare quello») senza spiegarne, sia pure in modo elementare, le ragioni: altre madri invece cercano di farlo e abituano il bambino a ragionare e a capire il perché delle cose.

Incontrando anni fa uno psicologo dell'Università di Harvard, Burton L. White, in occasione dell'inchiesta per il libro sullo sviluppo mentale del bambino da 0 a 3 anni, venne fuori un'indagine estremamente interessante, che cercheremo qui di riassumere.

Il professor White esaminò 400 bambini tra i 3 e i 6 anni in vari giardini d'infanzia a Boston, e selezionò tra loro i più sviluppati mentalmente (gruppo A) i meno sviluppati (gruppo C): il gruppo B era quello di livello medio. Tra i gruppi A e C c'era una grossa differenza nelle capacità mentali, nel comportamento, nel linguaggio. Ecco la lista dei talenti presi in esame (molto interessante, perché definisce cosa si può intendere per bambino «ben sviluppato mentalmente», e quindi verso quali risultati dovrebbe tendere l'educazione nel primo periodo della vita).

1) Competenza linguistica, uso estensivo del linguaggio parlato e buon vocabolario.

2) Competenza intellettuale
   a) rilevare le discordanze o le stonature
   b) anticipare le conseguenze
   c) astrarre (numeri, lettere, regole)
   d) mettersi nei panni di un altro
   e) compiere associazioni interessanti.

3) Abilità esecutive
   a) pianificare ed eseguire attività che richiedono una serie di passi successivi
   b) utilizzare con efficienza le risorse disponibili.

4) Capacità di attenzione, cioè la capacità di mantenere la propria attenzione su un'attività vicina, e al tempo stesso controllare un evento periferico (definita anche attenzione bifocale).

La differenza tra i due gruppi (A e C) era notevole. Addirittura certe capacità erano più sviluppate nel gruppo A a 3 anni che nel gruppo C a 6 anni. Quindi si trattava di sviluppi che erano già avvenuti prima dei 3 anni. Seguendo sul campo le relazioni tra le madri e i bambini piccoli, il professor White si convinse che il periodo cruciale per lo sviluppo delle competenze intellettuali era compreso tra i 10 e i 18 mesi.

Infatti verso gli 8-9 mesi il bambino comincia a capire in modo consistente il linguaggio della madre: e i bambini ben sviluppati nel linguaggio mostrano a 18 mesi un netto distacco rispetto agli altri. Verso i 9-10 mesi il piccolo comincia a camminare a quattro zampe. E lo scambio con la madre diventa sempre più intenso. Essa può avere, in questo periodo, un'influenza enorme.

Ma come deve comportarsi la madre A?

La madre A

Non occorrono né lauree né diplomi. E non occorre neppure passare l'intera giornata col piccolo. Molte di queste madri, anzi, hanno un lavoro fuori casa (naturalmente è importante la qualità della persona che si prende cura del piccolo in sua assenza). Il punto importante è quello di essere un'ottima organizzatrice e consulente, di saper creare un ambiente fisico adatto a stimolare la curiosità e l'esplorazione del piccolo, con tanti oggetti da scoprire e manipolare. E poi illustrazioni, persone interessanti, anche la televisione.

Quanto alla consulenza, questa madre sa rispondere alle richieste di aiuto del piccolo, sa condividere il suo entusiasmo, suggerendo magari un'idea nuova, uno sviluppo collegato. Scambi spesso molto brevi ma intensi, che avvengono in un momento in cui lui li chiede. Se la madre in quel momento è impegnata, rinvia la risposta, e glielo annuncia.

La madre A è anche una madre che non impedisce continuamente al bambino di fare questo o quello, per timore che rompa qualcosa o si faccia male, ma organizza un ambiente fatto su misura per lui, ed elimina i possibili rischi (prese elettriche comprese), tenendo conto della sua statura. E non si preoccupa troppo se in casa c'è un po' di disordine.

Il problema, dice il professor White, è che molte madri non si rendono conto dell'importanza di questo periodo. E si occupano più dei pannolini e delle pappe, cioè dei bisogni fisici, che di quelli cerebrali: l'educazione viene delegata alla scuola, ma allora è già troppo tardi: la costruzione del cervello in realtà comincia sin dal primo giorno dopo la nascita. Alcune madri sanno fare d'istinto tutto ciò. Altre (magari anche intelligenti e colte) non hanno questa spontaneità, non posseggono questo talento naturale. O non ci pensano.

È un campo in cui c'è moltissimo da fare: la posta in gioco è alta, e a volte basterebbe poco, per esempio, un'informazione un po' più attenta per le madri, per migliorare notevolmente certe situazioni carenti.

Ma quanti si occupano di aiutare la madre ad aiutare il neonato?

Comunque una madre che si preoccupa del proprio figlio, e legge anche dei libri (come state facendo in questo momento voi) per condurre in porto nel migliore dei modi il grande progetto della riproduzione, è sicuramente una buona madre.

Molti sinceri auguri.

Parte V

LA PROSSIMA GRAVIDANZA

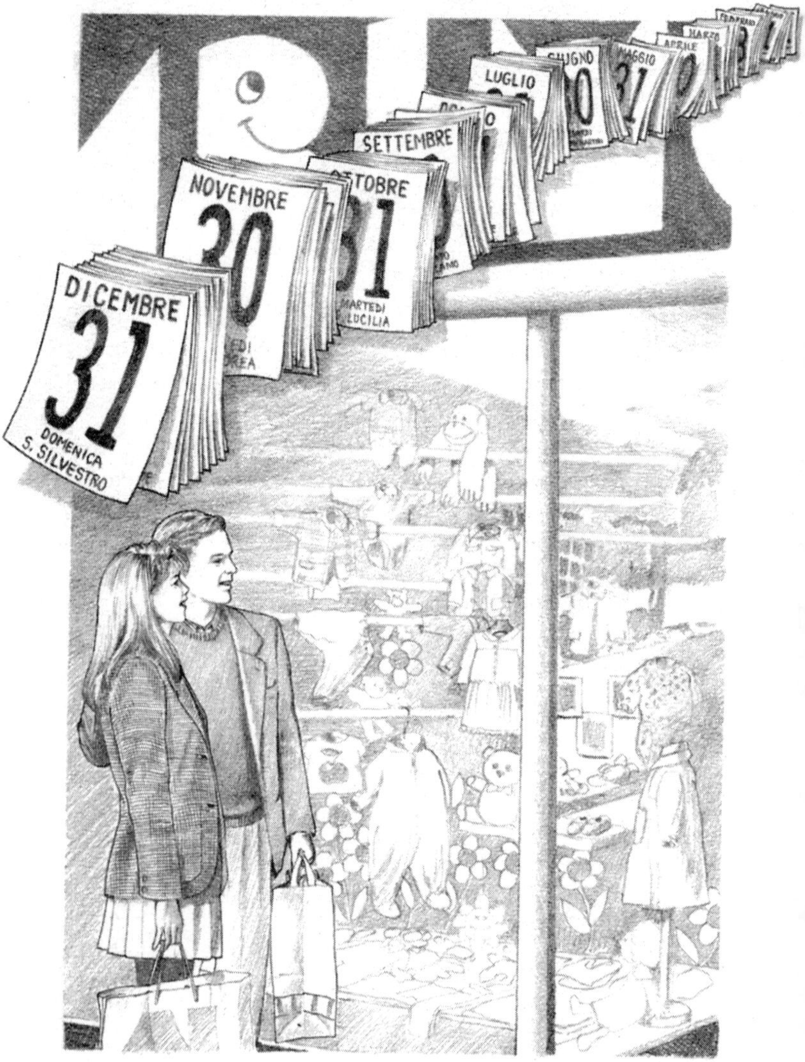
DICEMBRE
31
DOMENICA
S. SILVESTRO
NOVEMBRE
30
31
MARTEDI
SETTEMBRE
LUGLIO
GIUGNO
MAGGIO
MARZO

XIX
Pianificare la gravidanza

I vantaggi di una visita pre-gravidanza

Questo è il penultimo capitolo, ma in realtà dovrebbe essere il primo. In ogni impresa umana, infatti (specialmente se è un'impresa molto importante), bisognerebbe prima pianificare, e poi realizzare. Prepararsi alla gravidanza dovrebbe quindi essere il primo impegno di ogni madre, di ogni coppia. Invece ben poche vi si dedicano.

Per esempio, nella cabina di pilotaggio di ogni aereo prima del decollo il pilota recita sempre la cosiddetta check-list, cioè controlla con i membri del suo equipaggio che tutti i sistemi funzionino, elencando tutte le varie voci della lista (luci, carburante, comandi del carrello, pressione dell'olio, circuiti elettrici, eccetera). È totalmente vietato partire senza questi controlli. In ogni impresa, piccola o grande che sia (scalare una montagna o fare un trasloco, oppure semplicemente andare in vacanza), si pianifica, si sceglie il momento opportuno, si verifica che non ci siano controindicazioni, e si controlla che tutto sia in ordine.

Nella gravidanza invece no. Gran parte delle coppie non controllano alcuna check-list, non fanno alcun esame: soltanto quando sono già in «volo» si pongono le domande che dovevano porsi prima. Metà delle coppie infatti si reca a fare la prima visita dal medico solo quando la gravidanza è già iniziata.

Pianificare la gravidanza significa offrire al futuro bambino le migliori possibilità.

Certo, si è quasi sempre fatto così, da che mondo è mondo. Fare figli è sempre stata la cosa più naturale, e miliardi di figli sono venuti alla luce senza tanti esami. Così hanno fatto le nostre madri, le nostre nonne e le nostre bisnonne. Non c'è per caso un po' di eccesso di zelo in tutte queste analisi?

In parte è vero. Ma è anche vero che in passato le madri passavano da una gravidanza all'altra, e che la mortalità infantile era molto alta: oggi invece si fanno pochi figli, le donne non vogliono (spesso non possono) passare da una gravidanza all'altra. Inoltre, fatto non indifferente, l'età della prima gravidanza si è molto alzata. Bisogna anche dire, poi, che un tempo non esistevano le conoscenze e le apparecchiature che esistono oggi: e l'esperienza insegna che ci sono buone ragioni per usarle. Perché?

In questo capitolo parleremo di un certo numero di osservazioni che stanno uscendo dalle ricerche, in particolare nel campo della genetica. Con un'avvertenza importante, che è la stessa del capitolo IX: l'elenco dei problemi e delle malattie che seguirà deve essere visto dalle nostre lettrici solo come una possibilità remota, non come una minaccia incombente...

Avevamo fatto l'esempio dell'automobile: è bene conoscere tutti i possibili incidenti che possono capitare per strada, ma nessuno sale al mattino in macchina con l'idea che avrà un incidente. Soprattutto se guida con prudenza. Una migliore conoscenza dei rischi che si corrono può aiutare a evitarli.

Vediamo dunque cosa consigliano i medici per prepararsi a una buona gravidanza (magari alla vostra prossima gravidanza...).

Le precauzioni

Intanto, se si fa uso della pillola (o di qualsiasi altro metodo anticoncezionale) è bene sospenderla vari mesi prima, perché solitamente occorre un po' di tempo prima che il ciclo ridiventi regolare. Con un ciclo irregolare è più difficile identificare con precisione quali sono i giorni fertili (e di conseguenza è più difficile «centrare il bersaglio» della fecondazione).

Questo è importante quando una coppia vuole programmare la nascita in un particolare periodo (per ragioni di lavoro, di stagione, di casa). Una gravidanza pianificata può rispondere meglio anche a queste esigenze della vita, che a volte non sono marginali.

Prepararsi a una gravidanza, come ci si prepara a una scalata o a una vacanza, significa anche riuscire ad attrezzare meglio il proprio corpo, in modo che si trovi nelle migliori condizioni al momento dovuto. Significa, per esempio, smettere di fumare, fare esercizio fisico, controllare la pressione arteriosa, e farla scendere se è troppo elevata, magari perdendo qualche chilo, soprattutto se il grasso «pesa» sul cuore.

E poi evitare, oltre al fumo, l'alcol o qualunque sostanza che possa essere nociva per il feto. Con il medico è bene verificare se certi farmaci che si stanno assumendo non abbiano serie controindicazioni: per esempio, certe medicine contro l'ipertensione possono provocare problemi ai reni del feto. È bene anche evitare attentamente le infezioni, che possono essere molto dannose. In certi casi si può ricorrere a vaccini, ma soprattutto bisogna evitare infezioni alla vagina (di origine sessuale) nel periodo in cui si vuol dar inizio alla gravidanza.

Una delle infezioni più comuni e più pericolose durante la gravidanza è la toxoplasmosi che può derivare dal mangiare carne cruda o dal contatto con i gatti. È un esempio tipico dell'utilità dei controlli e della prevenzione.

I rischi di curare l'acne

Ma ci sono altre ragioni, ancor più importanti, che consigliano di pianificare la gravidanza.

Nella parte iniziale del libro abbiamo visto in dettaglio quanto sia cruciale il primissimo periodo dello sviluppo dell'embrione: nelle prime settimane si producono alcuni tra gli avvenimenti più importanti (basta dare un'occhiata allo schema riassuntivo pubblicato nelle ultime pagine).

Ebbene, quando la madre si accorge di essere incinta gran parte dei giochi sono ormai fatti. Dalla fecondazione passano almeno 2 o 3 settimane prima che la madre si renda conto che il ciclo mestruale si è interrotto. E passa ancora più tempo prima che si rechi dal medico per una visita. Che cosa può succedere nel frattempo?

Oggi molti rischi appaiono chiari. Per esempio, c'è un farmaco a base di acido retinoico che molte giovani donne usano contro l'acne: questo farmaco deve essere sospeso almeno 3 mesi prima l'inizio della gravidanza. Se ciò non avviene, le conseguenze possono essere drammatiche per il nascituro: malformazioni cranio-facciali e anomalie al cuore.

La spina bifida e l'acido folico

Altro esempio. Abbiamo visto, nel capitolo IV, che i foglietti (i sottilissimi strati di cellule iniziali) si trasformano, piegandosi e arrotolandosi: uno di questi foglietti darà origine al tubo neurale, cioè al futuro midollo spinale. Ebbene, si è scoperto che se la madre soffre di carenze di acido folico (una vitamina del gruppo B), il tubo neurale può non chiudersi bene, con la conseguenza che una parte del midollo spinale rimane scoperta. È la cosiddetta spina bifida, una malformazione che comporta gravissimi handicap, tra cui la paralisi delle zone inferiori del corpo. Anche in questo caso, i giochi sono fatti prima ancora che la madre si accorga di essere incinta.

Si può evitare questo dramma grazie alla somministrazione tempestiva (prima della fecondazione, durante e subito dopo) di dosi supplementari di acido folico (è stato verificato che questa vitamina, presente in vari alimenti, come nei vegetali a larghe foglie verdi, o anche nei cereali della prima colazione, riduce il rischio del 50-70%). Anche certi farmaci anticonvulsivi per l'epilessia possono creare queste malformazioni, e persino dei bagni troppo caldi o saune nel primo periodo della gravidanza.

Le donne a rischio sono quelle con dieta povera, priva di vegetali verdi. Ma non è solo una questione di dieta. Ricerche fatte confrontando madri di bambini colpiti da questa deformazione e madri di bambini sani, hanno mostrato che le prime avevano degli enzimi difettosi, e che mettevano in circolo dei metaboliti (scarti del metabolismo non assorbiti) molto tossici. In futuro sarà forse possibile, con un esame, identificare queste madri. Per ora una semplice somministrazione di acido folico, può risolvere in gran parte il problema.

Recenti studi, inoltre, indicherebbero che l'acido folico abbasserebbe di 30 volte anche il rischio di cardiopatie congenite (1 bambino su 180 nasce con un difetto strutturale al cuore).

I rischi di malattie genetiche

Pianificare la gravidanza vuol dire anche affrontare meglio i possibili rischi di malattie genetiche. Ve ne sono alcune ormai ben conosciute, come la distrofia muscolare, l'emofilia, la fibrosi cistica. Il loro numero si sta oggi allungando, grazie alle continue scoperte del Progetto Genoma.

Come nei piselli di Mendel, il gioco dei caratteri dominanti e recessivi fa sì che 1 figlio su 4 solitamente sia colpito da queste malattie (quando i genitori sono portatori sani, di solito inconsapevoli) seguendo delle precise regole probabilistiche. Da genitori apparentemente sani può infatti nascere un figlio gravemente handicappato, a causa del riaccoppiamento dei geni. Anche in questi casi, un esame prima della gravidanza può permettere ai genitori di conoscere meglio la situazione e avere idee più chiare sulle decisioni da prendere.

Del resto, la lunga catena di DNA, con i suoi 100 mila geni, può essere vulnerabile in ogni punto (e si cominciano oggi a conoscere moltissime malattie dovute a difetti genetici). Includendo anche i difetti dovuti allo sviluppo del feto nell'utero, o a eventuali traumi durante il parto, si contano oggi oltre 3 mila tipi di possibili difetti alla nascita.

I matrimoni tra cugini

Le statistiche dicono che c'è circa il 3% di probabilità che un bambino nasca con un grave difetto congenito. E che questo rischio raddoppia quando padre e madre sono cugini di primo grado, arrivando al 6%; per scendere poi al 4% quando sono cugini di secondo grado.

Questo rischio aggiuntivo tra cugini si spiega col fatto che tutte le varie coppie di geni (gli alleli) che i figli ereditano dai genitori grazie all'unione dei cromosomi, sono un po' come una coppia di reni: se sono tutt'e due sani non c'è problema. Se un rene soltanto è sano, può comunque svolgere da solo anche le funzioni

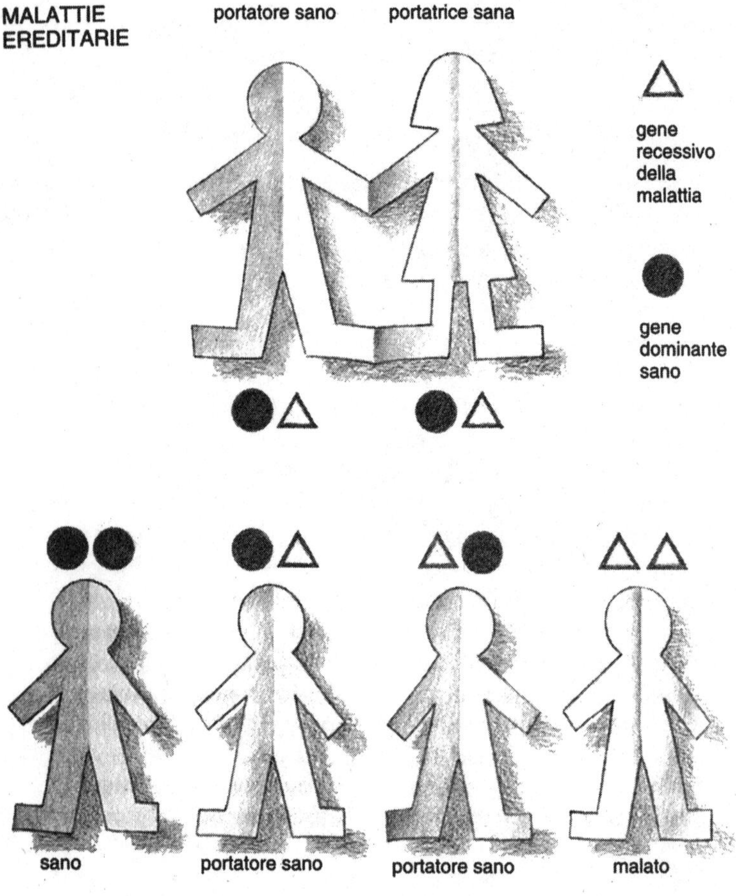

MALATTIE DOVUTE A GENI RECESSIVI (esempio: fibrosi cistica)
Ogni gene si presenta, nel nostro patrimonio genetico, in 2 coppie: una ricevuta dal padre, l'altra dalla madre. Uno di questi due geni può essere difettoso. Se il gene difettoso è recessivo, l'altro gene (quello dominante) compensa il difetto e l'individuo non si ammala. Se però un bambino eredita entrambi i geni recessivi difettosi non è più protetto, e si ammala. È il caso illustrato dallo schema, dove si vedono 2 genitori portatori sani dar luogo a 4 combinazioni diverse nei figli: un figlio sano, due portatori sani e uno malato.

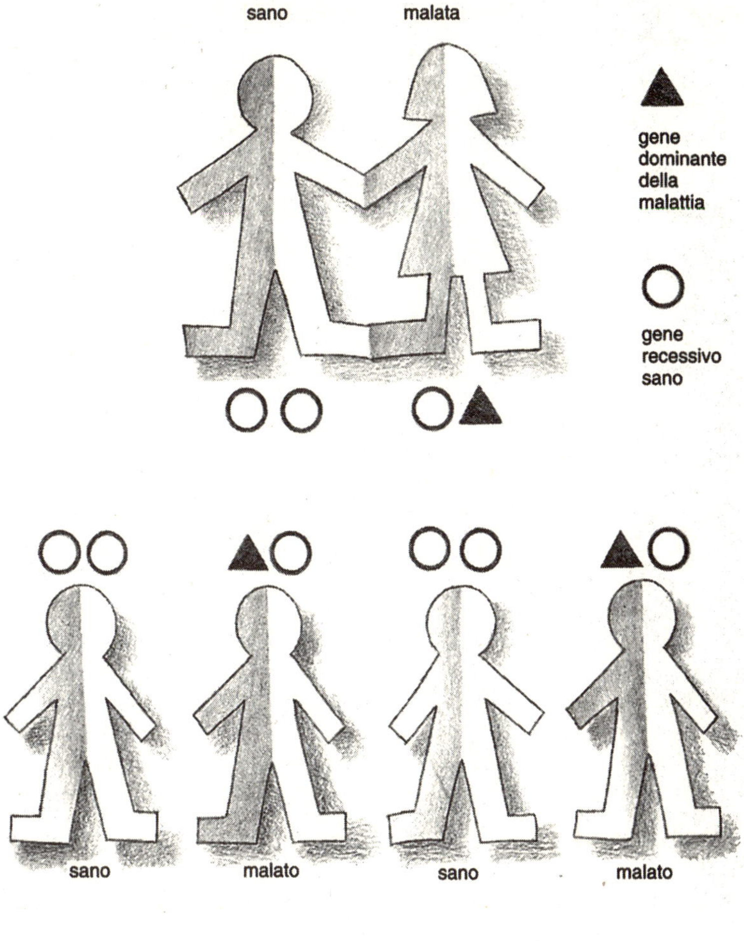

MALATTIE DOVUTE A GENI DOMINANTI (esempio: malattia di Huntington)
Qui il rischio di trasmissione della malattia sale al 50%. Infatti nella distribuzione delle coppie di geni, il genitore sano trasmetterà sempre il gene sano, mentre il genitore malato trasmetterà in 1 caso su 2 il gene difettoso, che essendo dominante provocherà la malattia.

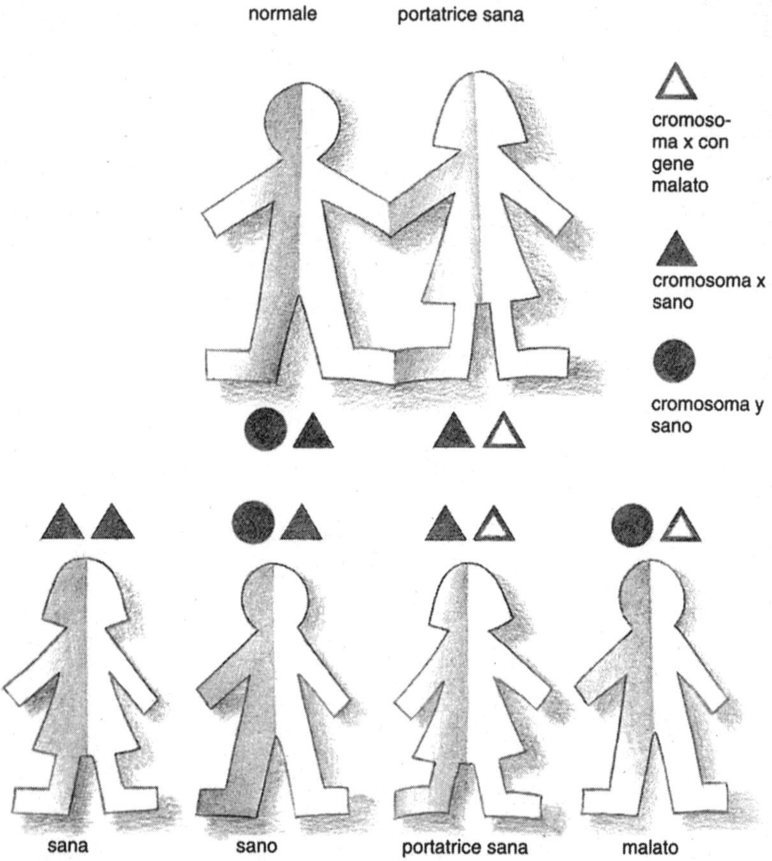

MALATTIE LEGATE AL CROMOSOMA X (esempio: emofilia, distrofia muscolare Duchenne)

Alcuni geni difettosi, portatori di gravi malattie, sono legati al cromosoma X. Com'è noto la donna possiede due cromosomi X, l'uomo invece uno X e uno Y. Una figlia femmina può quindi compensare la presenza di un cromosoma X malato, grazie a quello sano. Un figlio maschio, invece, se eredita il cromosoma X malato non può compensare con l'Y e si ammala. Si hanno così le 4 situazioni sopra descritte (tenendo presente però che anche le femmine portatrici sane, a volte, possono presentare leggeri sintomi della malattia).

dell'altro. Ma se sono entrambi malati l'individuo soffre di una disfunzione. Ora, nella lotteria della distribuzione dei geni, è più probabile che due cugini (più simili, quanto a patrimonio genetico, di due estranei) abbinino due geni difettosi che già circolano in famiglia. Ed è per questo che vengono sconsigliati i matrimoni tra consanguinei.

Si badi, fra l'altro, che molte malattie non si manifestano subito alla nascita: pur essendo congenite, si rivelano più tardi, nel corso dell'adolescenza e dell'età adulta. Si calcola che il 15-20% degli adulti presenti patologie di origine genetica.

Si è anche scoperto che certi geni possono provocare danni «a cascata», compromettendo vari tipi di organi. Il professor Bruno Dallapiccola, genetista medico all'Università di Roma Tor Vergata, ci ha spiegato come un gene, scoperto nel suo laboratorio, una volta mutato alteri lo sviluppo di molti organi del feto, creando malformazioni nell'orecchio interno, nel timo, nel cuore e nei reni. Anche la fibrosi cistica, del resto, coinvolge, oltre i polmoni e l'intestino, anche i vasi deferenti dei testicoli.

La brutale selezione della natura

Naturalmente una visita medica precoce, cioè prima della gravidanza, nulla può fare per prevenire infermità di questo tipo: non è in grado neppure di prevedere in che modo le coppie di geni (gli alleli) si combineranno tra loro. Ma in molti casi la prevenzione è possibile.

C'è da dire che spesso è la natura stessa a intervenire bruscamente quando i difetti genetici sono così gravi da essere incompatibili con la vita: come abbiamo già visto, oltre la metà delle gravidanze si interrompe spontaneamente nella primissima fase, prima ancora che l'ovulo fecondato si impianti nell'utero (e la madre non si accorge neppure di questi micro-aborti). Un altro sbarramento avviene nel 1° trimestre di gravidanza, dove i difetti genetici troppo pesanti, che porterebbero a una «costruzione» sbagliata, vengono eliminati per strada con aborti spontanei.

Anche la sindrome di Down porta a un aborto spontaneo in circa il 75% dei casi. Quando il cromosoma sovrannumerario è il cromosoma 18 (anziché il cromosoma 21, responsabile della sindrome di Down) si ha una sindrome ancora più grave, quella di Edwards: in questi casi l'aborto spontaneo avviene nel 95% dei casi. I feti che giungono alla fine della gravidanza muoiono dopo poche settimane o pochi mesi di vita.

Nelle analisi pre-gravidanza è possibile esplorare certe predisposizioni anche attraverso la storia familiare, ricercando la presenza di talune malattie genetiche negli ascendenti di lui o di lei, e per quanto possibile nelle ramificazioni laterali. Anche la storia della coppia ha la sua importanza: quando ci sono problemi di infertilità, o ci sono stati precedenti aborti, i rischi aumentano.

L'età e il rischio di bambini Down

E poi c'è l'età. Fattore, questo, molto importante. La coppia deve sapere quanto rapidamente aumentano con l'età certi rischi, in particolare quello di avere un bambino Down (ne abbiamo già parlato nel capitolo IX). Ciò vale soprattutto per la donna, perché i suoi ovuli si trovano sin dall'età fetale nell'ovaia, ed è quindi soggetta più dell'uomo (che rinnova continuamente i suoi spermatozoi) a danni ambientali di vario tipo, cioè sostanze tossiche, radiazioni, eccetera.

Esistono studi, in proposito, che indicano quale sia il rischio per la donna, nelle diverse età, di avere un bambino Down. O di generare un bambino con qualche altro difetto nel numero dei cromosomi. Analizzando queste ricerche, quello che colpisce è la rapidità con la quale aumenta il rischio dopo i 30 anni. Tra i 20 e i 30 anni, infatti, il rischio aumenta relativamente poco, ma nei 10 anni successivi, tra i 30 e i 40 anni aumenta moltissimo. Addirittura di 9 volte tanto. In altre tabelle (come quella riprodotta qui a fianco) i dati sono leggermente diversi, un po' più ottimistici: ma il discorso di fondo non cambia. Ed è un problema da considerare con molta attenzione.

È proprio in base a questi numeri che i medici sono tenuti a fornire alle madri tutte le informazioni utili sui possibili rischi e sui metodi per diagnosticarli: come l'amniocentesi o l'esame dei villi coriali (ne abbiamo parlato nel capitolo IX). Come è noto, recuperando qualche cellula del feto che galleggia nel liquido am-

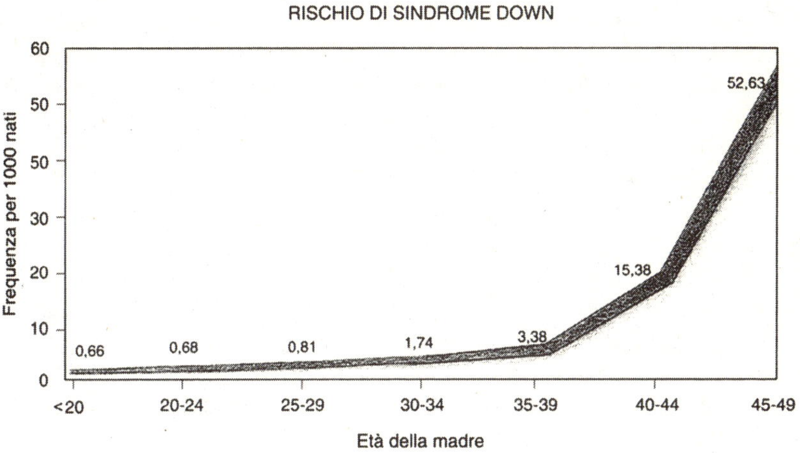

niotico, o prelevando un piccolo frammento dei villi (cioè delle propaggini che il feto protende dentro la placenta), è possibile fare un'analisi dei cromosomi e determinarne gli eventuali difetti, come quello appunto che provoca la sindrome di Down. Il guaio è che questi prelievi non sono completamente sicuri: c'è da sperare che da altre tecniche meno invasive (come quella dell'ecografia della nuca del feto) diventi possibile ottenere diagnosi attendibili

I rischi ambientali

Un'ultima precauzione che la futura madre deve prendere prima di entrare in gravidanza è quella di non esporsi a sostanze che possano (soprattutto nel primo periodo di gestazione) provocare guasti nello sviluppo dell'embrione. Abbiamo già parlato di fumo, alcol, farmaci (e droghe naturalmente): a queste vanno aggiunte le sostanze inquinanti che possono essere assorbite negli ambienti di lavoro.

Esistono infatti luoghi di lavoro in cui radiazioni o taluni composti chimici possono interferire con un buon inizio della gravidanza. È, questo, un altro punto da verificare con il medico durante la pianificazione.

Tenendo sempre presente che possono esservi reazioni (o predisposizioni) individuali molto diverse. Non tutti gli organismi, per esempio, rispondono in modo uguale all'assunzione di certe sostanze chimiche o di certi farmaci.

Il caso del Talidomide

Il caso del famigerato Talidomide (un farmaco usato come sedativo in gravidanza, che ha provocato la nascita di tanti bambini focomelici) ha mostrato che solo alcuni dei feti esposti erano stati colpiti da malformazioni, altri no. Si era pensato che ciò dipendesse dal periodo in cui la madre aveva fatto uso del farmaco, cioè il periodo critico dello sviluppo degli arti. Studiando però un altro farmaco portatore di malformazioni, quello contro l'acne, si è scoperto che molti feti, pur essendo anch'essi esposti ai metaboliti entrati in circolo, non sviluppavano anomalie. La stessa cosa si è vista per un farmaco contro l'epilessia, e anche con madri che avevano il livello degli zuccheri completamente anomalo: solo una modesta minoranza dei bambini ne portava le conseguenze.

Si è così cominciato a pensare (e poi a verificare) che ci sono dei geni che predispongono alla vulnerabilità: a volte si trovano nel feto, altre volte nella madre. La stessa cosa avviene, con ogni probabilità, per quel che riguarda la carenza di acido folico: solo alcune donne hanno questa predisposizione di tipo genetico, che si manifesterà poi nel primo periodo di gravidanza con le tragiche conseguenze della spina bifida.

La qualità delle analisi

Come abbiamo detto all'inizio, una madre non deve preoccuparsi oltre misura di tutte le possibili malattie di cui abbiamo finora parlato: basta guardarsi in giro per vedere che il mondo è popolato da miliardi di persone sane e in piena efficienza. Le probabilità di avere problemi sono quindi molto basse. Tutto il nostro discorso intendeva semmai mostrare l'opportunità di analisi preventive, perché oggi molte cose si cominciano a capire e offrono la possibilità di intervenire in tempo, diminuendo così ancor più le probabilità del rischio.

Una coppia di genitori che, prima di mettere in cantiere una gravidanza, si rechi in un laboratorio qualificato, può oggi ricevere moltissime informazioni utili. Purtroppo certe coppie che potrebbero trarne vantaggio si presentano quando ormai è troppo tardi.

E poi c'è la questione della qualità dei laboratori d'analisi. Malauguratamente in Italia solo pochi centri sono in grado di fare diagnosi corrette. Alcuni denunciano con forza questo scandalo, e la mancanza di controlli nei confronti di certi laboratori privati che nascono d'improvviso senza avere l'esperienza e i requisiti necessari. Proprio per venire incontro alle esigenze dei cittadini, il Ministero della Sanità ha pubblicato un elenco di indirizzi, regione per regione, di laboratori presso i quali ci si può rivolgere. Questo elenco si trova anche su Internet. È una pubblicazione che si può ottenere scrivendo al Ministero della Sanità (Sistema di informazione sanitaria) oppure all'Associazione Italiana per la Ricerca, la Prevenzione e la Cura degli handicap (AIRH).

Tra le varie analisi, alcune possono anche rivelare particolari impedimenti (impedimenti, non impossibilità) a procreare. L'infertilità è oggi in forte crescita, soprattutto tra gli uomini: non è un problema nuovo, la novità sta nelle dimensioni del fenomeno.

Come lo si può affrontare? Ne parliamo nel capitolo conclusivo.

XX
Problemi di fertilità

Quando emergono delle difficoltà a ottenere la prima sospirata gravidanza, non si sa a chi rivolgersi e quale strada intraprendere per trovare la soluzione.

Che fare?

Infertilità non vuol dire sterilità

Innanzitutto, non bisogna drammatizzare, perché infertilità non vuol dire sterilità: chi è sterile (un evento molto raro) non ha la possibilità di iniziare una gravidanza, mentre chi è colpito da infertilità ha delle difficoltà a portarla a termine. Anche per questo, è meglio parlare di bassa fertilità anziché di infertilità.

È bene sapere che le cause dell'infertilità sono tante e molto diverse: possono dipendere da lui, da lei, o da entrambi. Ciò vuol dire che l'esperto che può aiutare la coppia cambia a seconda della situazione: bisogna quindi individuare innanzitutto l'origine del problema, e in seguito rivolgersi a chi è in grado di risolverlo (un errore frequente è quello di cercare ostinatamente di curare uno dei due partner, per esempio la donna, quando in realtà è l'altro ad avere problemi).

Età e gravidanza

È bene sottolineare, tuttavia, che non sempre la difficoltà ad avere un bambino è legata a un malfunzionamento degli organi riproduttori. A volte coppie perfettamente sane impiegano 10 mesi prima di riuscire ad avere una gravidanza, malgrado abbiano una frequenza di 2-3 rapporti alla settimana. Le cause possono essere tante: il lavoro, lo stress, l'uso di antibiotici, o più semplicemente una banale mancanza di rapporti nei momenti giusti.

Le coppie che intendono avere dei figli devono tener presente due aspetti molto importanti: l'età della donna e la frequenza dei rapporti. Più una donna è in là con l'età, meno è facile che rimanga incinta.

Cosa fare se i figli non arrivano

Cosa bisogna fare e a chi ci si deve rivolgere? Nella maggioranza dei casi ci si rivolge al ginecologo che viene visto come l'«esperto» di fiducia. Il ginecologo però è un esperto nel proprio settore, la ginecologia, e non si può pretendere da lui di essere anche un esperto di infertilità.

La soluzione migliore, quindi, è quella di ricorrere direttamente ai «centri di infertilità», che hanno una maggiore esperienza nel settore. A loro ci si può rivolgere anche solo per avere delle informazioni o un semplice consulto.

Attraverso una serie di analisi (che un ginecologo o un andrologo di solito non prescrivono) si scoprirà se esiste un problema e di quale natura esso sia. È un'indagine che spesso coinvolge i due partner contemporaneamente.

Non perdere tempo

È consigliabile tuttavia che le coppie non più giovanissime, specialmente quelle in cui la donna ha 30 anni o più, affrontino i test della fertilità tempestivamente (sia per lui che per lei), per non rischiare di perdere del tempo prezioso. Oltre i 37 anni, infatti, gli ovuli di una donna cominciano a perdere di qualità rendendo più difficile (ma non impossibile) anche una fecondazione assistita.

Ogni anno perso è un ostacolo in più per le capacità riproduttive della coppia: se non si fanno subito degli esami si rischia facilmente di perdere 1 o 2 anni, prima di rendersi conto dell'origine del problema.

Per gli uomini, il massimo dell'efficienza riproduttiva va dai 18 ai 35 anni, per la donna invece dai 16 ai 30 anni. Ecco perché è meglio cercare di avere dei figli quando si è giovani.

Quando è lei ad avere problemi

La fertilità di una donna è legata strettamente all'efficienza dei suoi organi riproduttori e agli equilibri ormonali.

Le ovaie devono produrre regolarmente degli ovuli, e questi ovuli devono essere sani. Le tube uterine non devono avere ostacoli o malformazioni che impediscano il viaggio e l'incontro dell'ovulo e degli spermatozoi. La mucosa dell'utero deve consentire l'annidamento dell'uovo fecondato, ecc.

Infine non devono esserci squilibri ormonali a carico della tiroide, delle ovaie, dell'ipofisi o delle ghiandole surrenali: dagli ormoni dipende la corretta ovulazione e la possibilità che l'uovo sia nutrito e protetto adeguatamente.

Non ci devono poi essere infezioni, infiammazioni o traumi che in qualche modo interferiscano con «l'innesco» della gravidanza.

Come scoprirlo

Esistono numerosi sistemi per identificare le cause dell'infertilità femminile.

I primi esami da fare, soprattutto se si è giovani, sono senza dubbio quelli sanguigni, per verificare se i livelli ormonali sono corretti (esame dei dosaggi ormonali). Contemporaneamente, si può procedere con delle ecografie per controllare che gli organi legati alla riproduzione siano in ordine e non abbiano problemi di funzionamento.

L'ecografia intravaginale può essere sia esplorativa (per vedere lo stato dell'utero, dell'endometrio, controllando che non ci siano fibromi ecc.) sia di monitoraggio follicolare (per verificare se la riproduzione dei follicoli avviene regolarmente e senza problemi).

Un altro esame importante è l'isteroscopia: una telecamera a forma di tubo collegata a un piccolo televisore viene inserita nella vagina, sale fino all'utero per vedere l'apertura delle due tube. In questo modo si «esamina» il terreno d'incontro di ovuli e spermatozoi, e i luoghi di annidamento dell'ovulo fecondato. Per entrare nelle tube e controllare la mucosa tubarica invece si usa un altro strumento, il falloppioscopio.

Un esame più completo è la laparoscopia, che ha il vantaggio di poter risolvere eventuali problemi, rimuovendo fibromi, cisti, aderenze, ecc. Si introduce una sonda ottica attraverso una piccolissima incisione sotto l'ombelico, in anestesia generale. Si possono osservare in questo modo tutti gli organi pelvici, un po' come con quei mini sommergibili che esplorano i relitti sommersi. Anche in questo caso si verifica che il percorso che dovranno seguire ovulo e spermatozoi sia libero da ostacoli o intoppi di qualunque tipo (morfologico, patologico ecc.).

L'isterosalpingografia (un nome davvero complicato) è un altro esame radiologico. Si basa su di un liquido di contrasto che, per via intravaginale, viene immesso nell'utero e nelle tube: oltre a essere più dolorosa, molti esperti ritengono che questa tecnica presenti alte percentuali di errori.

Alla fine di questi esami, una volta individuato il problema, si adotta la cura necessaria. Si va da una terapia ormonale, se i livelli sanguigni non sono nella norma, a terapie farmacologiche, a piccoli interventi chirurgici (peraltro già effettuabili al momento della laparoscopia, per rimuovere ostacoli, fibromi ecc.).

Non sempre però, dopo tutti questi esami, si trova una causa evidente del problema di infertilità della coppia. Il motivo è che non dipende sempre dalla donna, ma spesso dall'uomo.

Ed è qui che sono emersi dati nuovi e inattesi.

Se è lui ad avere problemi

La capacità di un uomo di procreare è regolata da molteplici geni.

Questa sua capacità «genetica» può essere alterata durante la vita da eventuali traumi, malattie, o influenze ambientali.

Anche per gli uomini il tipo di infertilità varia a seconda dei casi. Esistono individui completamente sterili per cause genetiche: i loro testicoli non sono in grado di produrre alcuno spermatozoo e non è possibile recuperare la loro fertilità. Si tratta comunque di casi molto rari.

In realtà, difficilmente un uomo è completamente sterile, è più giusto parlare di bassa fecondità. Le cause possono essere diverse.

L'età, naturalmente, influenza molto la capacità di procreare, determinando la vitalità degli spermatozoi.

Contrariamente alla donna, l'uomo è, in teoria, fertile anche in età avanzata (Charlie Chaplin e Anthony Quinn sono diventati padri a oltre ottant'anni). Tuttavia, se durante la vita il sistema riproduttivo è stato colpito da patologie o traumi, la qualità degli spermatozoi declina con l'andar degli anni, con un processo che può diventare irreversibile.

Come scoprire se è lui ad avere problemi

La fecondità di un uomo è facilmente verificabile. Basta esaminare la qualità del suo sperma.

L'esame più semplice è lo spermiogramma. Quello che un uomo deve fare è semplicemente fornire al laboratorio un campione del suo liquido seminale emesso dopo 3 giorni di astinenza sessuale.

Questo esame permette di verificare il numero degli spermatozoi, la loro motilità e la loro forma. Basta che uno solo di questi parametri non sia nella norma per limitare le capacità riproduttive di un uomo.

È meglio però non fermarsi a questo esame. Un altro test importante, che effettuano nei centri di infertilità, è il «test di capacitazione», durante il quale si mettono alla prova gli spermatozoi con una serie di «ostacoli» e di «filtri», che simulino le difficoltà del viaggio lungo le pareti uterine e le tube, verificando quanti spermatozoi arrivino effettivamente alla fine del percorso.

Infine l'esame di microscopia elettronica degli spermatozoi (effettuato con il microscopio elettronico) fornirà un'ultima importante indicazione sulla loro anatomia interna, svelando eventuali problemi invisibili dall'esterno o con altri test (per esempio uno spessore anomalo del «cappuccio»). È un po' come se si aprisse il cofano di una macchina per verificare se tutto è in regola nel suo motore.

Purtroppo non tutti i centri sono attrezzati per effettuare questi ultimi due tipi di esami, che possono essere importanti per la scelta di una terapia e anche per la scelta tra la fecondazione artificiale o l'inseminazione artificiale.

Il varicocele

Il varicocele è uno dei problemi che possono colpire l'apparato riproduttivo di un uomo. Si tratta di una dilatazione delle vene che accompagnano il cordone spermatico all'interno del testicolo, di solito quello sinistro. Questi vasi ricordano molto le vene varicose che si formano sulle gambe con l'età.

Gli effetti del varicocele sono nefasti per la produzione degli spermatozoi: il ristagno di sangue in queste vene dilatate determina un aumento della temperatura all'interno dello scroto (il sacchetto di pelle che contiene i testicoli). L'innalzamento della temperatura è lieve, appena un grado, ma sarebbe sufficiente per compromettere l'emissione di spermatozoi sani ed efficienti. È un po' come se si alterasse la temperatura del forno di cucina nel quale si sta preparando una torta.

Si tratta di una patologia più diffusa di quanto si pensi, soprattutto tra i giovani (1 individuo su 6 ne sarebbe colpito). Molti ricercatori, tuttavia, ritengono che la cura del varicocele non risolva il problema della bassa fecondità, se non in pochissimi casi: si rischia solo di perdere tempo (e soldi).

Altre cause

L'apparato riproduttore di un uomo può essere colpito da altre patologie, che influenzano la sua fertilità. Per esempio, la ritenzione di uno o di entrambi i testicoli nel corpo o la risalita di uno di essi attraverso il canale inguinale («testicolo in ascensore»).

Ci possono poi essere infezioni a carico dei testicoli, come l'orchite, ernie inguinali, l'idrocele (ritenzione di liquido nello scroto che provoca un vistoso gonfiore), fino ad arrivare all'ostruzione delle vie riproduttive. Sono problemi curabili nella maggioranza dei casi con terapie a base di farmaci o con dei piccoli interventi chirurgici.

Esistono infine cause immunologiche per la bassa fecondità di un uomo curabili a volte con immunosoppressori (anche se non è così semplice).

Vestiti stretti, sigarette...

A questo punto bisogna considerare altri fattori, fortunatamente meno gravi. Le sigarette per esempio provocano nei forti fumatori una diminuzione della concentrazione dello sperma del 24%.

Gli antibiotici e i vestiti troppo stretti (che provocano un innalzamento della temperatura interna dello scroto) sono altre cause dell'infertilità maschile molto diffuse. Fortunatamente la loro azione è temporanea. Basta rimuoverle e tutto ritorna come prima. Da qualche anno, però, molti studi hanno evidenziato una nuova, inquietante causa. Che colpisce silenziosamente la popolazione maschile da una trentina di anni.

Spermatozoi pigri

I dati sono impressionanti. Secondo una ricerca danese, effettuata dalla dottoressa H. Carlsen, pubblicata sul British medical Journal nel 1992 e confermata recentemente da altri studi, come quelli condotti dal ricercatore francese J. Comhaire, c'è stato un vero e proprio crollo nel numero degli spermatozoi del liquido seminale degli uomini: cinquant'anni fa era di 120 milioni per millilitro, oggi si è ridotto a 66 milioni. Si è dimezzato.

E non è tutto. Il fatto più preoccupante è che anche la qualità del liquido seminale si è abbassata notevolmente. Secondo alcuni studi la motilità media degli spermatozoi «superstiti» sarebbe diminuita di un terzo.

Normalmente quando si vuole valutare la qualità del liquido seminale di un uomo e si ricorre allo spermiogramma, vengono presi in considerazione quattro parametri: la quantità di sperma emesso, il numero di spermatozoi presenti, la loro motilità e la loro forma.

Rispetto a cinquant'anni fa, non c'è differenza nella quantità di sperma emessa da un giovane a ogni eiaculazione (2-3 millilitri). Quello che è cambiato, invece, è il numero di spermatozoi (che, come abbiamo detto, si è ridotto del 50% circa) e la loro vitalità.

Rapidi, lenti, immobili

Gli spermatozoi sono solitamente divisi in tre categorie, a seconda della loro velocità: quelli rapidi (detti progressivi rapidi), quelli lenti (progressivi lenti) e quelli immobili. È chiaro che questi ultimi non sono in grado di percorrere il lungo viaggio, irto di ostacoli, che li separa dall'ovulo. E gli altri? I nuovi dati indicano che è aumentato il numero degli spermatozoi immobili e malformati, mentre quelli sani hanno una capacità di movimento ridotta di un terzo. Ciò significa che anche quelli che si mettono in marcia avranno meno chance di raggiungere l'ovulo attraverso il lungo e difficile cammino che li attende all'interno della cervice, lungo le pareti dell'utero e nelle tube uterine. La minore motilità secondo gli esperti è anche sintomo di una minore capacità di fecondare un ovulo.

Quali le cause?

Come mai si è verificato questo crollo della fecondità maschile?

I ricercatori ritengono che le cause non abbiano radici recenti, ma che risalgano addirittura a una trentina di anni fa, agli anni Sessanta.

L'origine del calo corrisponderebbe al momento in cui si verificò nell'ambiente e nei cibi una concentrazione di alcune sostanze artificiali in grado di inibire fortemente la produzione degli spermatozoi.

Si tratterebbe, insomma, di una specie di lento «avvelenamento» della capacità riproduttiva dell'uomo in atto da decenni.

Il fatto sorprendente è che questi composti chimici non colpiscono l'uomo adulto, ma il feto. In effetti, c'è un momento critico durante la gravidanza in cui nell'embrione si determina il sesso e comincia a svilupparsi l'apparato riproduttivo. Accade nelle prime 7 settimane: queste sostanze, una volta penetrate nel corpo della donna che aspetta il bambino, superano le barriere placentari, ed entrano nel corpo del feto, colpendo le cellule di Sertoli situate nei testicoli in formazione.

La conseguenza è che una volta raggiunta l'età adulta quell'uomo produrrà meno spermatozoi...

Estrogeni

Quali sono queste sostanze? Paradossalmente le conosciamo bene: sono gli estrogeni, ancora oggi ampiamente utilizzati dagli allevatori di molti paesi per ingrassare gli animali da macello (il cui peso aumenta del 20-30% a parità di tempo di allevamento).

Altri composti con un effetto simile sono alcuni agenti inquinanti: i detersivi, alcune forme di diossina, i pesticidi (che emanano sostanze molto simili agli estrogeni, attive per decenni nell'ambiente). Anche lo smog ha la sua parte di responsabilità: i prodotti ultimi della combustione degli idrocarburi agiscono come degli estrogeni deboli. Il gas di scarico delle auto o i fumi delle caldaie delle case, quindi, avrebbero anch'essi un'azione inibitrice sulla produzione di spermatozoi. Insomma non esistono luoghi sicuri: in campagna ci sono pesticidi di ogni tipo e anticrittogamici, in città c'è l'inquinamento atmosferico...

L'onda lunga degli anni Sessanta

I problemi riproduttivi che oggi sembrano esplodere nella popolazione maschile sarebbero così (almeno in parte) l'onda lunga di un terribile trauma fetale degli anni Sessanta e Settanta.

Si tratta, bisogna sottolinearlo, solo di un'ipotesi: non è ancora stata dimostrata una sicura relazione tra causa ed effetto.

Come aiutare il concepimento

I casi di completa sterilità, sia maschile che femminile, come abbiamo detto, sono rari. Nella maggioranza dei casi, ci sono le premesse per una fecondazione. Le tecniche attuali mirano soprattutto a facilitare l'unione tra ovulo e spermatozoo, lasciando poi fare alla natura il resto.

Nel caso un uomo non sia sterile, ma produca uno sperma privo di spermatozoi vivi, si può ricorrere alla biopsia testicolare. Si prelevano spermatozoi non ancora maturi (ma vivi) direttamente dal testicolo e li si inseriscono nell'ovulo con un ago sottilissimo. In seguito si reinserisce l'ovulo fecondato nella donna.

Con l'inseminazione artificiale, si immettono degli spermatozoi sani nelle tube della donna al momento dell'ovulazione. In altre parole vengono trasportati «artificialmente» nel luogo in cui dovrebbe passare l'ovulo (anziché arrivarci dopo un lungo e faticoso cammino).

Fecondazione artificiale

La fecondazione artificiale è il passo successivo ed è assai più complessa e delicata. La strategia è di mettere direttamente a contatto ovulo e spermatozoo. Si può ricorrere ad alcune tecniche, di cui le principali sono la FIVET, la GIFT e l'ICSI a seconda del problema da affrontare.

Con la FIVET, che riguarda la maggior parte dei casi, si induce l'ovaia a emettere più uova con un'iperstimolazione ormonale (che in alcuni casi può provocare la formazione di cisti ovariche). In seguito, con un piccolo intervento ambulatoriale, gli ovuli vengono prelevati, e sono scartati quelli non idonei. Gli ovuli rimasti vengono messi a contatto con gli spermatozoi (trattati) del partner, e si assiste alla loro fecondazione.

Questa fecondazione avviene in modo «naturale», esattamente come nelle tube della donna dopo un rapporto sessuale: la sola differenza è che tutto accade fuori dal corpo, in «provetta». Anche qui lo spermatozoo più «abile» riuscirà a penetrare l'ovulo con le proprie forze.

Dopo circa 24 ore dalla fecondazione, alcuni embrioni (che sono in realtà piccoli aggregati composti da poche cellule, come una minuscola mora) vengono reimmessi nella donna, lasciando anche in questo caso che la natura faccia il suo corso: a volte avviene l'annidamento, altre volte no.

Quanti successi?

Molti centri che curano l'infertilità preferiscono reimmettere un numero limitato di embrioni, tenendone da parte altri che vengono congelati per eventuali nuovi impianti, nel caso che il primo tentativo andasse a vuoto.

Una variante di questa tecnica, definita ICSI, consiste nell'inserire direttamente uno spermatozoo all'interno dell'ovulo con l'aiuto di un ago sottilissimo (questo nel caso, per esempio, che gli spermatozoi di un uomo siano immobili). Una volta avvenuta la fecondazione, l'embrione sarà reimpiantato nell'utero.

Un'altra tecnica, chiamata GIFT, è più semplice delle due precedenti e consiste nell'immettere sia gli ovuli appena prelevati sia gli spermatozoi (trattati) direttamente nelle tube, lasciando che la natura segua il suo corso.

Sono tecniche d'avanguardia, il cui risultato, è utile ricordarlo, non è affatto garantito.

La percentuale di successo è bassa: purtroppo solo una parte degli ovuli fecondati sopravviverà nell'utero fino a formare un bambino. La maggior parte non ce la farà.

I dati che si leggono sui quotidiani sui risultati delle fecondazioni assistite soffrono quasi sempre di un errore di base: non ci sono riferimenti alle età delle pazienti. La percentuale di successo infatti deve tener conto delle età. Non solo, ma anche della grande diversità dei problemi di coppia, alcuni gravi (che «abbassano» la media dei successi) altri assai meno.

Bisogna comunque considerare che fino a pochi anni fa non c'era rimedio all'infertilità, oggi invece i progressi in questo campo sono continui e ogni anno i risultati migliorano.

In caso di fecondazione artificiale a chi bisogna rivolgersi?

In Italia esistono molti centri che curano l'infertilità, e non è facile districarsi e individuare quelli con le maggiori garanzie.

All'ospedale Sant'Orsola di Bologna, la struttura del professor Carlo Flamigni, presidente del CECOS, sta ottenendo da anni ottimi risultati.

Alcuni centri si sono posti delle regole e dei limiti molto netti, anche etici, per le loro terapie (per esempio non più di due embrioni immessi nell'utero per ogni fecondazione artificiale).

Altri centri, invece, non si pongono questi problemi. Purtroppo, sono in molti a denunciare la nascita e la crescita di un vero e proprio «business» attorno al problema dell'infertilità.

Una buona regola per individuare un centro affidabile per le fecondazioni artificiali consiste nel richiedere le percentuali di successo delle loro terapie, stando molto attenti a considerare non tanto i dati delle «avvenute fecondazioni», quanto quelli dei «bimbi in braccio», cioè delle pazienti giunte a fine gravidanza.

Questo richiede una grande conoscenza dei delicati meccanismi biochimici coinvolti nella fecondazione e nello sviluppo dell'embrione, e anche una notevole perizia nelle tecniche di laboratorio.

L'aiuto dei donatori di seme

In certi casi, com'è noto, non è il marito a fornire il proprio seme, ma uno sconosciuto, il cosiddetto donatore. Cioè una persona che deve rimanere assolutamente anonima e che regala i suoi spermatozoi sani e guizzanti a una coppia in difficoltà.

In effetti quando il marito è ritenuto sterile (purtroppo spesso a torto) il ricorso alle banche del seme è molto diffuso: secondo le statistiche, due terzi delle coppie con questo problema chiedono il seme di un donatore a una banca dello sperma. Un po' meno di un terzo ricorre all'adozione, e una piccola percentuale (circa il 9%) rinuncia ad avere figli. Ma chi sono i donatori di spermatozoi?

Giovani volontari

Contrariamente a quanto si potrebbe pensare, non vengono scelti per il loro aspetto macho o per la loro virilità. Si tratta in realtà di giovani volontari, scelti quasi sempre tra gli studenti di medicina o tra persone che sono abituate ad aiutare il prossimo, per esempio donando il sangue. Cosa spinge questi uomini a dare il proprio seme a «fondo perduto»? In effetti non conosceranno mai i propri figli, né le coppie che hanno aiutato: dovranno inoltre mantenere l'anonimato. La principale molla che li spinge è soprattutto la solidarietà nei confronti di chi è in difficoltà.

Non tutti i donatori, però, vengono accettati dalle banche del seme. Anzi, c'è una rigida selezione dei candidati. Si procede a una vera e propria scrematura con minuziose analisi di laboratorio, scartando i portatori sani di tare genetiche o individui vulnerabili a particolari malattie. Per evitare banche del seme che non offrono sufficienti garanzie, con conseguenze che possono essere anche molto gravi, è quindi importante informarsi bene e rivolgersi a centri riconosciuti.

Cinque, dieci figli

Alla fine solo un donatore su cinque viene scelto. Inoltre persino il miglior seme non potrà essere utilizzato oltre un certo limite: una regola molto rigida nelle banche dello sperma stabilisce che ogni donatore non possa generare più di 5-10 figli. Non bisogna credere però che le coppie che si rivolgono alle banche del seme possano scegliere i tratti e le caratteristiche del futuro figlio, così come si ordina un'auto (alto, biondo, con occhi azzurri ecc.). Gli esperti di questi centri, infatti, nello scegliere il seme «giusto», seguono una linea ben precisa: prendono in considerazione soprattutto i tratti del marito della coppia, in modo da evitare evidenti differenze fisiche col donatore, e cercando di fare in modo che, per quanto possibile, il figlio assomigli a quello che tutti identificheranno come il papà.

E se il donatore è una donna?

Da qualche tempo nel panorama delle fecondazioni assistite hanno fatto comparsa anche le donne, con la donazione di ovociti.

È un tipo di donazione che sta prendendo sempre più piede. Di cosa si tratta? In un certo senso è una paziente che aiuta un'altra paziente. Spesso infatti, si tratta di donne sottoposte a stimolazione delle ovaie, disposte a donare dei loro ovociti in sovrannumero, per aiutare altre donne che non possono avere figli (per esempio per una menopausa anticipata, per il pericolo di trasmettere malattie ereditarie ai figli ecc.)

È più forte l'amore o la genetica?

C'è forse, da parte degli uomini, un comprensibile disagio ad accettare l'idea di avere e soprattutto di allevare un figlio generato da un altro (che tra l'altro rimarrà sconosciuto), ma, a pensarci bene, questo figlio sarà tutt'altro che un estraneo. Innanzitutto perché, diversamente dall'adozione (che rimane comunque un gesto molto importante, soprattutto per i suoi aspetti sociali e umanitari), la fecondazione ottenuta col seme di un donatore realizza al 100% il desiderio di maternità di una donna, che genera un figlio suo da ogni punto di vista: è quindi un atto di amore da parte di un marito che ha dei problemi «tecnici». Ma c'è un altro aspetto ancora più significativo.

Un figlio, infatti, ci appartiene non soltanto perché porta nel suo corpo i nostri cromosomi, ma perché porta nella sua mente i nostri affetti, la nostra educazione, la nostra cultura. E anche perché è un essere che abbiamo fatto crescere giorno per giorno, con amore, sacrifici, sofferenza e gioia.

Questo crea dei legami profondi, molto più forti di quelli dei cromosomi.

Schema riassuntivo dello sviluppo del feto

1ª settimana

– Fecondazione dell'ovulo da parte degli spermatozoi nella tuba.

– Viaggio dell'ovulo fecondato nella tuba verso l'utero (2-3 giorni): in questo intervallo di tempo l'ovulo fecondato si divide in 2, 4, 8, eccetera, fino a generare la morula, composta alla fine del percorso da 32-64 cellule.

– Annidamento della morula sulla parete uterina.

2ª settimana

– Le cellule ora sono molte centinaia: inizia lo sviluppo e la differenziazione dei diversi strati cellulari (foglietti).

– Si forma la cavità amniotica.

– La futura madre non sa ancora di avere un embrione che le cresce in grembo.

3ª settimana

– Il feto è ormai visibile a occhio nudo: è lungo 2-3 millimetri, ha una forma allungata e ripiegata simile alla cornetta di un telefono.

– Si forma l'abbozzo della futura colonna vertebrale: la notocorda.

– In questo periodo lungo il dorso prende forma il tubo neurale, un abbozzo del sistema nervoso da cui nasceranno il midollo spinale, il cervello e la rete dei nervi.

– Comincia lo sviluppo degli occhi.

– Fin dal 16° giorno si è attivata la circolazione sanguigna, con una rete di vasi molto primitiva, ma solo a partire dal 21°-22° giorno viene pompato attivamente il sangue grazie al tubo cardiaco, un predecessore del cuore vero e proprio (che compa-

8 settimane 6 settimane 3 settimane

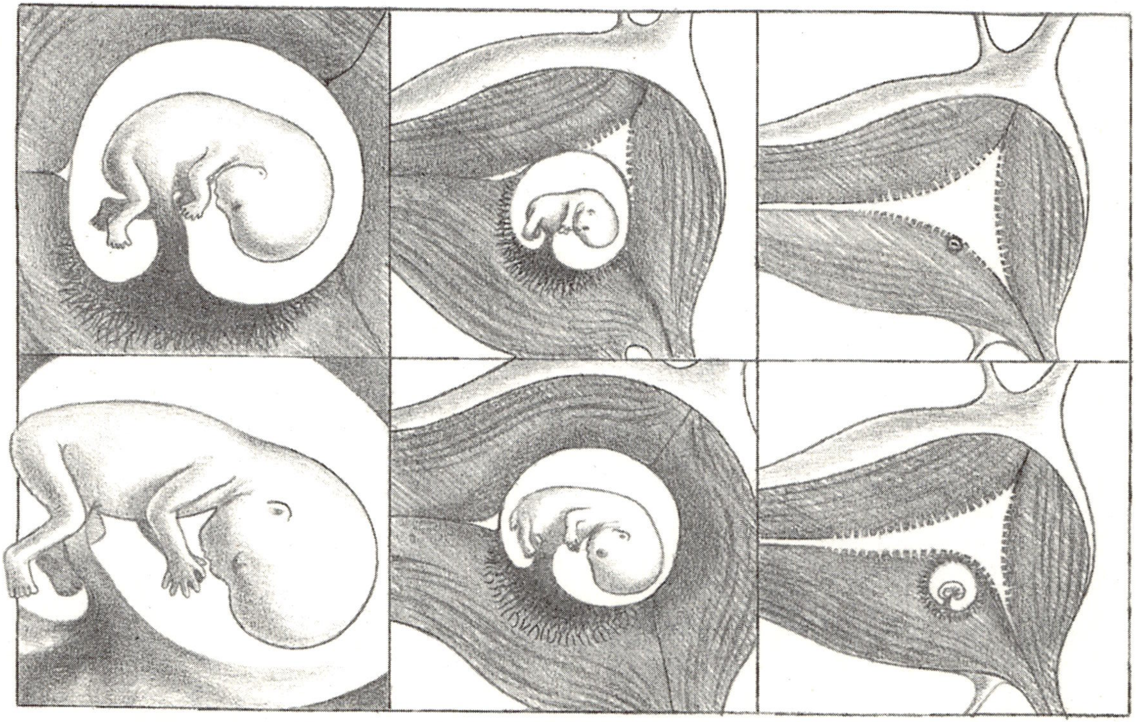

10 settimane 7 settimane 4 settimane

rirà durante il 2° mese di gravidanza). È il primo movimento vitale del feto visibile con l'ecografia.

– Compaiono i vasi linfatici e si formano le strutture che porteranno alla comparsa delle ossa, dei muscoli, degli organi, eccetera.

4ª settimana

– Il feto ora ha le dimensioni di un chicco di riso. Si distinguono già un capo, una coda e un tronco centrale.

– Si apre la bocca e compare la faringe.

– La trachea prende forma, si allunga e si biforca in 2 sacche (futuri polmoni).

– Compare l'abbozzo del fegato.

– Nei feti di sesso femminile sono già comparse le cellule che daranno origine agli ovuli: sono già migrate nei siti dove prenderanno forma le ovaie.

5ª settimana

– Il feto ha ora più di 1 centimetro di lunghezza, e sono comparse le gemme degli arti.

– I cristallini degli occhi stanno prendendo corpo e così alcune porzioni interne dell'orecchio.

– La testa è sempre più grossa e trasparente: al suo interno il cervello comincia a prendere forma e si suddivide in 3 parti che costituiranno le differenti aree cerebrali.

– Si formano le narici (tra la 5ª e l'8ª settimana si sviluppa il sistema olfattivo).

– Compaiono i reni e il pancreas.

– I muscoli ancora in formazione iniziano a contrarsi.

6ª settimana

– Il feto ha le dimensioni di un fagiolo, la sua testa è molto grossa, e ha sempre una coda.

– Gli occhi sono ben visibili ma sono coperti da uno strato finissimo di pelle trasparente (future palpebre).

– L'orecchio comincia a vedersi.

– Gli arti si sono allungati, ora si distinguono anche le mani e i piedi che assomigliano a delle palette: le dita non sono ancora comparse.

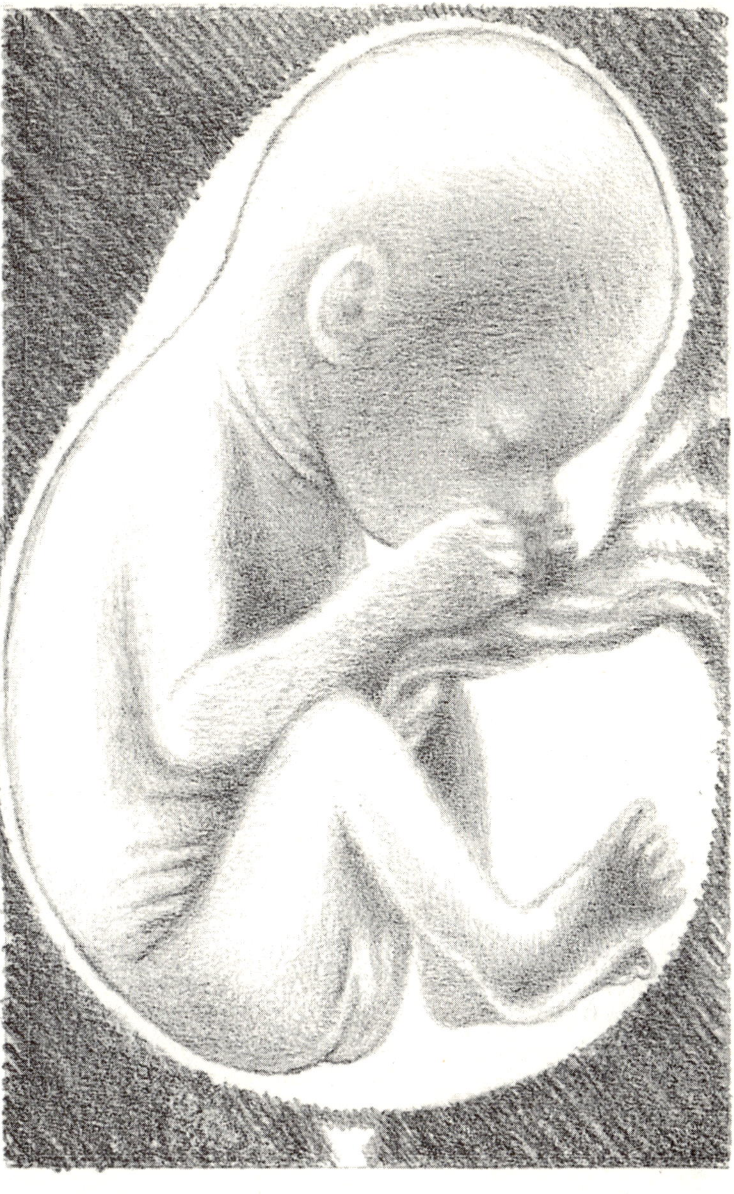

Il feto a 4 mesi .

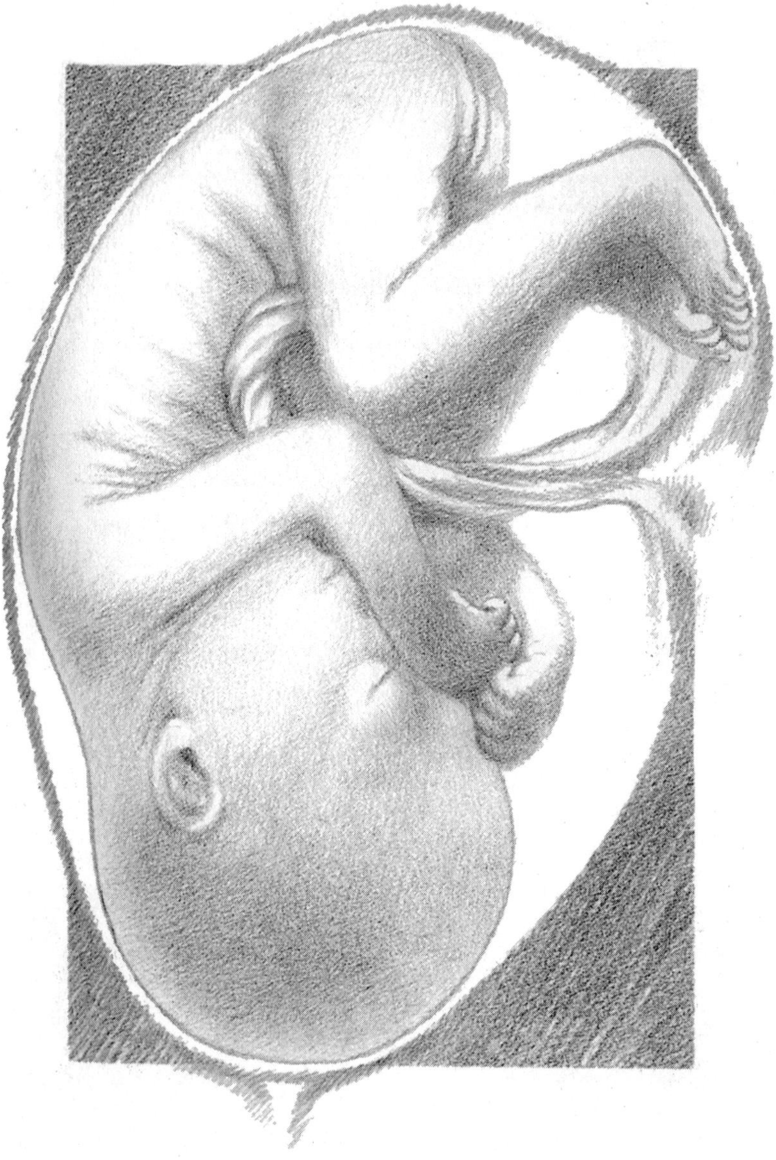

Il feto a 5 mesi .

– Il cuore, ancora con 2 camere, pulsa a 150 battiti al minuto (il doppio di un adulto).

– Il tubo digerente è ancora abbozzato.

7ª settimana

– Il feto ha la lunghezza di un nocciolo di pesca e ha un aspetto sempre più umano: la coda sta scomparendo, la testa è sempre più grossa. Ora si distinguono bene gli occhi, le orecchie (ancora accennate), la bocca, le labbra, le narici. All'interno della bocca sta prendendo forma la lingua.

– Le palette delle mani e dei piedi si «frangiano» e compaiono finalmente le dita.

– Internamente la bile e la vescica stanno prendendo forma.

– Il feto reagisce a degli stimoli tattili sul labbro superiore.

8ª settimana

– Il feto ora ha la lunghezza di una noce, è rannicchiato.

– Gli organi interni ormai ben definiti, sono già tutti in posizione (tranne quelli riproduttivi).

– Le ossa cominciano a fare la loro timida comparsa. In particolare, nell'orecchio, se ne formano 3 fondamentali per l'udito: la staffa, l'incudine e il martello.

9ª, 10ª, 11ª e 12ª settimana

– Il feto in questo periodo raggiunge la lunghezza di 6 centimetri, quanto un accendino, e ormai ha l'aspetto di un essere umano, tuttavia la sua testa è ancora sproporzionata e il collo non si è ancora assottigliato (ricorda un po' un astronauta con lo scafandro).

– Ormai il cervello è suddiviso in 2 emisferi ben evidenti (in questo periodo compaiono ben 5000 neuroni al secondo).

– Alla fine di questo periodo la gamma della motilità è completa: il feto non solo è capace di muovere tutte le parti del corpo, ma afferra anche il cordone ombelicale con le mani, e fa già delle smorfie (ma la madre non lo sente ancora). Inoltre reagisce a stimoli sul palmo della mano e in seguito su tutto il resto del corpo.

– Gli occhi sono ben formati e le connessioni nervose legate al senso della vista sono in via di sviluppo.

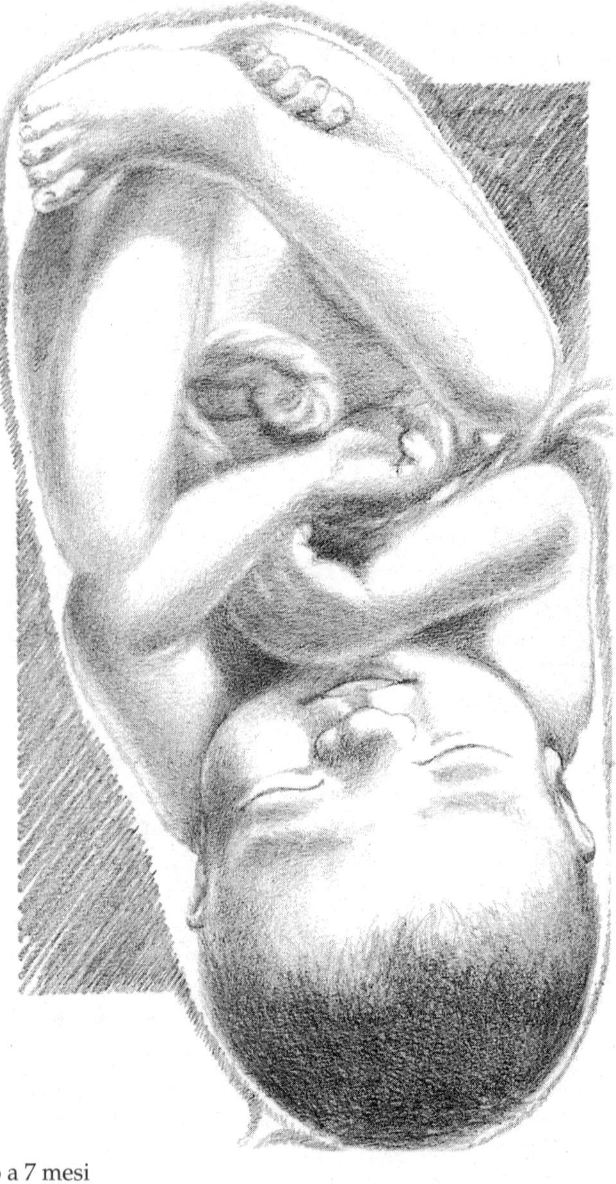

Il feto a 7 mesi

– Comincia la differenziazione sessuale (cioè gli organi genitali si trasformano chiaramente in maschili o femminili).

– A 9 settimane compare l'orifizio anale.

– A 11 settimane la lingua ha già la capacità di sentire i gusti (come per le sostanze aromatiche assunte dalla madre con il cibo, e che finiscono per viaggiare anche nel liquido amniotico che il feto ingoia).

16ª settimana

– Ormai il feto sembra un neonato in miniatura, lungo una dozzina di centimetri.

– Compare della peluria sulla testa e su altre parti del corpo che col passare delle settimane ricopriranno tutta la superficie (spuntano anche delle leggere sopracciglia).

– Spesso ha il singhiozzo.

21ª settimana

– Il feto ormai ha un po' meno di 20 centimetri di lunghezza, quanto uno scoiattolo. Il suo peso si aggira su di 1/4 di chilo.

– Ormai è possibile da tempo conoscere il sesso del futuro bambino con l'ecografia.

– È in questo periodo (tra la 18ª e la 22ª settimana) che la madre sente i primi movimenti del figlio in grembo.

– Ricorda un po' quei nuotatori che attraversano la Manica: anche il suo corpo infatti è ricoperto da una sostanza grassa protettiva di colore biancastro (la vernix caseosa).

24ª settimana

– Il feto ha raggiunto i 30 centimetri (sebbene sia sempre rannicchiato).

– Reagisce a un suono con un sussulto e aumenta il suo battito cardiaco (tra la 22ª e la 35ª settimana spesso batte le ciglia in risposta a un suono).

– Progredisce la maturazione dei polmoni (nascere prima di questo periodo significa non essere in grado di respirare).

– Da questo momento in poi le possibilità di sopravvivere per un nato prematuro aumentano gradualmente col passare delle settimane (il termine è fra 14 settimane). Un feto nato a questo

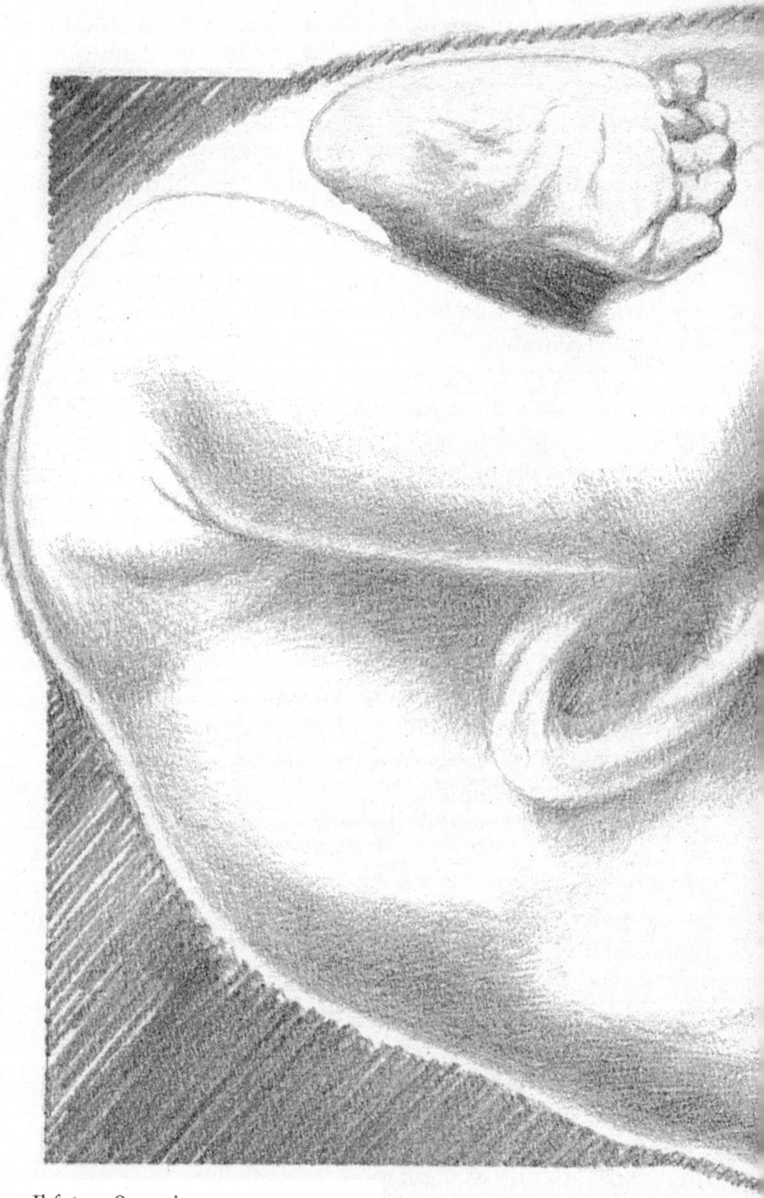

Il feto a 9 mesi .

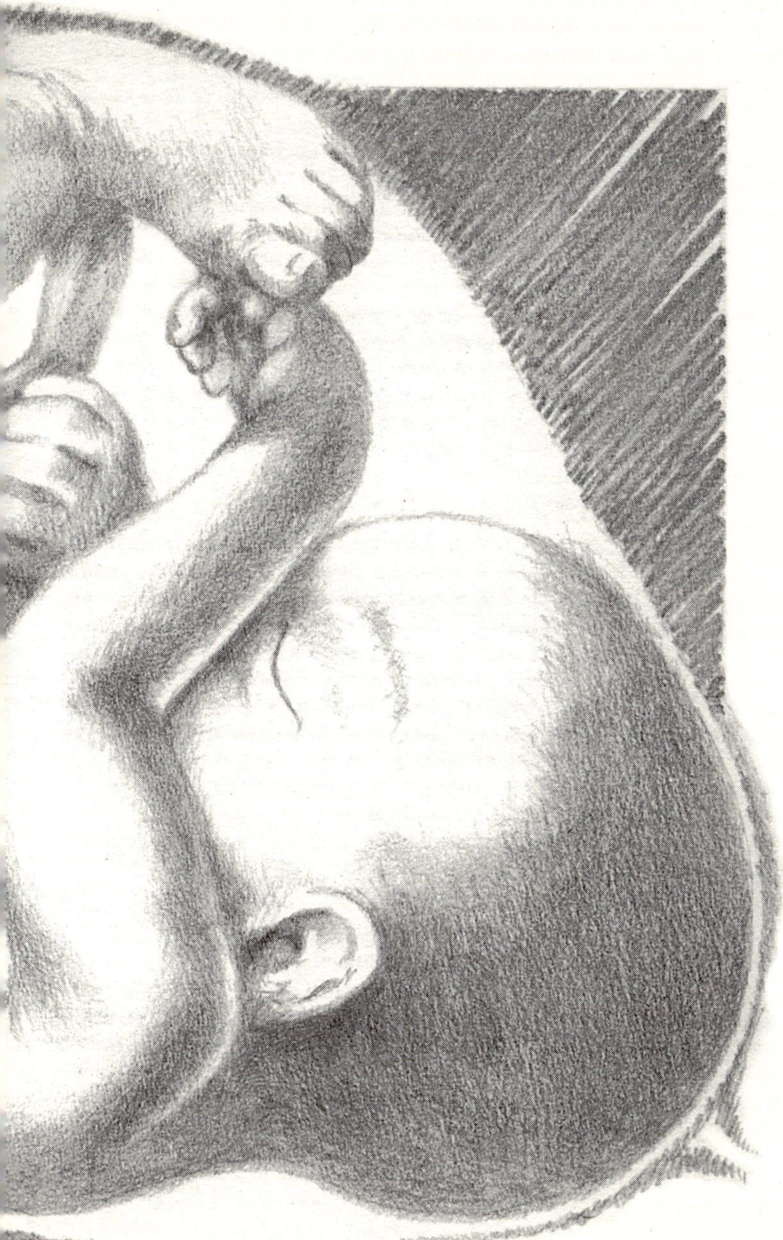

punto della gravidanza ha il 50% delle probabilità di sopravvivere con le tecniche di assistenza attuali (incubatrice, eccetera).

28ª settimana

– Il feto è lungo 35 centimetri e pesa meno di 1 chilo e mezzo, è ormai un essere umano in miniatura (gli occhi a questo punto sono spesso già aperti). I suoi polmoni e il suo cervello però non sono ancora pronti.

– È cominciato da qualche giorno il periodo di massima attività motoria che rallenterà intorno alla 32ª settimana.

32ª settimana

– Il feto è cresciuto moltissimo e ora supera i 40 centimetri.

– Nella maggioranza dei maschi i testicoli scendono nello scroto.

36ª,37ª, 38ª settimana

– Tutto è pronto per la nascita che dovrebbe avvenire alla fine di questo periodo. Il feto solitamente si aggira ora sul mezzo metro di lunghezza, con un peso che oscilla tra i 2,5 e i 4 chili.

– I polmoni sono pronti a funzionare per decenni senza fermarsi.

– Nel suo sonno già compaiono 4 fasi, come nell'adulto, compresa la famosa fase REM durante la quale il feto sogna (probabilmente stimoli sonori, tattili, e forse lievi luminosità, dal momento che non ha esperienze di vita vissuta...).

C'è spesso qualche discrepanza nella letteratura medica a proposito della scansione delle settimane. Ciò deriva dal fatto che tradizionalmente si conta la durata della gravidanza a partire dall'ultima mestruazione: in realtà la fecondazione avviene circa 2 settimane dopo l'ultima mestruazione, e quindi il conteggio andrebbe fatto prendendo la data della fecondazione come punto di partenza (con una durata totale della gravidanza di 38 settimane, non di 40 come a volte appare). Molti stanno oggi insistendo per uniformare il criterio del conteggio.

Indice analitico

aborto, 13, 111, 124, 236
  spontaneo, 15, 24, 136, 275
acque, rottura delle, 172, 218
adiposo, tessuto, 226
adozione, 292
adrenalina, 184
aggressività, 161
alcolica, sindrome, 76
alfa-feto-proteina, 124-125
alimentazione, 91, 94, 114
  e allattamento, 229
  e parto prematuro, 215
allattamento, 4, 84, 187, 225, 235
  al seno, 226
  artificiale, 226
ambiente, 42, 156, 262
  culturale, 258
  familiare, 75
  uterino, 162
amniocentesi, 122-124, 276
amniotico/a
  cavità, 50-51, 294
  liquido, 73, 93, 116-117, 185, 212, 215, 218
  sacco, 34, 103, 170, 190
anemia, 96, 113, 116, 127, 215
anestesia
  epidurale, 178-179
  locale, 178
  pudendale, 178
  spinale, 178-179
  totale, 178
Apgar, tabella, 186, 203
apprendimento, 142-143
  animali, esperimenti sugli, 142-143, 255
  delle lingue, 257-258
aspirina, 134
assoni, 69
assuefazione, 142-143
astrazione, 207-208
attenzione, 157
  bifocale, 262
autismo, base genetica dell', 77-78

battito cardiaco
  del feto, 74, 89, 179, 301
  della madre, 141
  del neonato, 202-203, 234
bilirubina, 112, 204
biopsia testicolare, 289
blastocisti, 30
brefotrofio, 256

calcio, 92, 96, 114, 229
carattere

base biologica del, 160
del neonato, 231
caratteri ereditari
dominanti e recessivi, 151, 153, 271
e fattori di variabilità, 152
somatici, 152
carboidrati, 97
cefalocaudale, asse, 50
cellule
ciliate, 21, 28
di Sertoli, 288
embrionali, 44-45
interdigitali, 55
nervose, 40, 67, 158
sessuali, 53-54
staminali, 185
totipotenti, 41
-uovo, 53
cervello
aree del, 68
circonvoluzioni del, 68
e zona germinale, 71
formazione del, 40, 51, 64
lesioni al, 68, 158, 219
maturazione del, 67-68, 73, 146, 258, 299-300
umano e animale, 158
cervice, *v.* utero
cesareo, taglio, 128, 179, 184, 191, 192-194, 218; *v. anche* parto
chetosi, 97
ciclo mestruale, 13-14, 30, 60, 83, 235
circolazione sanguigna, 4, 30-31, 52, 217
clonazione, 24
coliche neonatali, 232
colonie cellulari, 38
colostro, 85, 133, 225
comunicazione cellulare, 39-40
concepimento, 67
consanguinei, matrimonio tra, 271-275
contrazioni, 170-171, 175, 197-199
durata delle, 171
v. anche parto; travaglio
corpo luteo, 14, 30
corteccia cerebrale, 69, 159, 259
corticosteroidi, 218
cortisolo, 88, 149
crescita
degli arti, 296
della massa cellulare, 55, 87
delle ossa, 55, 96, 296, 299
fattori di, 40, 118
ritardo nella, 113
cresta neurale, 51
cromosomi, 14, 15, 23-24, 122, 151-152
sessuali, 5, 15, 57

danno cerebrale minimo, 89
depressione
bipolare, 237
e aborto, 236
e infanticidio, 237
e ormoni, 236
e stanchezza, 237, 251
e suicidio, 237
puerperale, 236
difese immunitarie, 133
differenziazione
cellulare, 37-38, 47, 294
sessuale, 301
disco embrionale, 33
disidratazione, 105, 106
divisione cellulare, 38
DNA, *v.* cromosomi; geni
Down, sindrome di, 124, 125, 275
e età della madre, 122, 276-277
drosofila, ricerche sulla, 42

Duchenne, distrofia muscolare di, 122, 274

eclampsia, 127
ecografia, 21, 52, 73, 87, 89, 125-126, 146, 216, 283, 301
della nuca del feto, 124, 277
ectoderma, *v.* foglietti embrionali
educazione, 159, 252, 259
e gioco, 260
e scuola, 263
e televisione, 260
Edwards, sindrome di, 276
embrione, 29, 30, 37, 51, 67, 294
abnorme, 24
congelamento dell', 290
zona progressiva dell', 44
embryo transfer, 15
emofilia, 122, 271
emoglobina, 95
endoderma, *v.* foglietti embrionali
endometrio, 29
enzimi, 23, 30, 205
epidìdimo, 17-18
episiotomia, 181, 186, 198, 252
ereditarietà, 161
leggi di Mendel dell', 151
ermafroditismo, 59
estriolo, 125
estrogeni, 13, 90, 169, 288
evoluzione, 38, 184
e sviluppo, 63

farmaci, 41, 60, 75, 105, 106, 134
antibiotici, 134, 195, 282, 287
anticonvulsivi, 270, 278
antidepressivi, 84
antistaminici, 134
antitravaglio, 217
contro l'acne, 269, 278
diuretici, 134
lassativi, 130, 134
per la fertilità, 33
fecondazione, 11, 22
artificiale, 290
assistita, 282
v. anche inseminazione artificiale
fenilchetonuria, 205
ferro, 95-96, 114
fertilità
della donna, 283-284
dell'uomo, 285-288
v. anche infertilità
feto, 31, 51, 294
alcol, effetti dell', sul, 76, 96, 277
battito cardiaco del, 74, 89, 179
caffeina, effetti della, sul, 96
cocaina, effetti della, sul, 76
deglutizione del, 116-117
e dolore, 74
e musica, 143-145
e poesia, 145-147
e sogni, 147-149
e sonno, 87, 148-149, 304
farmaci, effetti dei, sul, 75, 278
fumo, effetti del, sul, 76, 113, 234, 277
immaturo, 190
infezioni al, 103
messaggi chimici del, 169
movimenti del, 86-88, 117
posizione del, 181, 191
reazioni ai suoni del, 73, 87
fibrosi cistica, 122, 271, 275
fimbrie, 14
FIVET, tecnica di fecondazione, 290
foglietti embrionali, 47-50, 51, 52, 55, 270, 294
folico, acido, 97-98, 278
e cardiopatie congenite, 270
e spina bifida, 270
follicolo, 14

dominante, 12
forame cardiaco, 56, 203
forcipe, 192
fosforo, 96

gemelli, 31-34, 116, 124
eterozigoti, 12
monozigoti, 33, 70
siamesi, 34
genetica, 151
ricerche di, 43-44, 268
v. anche ereditarietà; geni
geni, 41, 57, 64
architetti, 42-43, 51, 56
«della felicità», 161
e proteine, 42
mutazioni dei, 152
trapianto di, 44
GIFT, tecnica di fecondazione, 290
glioblasti, 68
globuli rossi, 95
glucosio, 114
gonadotropina, 83-84
coriale, 125
gonorrea, 204
grassi, 97
gravidanza
corsi di preparazione alla, 168
dieta in, 129
dilatazione del ventre in, 85
disturbi del metabolismo in, 126
durata della, 211, 219, 304
e analisi preventive, 279
e assunzione di acqua, 98
e farmaci, 60, 105, 106
e mal di schiena, 131
e metalli pesanti, 135
e problemi digestivi, 130
esercizio fisico in, 98-99
e sesso, 102-103, 239, 245, 251-252
e stanchezza, 84, 102, 249
e vaccinazioni, 107, 269
e viaggi, 103-107
e «voglie», 95
extrauterina, 15, 28
flusso sanguigno in, 31
inizio della, 83
maschile, 15
multipla, 33, 215
peso in, 90, 92-95, 115
pianificazione della, 267-268
post-termine, 212
sport in, 99
sviluppo del seno in, 84-85, 89
test di, 83

Homo sapiens, 3, 65, 79, 139, 184
Homo sapiens sapiens, 188
Huntington, malattia di, 122

ICSI, tecnica di fecondazione, 290
idrocele, 286
imene, 60
incubatrice, 219, 304
induzione, 63
infertilità, 18, 281
e aborto spontaneo, 276
e età, 282
e sterilità, 281
e terapia ormonale, 290
v. anche fertilità
infezioni, 15, 41, 133, 269, 283
ai testicoli, 286
e parto prematuro, 214-215, 218
inseminazione artificiale, 289
e donatori, 292-293
intelligenza, 155-156
biologica e culturale, 259
definizione di, 157
e attenzione, 157
e educazione, 259
e genetica, 156-157

spaziale, 157
ipereemesi gravidica, 94
ipertensione, 97, 127, 217, 269
predisposizione genetica all', 155
ipofisi, 13, 169, 171, 283
ipoglicemia, 95
ipotalamo, 13
isterosalpingografia, 284
isteroscopia, 283
itterizia, 204

laparoscopia, 283
latte materno, 219
anticorpi nel, 226-227
leucemia, 185
leucociti, 21
limbico, sistema, 77
linguaggio
area del, 159
e autismo, 78
maturazione del, 64, 208, 260

madre
bambino, rapporto, 185, 221, 226
battito cardiaco della, 141-142
di tipo A, 262-263
e ritorno al lavoro, 230-231
odore della, 141
perfezionista, 251
voce della, 141
malattie genetiche, 122, 271
e storia familiare, 276
mallattie genetiche
e storia familiare, 122
marcatori, 70
meconio, 117, 204
menopausa, 17
mercurio, 135
mesoderma, *v.* foglietti embrionali
midollo spinale, 51, 97
molecole adesive, 38
moltiplicazione cellulare, 53
montata lattea, 226, 237
morbo blu, 56
morfogenesi, 43, 87
degli arti, 50, 55
degli occhi, 40, 54, 294, 296, 299-300
dei muscoli, 55, 296
dei polmoni, 52, 56, 218, 296, 304
dei tendini, 56
del cervello, 67-68, 73, 146, 258, 299-300
del cuore, 52, 56, 299
della bocca e del naso, 52, 55
della colonna vertebrale, 50, 53
delle narici, 54, 296, 299
delle orecchie, 54, 296, 299
mortalità
infantile, 196, 268
materna, 196
morte
«in culla», sindrome della, 118-119, 233-234
programmata delle cellule, 55, 70
morula, 28-29, 33, 46, 47, 64, 294
impianto della, 29
movimenti
del feto, 86-87, 118, 301
oculari, 89
registrazione dei, 88

nausee, 84, 94, 128-129
nefrogeno, cordone, 63
neonato
attenzione del, 208
battito cardiaco del, 202, 234
capacità di astrazione del, 207-208
capelli del, colore dei, 205
colorito del, 203
cranio del, sviluppo del, 201-202
e fratelli, 239

e ritenzione dei testicoli, 204
occhi del, colore degli, 205
perdita di calore del, 204
peso del, 93, 214, 219, 227
pianto del, 187, 232
respirazione del, 219, 233
riflessi del, 203, 205-206
ritmo circadiano del, 88, 148, 233
segno zodiacale del, 208-209
sistema circolatorio del, 52
sonno del, 231
temperamento del, 231
tono muscolare del, 203
udito del, 206
vista del, 206, 250
neuroblasti, 68
neuroni, 52, 67, 69, 71, 158
velocità di riproduzione dei, 68
neurotrasmettitori, 72
neurovegetativo, sistema, 40
notocorda, 50-51, 294

ombelicale, cordone, 52, 110, 185, 185-186, 191, 212
omosessualità, base genetica della, 60, 162
orchite, 286
organi
genitali, 57-59
rigenerazione degli, 44-46
sviluppo degli, 40, 50, 54, 275, 296
orgasmo, 18
femminile, 19, 20, 102
ormoni, 5, 12, 28, 30, 125, 129, 184, 215, 283
androgeni, 57, 60, 161
e cervello, 12
esperimenti animali sugli, 59
sessuali, 13
ossigeno, 31, 37, 68, 96, 179, 217
carenza di, 52, 113, 118, 187
scambi di, 56, 110, 112-113
ossitocina, 171, 190, 218
otalgia, 229
ovaia, 11-13, 283
ovidotto, *v.* tuba ovarica
ovulazione, 235
doppia, 12
ovulo, 13-14, 53
fecondazione dell', 13, 14, 33, 294
involucro protettivo dell', 29
maturazione dell', 12, 22
mortalità dell', 24
rigetto dell', 28
suddivisione del nucleo interno dell', 23-24

padre
bambino, rapporto, 248
e lavoro, 241
e tecniche di rilassamento, 245-246
funzioni materne del, 247
ruolo del, durante il parto, 246
voce del, 142
partenogenesi, 24
parto, 4, 92, 168, 177, 180
cesareo, 128, 179, 184, 191, 192-195
e ansiolitici, 173
e antidolorifici, 177
e degenza ospedaliera, 194
e dolore, 177-178
e pudore, 181, 246
in acqua, 195
in casa, 196
indotto, 128, 190
naturale, 196-199
podalico, 191
postmaturo, 211-212
parto prematuro, 103, 210, 212-214, 217
cause del, 214-215

e anemia, 215
e apparato digerente del neonato, 219
e danni alla respirazione del neonato, 219
e eccesso di liquido amniotico, 215
e età della madre, 215
e infezioni, 214-215, 217
e perdite vaginali, 131, 197
e pressione sanguigna, 215
e stress, 215
sintomi del, 216
pellucida, zona, 23
pelvi, ammorbidimento delle, 189
pianto, 187, 232-233
pillola
anticoncezionale, 13, 268
del giorno dopo, 13
piombo, 135
placenta, 4, 30, 31, 33, 52, 56, 93, 96, 109-110, 127, 179, 288
consumo di calorie della, 115
crescita della, 115
dei gemelli, 116
e cibo, 115
e fumo, 111
e incompatibilità tra tessuti estranei, 109
espulsione della, 168, 177, 186, 199
invecchiamento della, 212
posizione della, 116
previa, 215
respirazione tramite la, 117-118
sviluppo difettoso della, 113
plasma, produzione di, 95
pre-eclampsia, 127
pre-embrione, 51
progesterone, 13-14, 169, 233
e nausee, 129
prolattina, 237
prostaglandine, 171, 185, 188
sintetiche, 190
proteine, 42, 64, 92, 96, 229
pseudo-ermafroditismo, 59
psicoanalisi, 77, 147, 238

radiazioni, 41
non ionizzanti, 136
ragadi, 85, 226
raggi x, 135
reazione
di rigetto, 28
immunitaria, 110
respirazione
del neonato, 184, 202
fetale, 117-118
studi sulla, 117
RH negativo, 111
ricapitolazione biologica, 29, 55, 61-63, 73
dei reni, 63
della coda, 61
delle branchie, 61
rigenerazione, 44-45
rilassamento muscolare, tecniche di, 132, 197
rilassina, 188
riproduzione cellulare, 37
ritardo
negli studi, 221, 261
nella crescita, 113, 221

sale, 97
schizofrenia, 75
scuola, 257, 261, 263
segmentazione, fase della, 55, 61
seminiferi, tubuli, 11, 17
simmetria, 50
sinapsi, 71-72, 146, 158, 256
soprachiasmatico, nucleo, 149
specializzazione cellulare, 39, 43, 56

spermatogenesi, 284
e agenti inquinanti, 287
e fumo, 286
spermatozoi, 11, 13, 15-18, 18-19
coda degli, 22, 23
mantello protettivo degli, 21
motilità degli, 285, 287
produzione giornaliera di, 17
sopravvivenza degli, 22
vitalità degli, 284
spermiogramma, 285, 287
spina bifida, 124, 270; *v. anche* folico, acido
streptococco, 215
stress, 149, 155, 184, 215
suono, percezione del, 139
esperimenti sulla, 140
surfattanti, 218
surrenali, ghiandole, 283
sviluppo
cellulare, 39-40
del gusto, 73, 301
della vista, 73
dell'odorato, 73
del tatto, 73, 299
embrionale, 64, 294
fetale, 64, 134, 162
mentale, 261-262
nervoso, 53

talassemia, 122
Talidomide, 278
testicoli
formazione dei, 59, 304
infezioni ai, 286
ritenzione dei, 204, 286
testosterone, 59
timidezza, base biologica della, 160
tiroide, 283
toxoplasmosi, 133, 269
trapianti, 50
di cellule, 46, 185
di geni, 44
terapia dei, 111
travaglio
durata del, 177, 196
e contrazioni, 172
e partner, 173
e spasmi muscolari, 171
inizio del, 172
tuba ovarica, 11, 13, 21-22
ampolla della, 14, 22
contrazioni della, 28
traversata della, 13, 27, 294
tubo
cardiaco, 52, 294
digerente, 53, 55, 225, 299
neurale, 40, 51-52, 97, 270, 294

utero, 11, 19-21, 29
collo dell', 19, 167, 170, 214
contrazioni dell', 19, 167, 170-171, 197-198
dilatazione dell', 168, 175, 180, 197-198, 245
e respirazione, 130
pressione dell', 169-170
restringimento dell', 132, 235

vagina, 11, 18-19
e orgasmo femminile, 19
vaginite, 131
varicocele, 285-286
vernix caseosa, 202, 301
villi coriali, 110
analisi dei, 122-123, 276
virus, 75, 133
vitamine, 91, 97
vulnerabilità genetica, 78, 278

Indice

3 *Prefazione*

7 *Ringraziamenti e principali fonti bibliografiche*

Parte prima
9 DALLA CELLULA ALL'HOMO SAPIENS

11 I La fecondazione

Cinque telecamere nei punti cruciali, 11 – Postazione n. 1: l'ovaia, 12 – Prorompe l'ovulo, 13 – Sospinto da dita collose, 14 – Postazione n. 2: gli spermatozoi, 15 – Postazione n. 3: la vagina, 18 – Postazione n. 4: l'utero, 19 – Postazione n. 5: la tuba, 21 – Postazione n. 6: l'ampolla della tuba, 22 – La pericolosa marcia verso l'utero, 24.

27 II L'inizio di una nuova vita

Più rischiosa di una roulette russa, 27 – Nasce la morula, 28 – La «cosa» da un altro mondo, 29 – Le prime trasformazioni, 30 – La ricerca delle «falde» di sangue, 30 – I gemelli, 31.

37 III I misteri della crescita

Una crescita frenetica, 37 – La comunicazione cellulare, 39 – Una stupefacente metamorfosi, 40 – Un menù centrale con tante specialità, 41 – I geni-architetti, 42 – Giochi di prestigio biologici, 43 – La rigenerazione di un arto, 44.

47 IV L'individuo prende forma

Tre magici foglietti, 47 – Nasce la «piscina privata», 50 – I foglietti si trasformano, 51 – Al buio, senza respirare, 52 – La nascita delle cellule sessuali, 53 – Come nascono gli organi, 54 – Maschio e femmina, 57 – Gli ermafroditi, 59 – La ricapitolazione, 61 – Geni in comune persino con moscerini e piante, 63.

67 V Nasce il cervello

Cellule che migrano, 67 – 5 mila neuroni al secondo, 68 – Trovare la strada giusta, 69 – Una morte programmata, 70 – Una rete sterminata, 71 – Miliardi di campanelli elettrochimici, 72 – I sensi entrano in funzione, 73 – Non disturbate il manovratore, 74 – Fumo, alcol, droghe, 76 – L'autismo, 76 – Un'opera di prevenzione, 78.

Parte seconda

81 NOVE MESI DALLA PARTE DELLA MADRE

83 VI Il corpo cambia

I primi segnali della gravidanza, 83 – Indizi, ma non ancora prove, 84 – Il seno si sviluppa, 85 – Cresce il pancione, 85 – Il bambino si muove!, 86 – Cosa rivelano i ritmi dei movimenti, 88 – Altri cambiamenti, 89.

91 VII La vita quotidiana durante la gravidanza

Cosa mangiare, quanto mangiare, 91 – Il peso, 92 – Più ferro, più sangue , 95 – Calcio, proteine, grassi, vitamine & C., 96 – Esercizio sì, esercizio no…, 98 – Movimenti quotidiani, 99 – E il sesso?, 102 – Viaggiare con un clandestino a bordo, 103 – Viaggiare in macchina, 106 – Viaggi ai tropici, 106.

109 VIII La placenta

Una Svizzera biologica, 109 – Intercapedini adibite allo scambio, 110 – Il fumo della sigaretta, 111 – Ferro e calcio: il feto pensa a sé, 114 – Una partita a tre, 115 – I gemelli e la placenta, 116 – Il feto deglutisce, 116 – Il feto respira, 117 – La respirazione fetale all'origine della «morte in culla»?, 118.

121 IX Problemi e problemini

Informarsi per conoscere, 121 – Villi coriali e amniocentesi, 122 – L'alfa-feto-proteina, 124 – L'ecografia, 125 – Problemi durante la gravidanza, 126 – La pre-eclampsia, 127 – Le nausee, 128 – Problemi digestivi, 130 – Utero e respirazione, 130 – Naso tappato, 130 – Perdite vaginali, 131 – Mal di schiena, 131 – Le false contrazioni, 132 – Infezioni, 133 – Attenzione ai farmaci, 134 – Altri veleni, 135 – I raggi x e i campi elettromagnetici, 135 – Un po' di buon senso, 136.

139 X L'apprendimento nell'utero

Un risveglio graduale, 139 – Il contrabbasso del night club, 140 – Il battito della madre, 141 – La nascita dell'apprendimento, 142 – Il feto e la musica, 143 – Il feto e la poesia, 145 – Un bombardamento di stimoli, 146 – Il feto sogna?, 147 – Quali immagini?, 148 – I ritmi del sonno nel feto, 148.

151 XI A chi assomiglierà?

I piselli di Mendel, 151 – Centomila miliardi di figli, 152 – Note singole e accordi, 153 – I figli maschi «matrizzano»?, 153 – Si può trasmettere l'intelligenza?, 155 – Che cos'è l'intelligenza?, 157 – Quantità e qualità, 158 – I geni e la famiglia, 159 – La timidezza è ereditaria?, 160 – Geni della felicità e dell'infelicità?, 161 – Geni anche per l'omosessualità?, 161 – Miliardi di antenati, 162.

Parte terza
165 LA NASCITA

167 XII Il travaglio

La fine di un lungo viaggio, 167 – L'importanza della preparazione, 168 – Chi decide il momento della nascita?, 169 – Saltano le sicure, 169 – Si apre la via, 170 – Le contrazioni, 170 – E se fosse un falso allarme?, 171 – L'inizio del travaglio, 172 – Si rompe la diga, 172 – Il partner, 173 – Preparare il trasferimento, 174 – È ora di andare in ospedale, 175.

177 XIII Il parto

Si può evitare il dolore?, 177 – L'epidurale e la spinale, 178 – Il controllo del battito, 179 – Lo sforzo finale, 180 – Se la porta è troppo stretta, 181 – Il bambino viene alla luce, 184 – Il cordone della vita, 185 – Addio alla placenta, 186 – Il primo pianto, 187 – Il neonato: un feto immaturo?, 188 – Quando il parto è provocato, 190 – Problemi e parti difficili, 191 – Il forcipe e lo «sturalavandino», 192 – Il taglio cesareo, 192 – Altri tipi di parto, 195 – Comunque, ognuno è libero di scegliere, 196 – Passo dopo passo, ecco come si nasce, 196.

201 XIV Le prime ore

Come un pugile dopo un incontro, 201 – I controlli medici, 202 – Esami e analisi alla nascita, 204 – Occhi, capelli, riflessi, 205 – La visione del neonato, 206 – Quando comincia l'astrazione, 207 – Di che segno sei?, 208 – Qualche verifica sull'astrologia, 209

211 XV I prematuri

Quanto dura una gravidanza?, 211 – I postmaturi, 211 – I prematuri, 212 – Cause e predisposizioni, 214 – Sintomi e analisi, 216 – Ritardare la nascita, 216 – Guadagnar tempo, 217 – Il parto prematuro, 218 – Piccoli ranocchietti, 219 – Il ruolo dei genitori, 221

Parte quarta
223 DOPO LA NASCITA

225 XVI Il ritorno a casa

L'allattamento al seno, 225 – I vantaggi, 226 – Consigli alle nonne, 227 – Una dieta sana, 229 – La madre che lavora, 230 – Quando il neonato non dorme..., 231 – ...e quando piange, 232 – La morte in culla, 233 – Il ritorno alla normalità del corpo, 235 – La depressione post-partum, 236 – Un po' di psicologia per gli altri figli, 239 – E poi c'è la vita di coppia, 239

241 XVII Diventare padre

Marito, sorella e tata, 241 – Attenzioni e tenerezze, 242 – L'approccio verso il sesso in gravidanza, 244 – Presente nel momento fatidico, 245 – Il padre e il ritorno a casa, 246 – Altri modi per aiutare, 249 – La madre in crisi, 251 – La ripresa dell'attività sessuale, 251 – Dopo il corpo, generare la mente, 252

255 XVIII Lo sviluppo mentale del bambino

Il gatto con la benda, 255 – Come una pianta senz'acqua, 256 – L'impronta iniziale, 257 – Un feto che continua a crescere, 258 – La macchina e il programma, 258 – «Accendere» il cervello, 259 – Lo sviluppo delle abilità mentali, 260 – La madre A, 262

Parte quinta
265 LA PROSSIMA GRAVIDANZA

267 XIX Pianificare la gravidanza

I vantaggi di una visita pre-gravidanza, 267 – Le precauzioni, 268 – I rischi di curare l'acne, 269 – La spina bifida e l'acido folico, 270 – I rischi di malattie genetiche, 271 – I matrimoni tra cugini, 271 – La brutale selezione della natura, 275 – L'età e il rischio di bambini Down, 276 – I rischi ambientali, 277 – Il caso del Talidomide, 278 – La qualità delle analisi, 278

281 XX Problemi di fertilità

Infertilità non vuol dire sterilità, 281 – Età e gravidanza, 281 – Cosa fare se i figli non arrivano, 282 – Non perdere tempo, 282 – Quando è lei ad avere problemi, 283 – Come scoprirlo, 283 – Se è lui ad avere problemi, 284 – Come scoprire se è lui ad avere problemi, 285 – Il varicocele, 285 – Altre cause, 286 – Vestiti stretti, sigarette..., 286 – Spermatozoi pigri, 287 – Rapidi, lenti, immobili, 287 – Quali le cause?, 288 – Estrogeni, 288 – L'onda lunga degli anni Sessanta, 289 – Come aiutare il concepimento, 289 – Fecondazione artificiale, 290 – Quanti successi?, 290 – In caso di fecondazione artificiale a chi bisogna rivolgersi?, 291 – L'aiuto dei donatori di seme, 292 – Giovani volontari, 292 – Cinque, dieci figli, 292 – E se il donatore è una donna?, 293 – È più forte l'amore o la genetica?, 293 – Schema riassuntivo dello sviluppo del feto, 294

305 *Indice analitico*

CONTRAZIONE

ogni 15-20' e poi si ravvicinano

x 15-30" → 60"

se comincia la sett + forte

dalla schiena alla parte ant

PARTO 170

FASE CONTRAZ.

+ costanti

- intense

irregolari

non aumentano le durata

se si muovi scompaiono.

- massaggi con la palla da tennis

VALIGIA 174

-

p. 260 stimolare bimbo

- parlare

- spiegare . NO

- 10 - 18 m gd + appendersi

- oggetti sorprese e manipolare

- illustrazioni

- giochi

- esplorare l'ambiente, non negare tutto.

«La straordinaria avventura di una vita che nasce»
di Piero Angela e Alberto Angela
Oscar
Mondadori Libri

Questo volume è stato stampato
presso ELCOGRAF S.p.A.
Stabilimento - Cles (TN)
Stampato in Italia. Printed in Italy